Dr. Martin Marianowicz
Dr. Willibald Walter
mit Stephanie Ehrenschwendner

ARTHROSE SELBST HEILEN

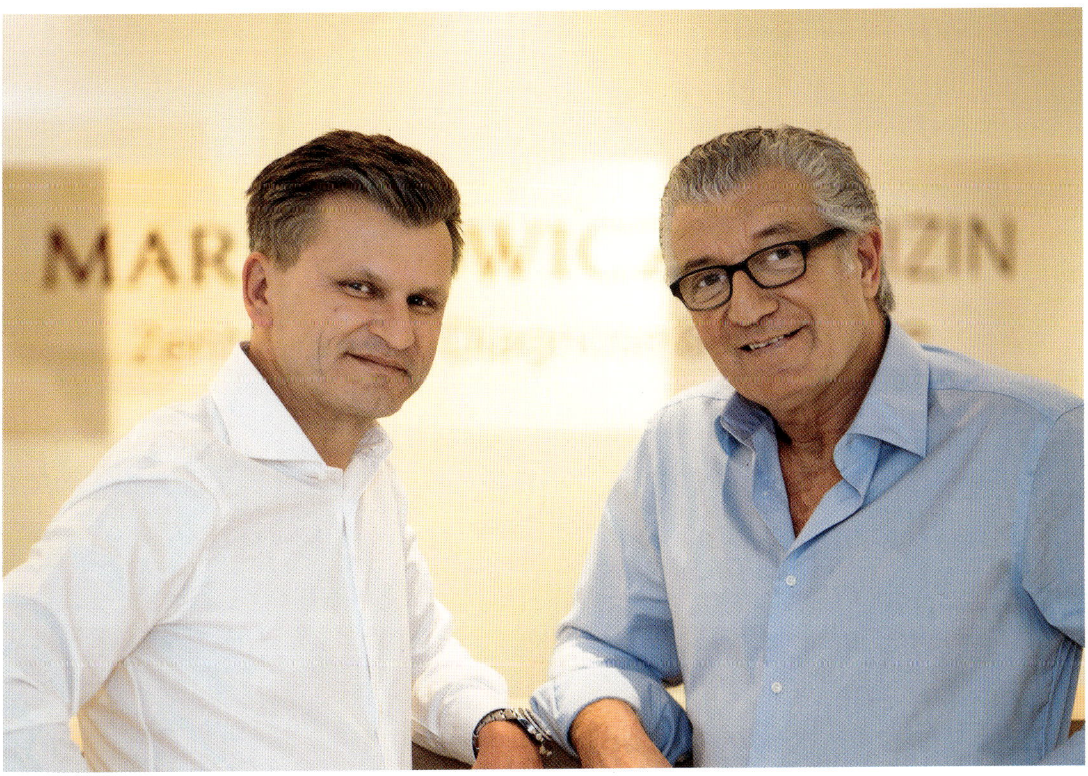

QUALITÄTS G|U GARANTIE

DIE GU-QUALITÄTS-GARANTIE

Wir möchten Ihnen mit den Informationen und Anregungen in diesem Buch das Leben erleichtern und Sie inspirieren, Neues auszuprobieren. Bei jedem unserer Produkte achten wir auf Aktualität und stellen höchste Ansprüche an Inhalt, Optik und Ausstattung. Alle Informationen werden von unseren Autoren und unserer Fachredaktion sorgfältig ausgewählt und mehrfach geprüft. Deshalb bieten wir Ihnen eine 100%ige Qualitätsgarantie.

Darauf können Sie sich verlassen:
Wir legen Wert darauf, dass unsere Gesundheits- und Lebenshilfebücher ganzheitlichen Rat geben. Wir garantieren, dass:

- alle Übungen und Anleitungen in der Praxis geprüft und
- unsere Autoren echte Experten mit langjähriger Erfahrung sind.

Wir möchten für Sie immer besser werden:
Sollten wir mit diesem Buch Ihre Erwartungen nicht erfüllen, lassen Sie es uns bitte wissen! Wir tauschen Ihr Buch jederzeit gegen ein gleichwertiges zum gleichen oder ähnlichen Thema um. Nehmen Sie einfach Kontakt zu unserem Leserservice auf. Die Kontaktdaten unseres Leserservice finden Sie am Ende dieses Buches.

GRÄFE UND UNZER VERLAG
Der erste Ratgeberverlag – seit 1722.

KGS

DIE GELENKE VERSTEHEN

DAS MULTIMODALE GELENKPROGRAMM

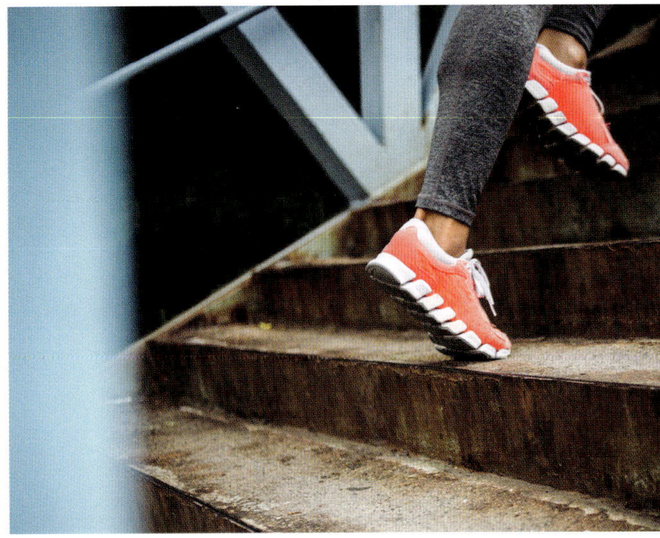

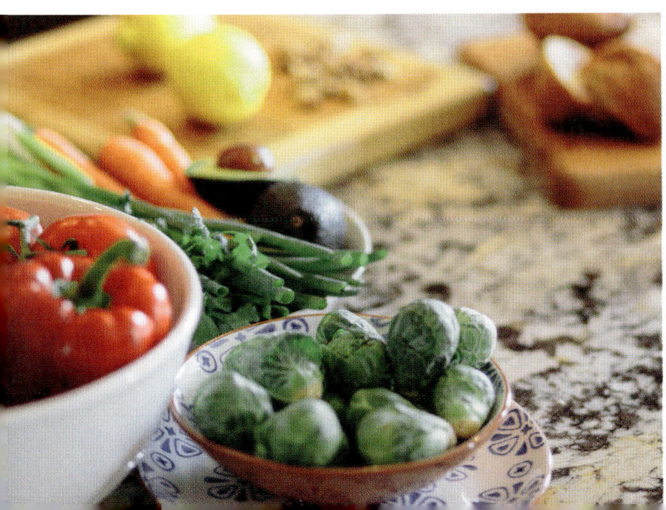

RAUS AUS DER ARTHROSE-FALLE!

Arthrose ist nach Angaben der Weltgesundheitsorganisation WHO die häufigste aller Gelenkerkrankungen, verursacht durch vielfältige Faktoren: Überbelastung, Fehlhaltung, Stoffwechselerkrankungen, Bewegungsmangel, Übergewicht, genetische Veranlagung und so weiter. Sie gilt in unserem Medizinsystem als unheilbar. Ein Medikament, das den Verschleiß stoppen oder die geschädigten Knorpel reparieren kann, gibt es bisher nicht. Die Abnutzung ist irreversibel, sie lässt sich zwar entschleunigen, aber nicht rückgängig machen. Werden die Beschwerden zu groß, spielen viele Betroffene, darunter immer mehr jüngere Menschen, mit dem Gedanken an ein künstliches Gelenk. Rund 35 Millionen Menschen haben Schätzungen in Deutschland zufolge in irgendeinem oder mehreren Gelenken Arthrose. Etwa fünf Millionen Betroffene leiden darunter. Was ist bei ihnen anders als bei den restlichen 30 Millionen?

Schmerz: Eine komplexe Herausforderung

Studien zeigen, dass es keinen Zusammenhang zwischen Schmerzintensität und Arthrose-Grad gibt. Ein Mensch, dessen Röntgenbild nur eine geringe Abnutzung aufweist, kann unter Umständen mehr leiden als jemand, dessen Knorpel fast zerstört ist. Die Schmerzverarbeitung ist ein komplexer und subjektiver Prozess, wie die neuesten Erkenntnisse der Schmerzforschung belegen. Ein rein mechanischer Heilungsansatz wird dem Problem daher nicht gerecht. Hinzu kommt, dass der menschliche Körper über immense Selbstheilungskräfte verfügt und anatomische Veränderungen, die über Jahre entstanden sind, erstaunlich gut kompensieren kann.

Leider sind die jüngsten Erkenntnisse der Schmerzforschung noch nicht bei Behandlern und Betroffenen angekommen. Nur langsam vollzieht sich im Praxisalltag ein Paradigmenwechsel, weg von einer rein mechanischen Betrachtungsweise hin zu einem ganzheitlichen Blick auf das komplexe Schmerzgeschehen.

Viel zu häufig werden Betroffene mit der Diagnose »Arthrose, unheilbar« konfrontiert und damit abgefertigt, dass sich der altersbedingte Verschleiß, sobald die Schmerzen zu stark sind, nur operativ beheben lasse.

Ganzheitlich vorgehen

Ich arbeite bei der Therapie von Rückenschmerzen seit 20 Jahren erfolgreich mit schonenden konservativen Verfahren, mit denen unzählige Patienten eine Operation vermeiden konnten. Die positiven Ergebnisse haben mich ermutigt, das ganzheitliche Heilungsprinzip auch den Patienten angedeihen zu lassen, die unter Arthrose leiden. Wieder hat sich dabei gezeigt, dass es bei lang anhaltenden Schmerzzuständen, selbst wenn sie einen mechanischen Auslöser haben, ein Therapieprogramm braucht, das den vielfältigen Einflussfaktoren der Schmerzen gerecht wird: Das ist der multimodale Ansatz.

Mit diesem Buch möchte ich diesen ganzheitlichen Therapieansatz einem breiteren Publikum zugänglich machen. Gemeinsam mit meinem Kollegen Dr. Willibald Walter möchte ich Ihnen mit dem multimodalen Gelenkprogramm

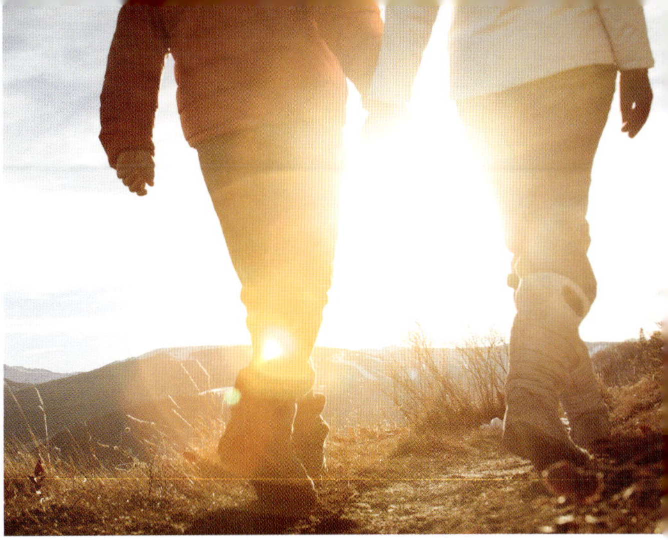

zu neuer Lebensqualität verhelfen. Wir stellen Ihnen dazu unsere geballte orthopädische Expertise aus insgesamt 45 Berufsjahren sowie das fachliche Know-how unseres multimodalen Teams zur Verfügung. Unser Ziel: Wir möchten den Menschen, die unter Gelenkschmerzen leiden, eine Tür zu einem neuen Verständnis des Beschwerdebildes Arthrose aufstoßen.
Unser Konzept gründet sich auf neuesten wissenschaftlichen Erkenntnissen. Wir wollen Sie zum einen über die Möglichkeiten der konservativen Therapie aufklären und zum anderen anleiten, Ihre Beschwerden ohne Operation in den Griff zu bekommen. Die moderne Schmerzmedizin verfügt über Kenntnisse, Mittel und Verfahren, die selbst in hartnäckigen Fällen bis zu 70 Prozent Schmerzlinderung schaffen.
Sie finden hier Anregungen, wenn Sie relativ frisch mit der Diagnose Arthrose konfrontiert worden sind und man Ihnen sagte, dass man da nichts machen könne und Sie mit den Schmerzen leben müssen. Und Sie finden hier Hilfe, wenn Sie bereits unter starken Schmerzen leiden und schon von Gelenkersatz die Rede war. Wir wollen Sie davor bewahren, in einem starren Medizinsystem trotz vorhandener Therapieoptionen vorschnell unters Messer zu kommen. Operationen sind ein Versuch, durch die Veränderung der Anatomie eine Besserung in der Schmerzsymptomatik zu bewirken. Dabei muss das in 75 Prozent aller Fälle gar nicht sein! Dennoch gibt es immer noch viel zu viele Ärzte, die einen operativen Eingriff als einen ersten Behandlungsschritt ansehen, statt zu berücksichtigen, was die neuesten Erkenntnisse der Schmerzforschung auch bei Arthrose anraten. Diese überholte mechanische Denkweise wird unterstützt durch den Lobbyismus einer Industrie, die Milliarden Euro mit der Produktion und Implantation von Prothesen verdient, sowie durch ein gegen jede Vernunft laufendes Vergütungssystem, in dem Operationen unverhältnismäßig lukrativ sind gegenüber konservativen schonenden Verfahren.
Der Gelenkersatz stand und steht in unserem Programm an letzter Stelle. Er erfolgt nur dann, wenn alle zur Verfügung stehenden konservativen Maßnahmen – wie Medikamente, Bewegung, Entspannung, Schmerzmanagement, Ernährung – nicht gegriffen haben. Das ist aber nur in maximal 25 Prozent aller Fälle angezeigt.
Auch wenn die Arthrose Ihr Leben bereits drastisch einschränkt, geben Sie Ihren Gelenken noch eine Chance! Nehmen Sie Ihre Gesundheit in die eigenen Hände! Sorgen Sie mit den entsprechenden Maßnahmen dafür, die negative Kettenreaktion von Überlastung, Verschleiß und einem ungünstigen Schmerzmanagement zu durchbrechen. Sie können einen Gelenkersatz um viele Jahre hinauszögern oder sogar ganz abwenden. Wie Sie das schaffen, zeigen wir Ihnen mit diesem Buch. Wir wollen Ihnen dabei helfen, sich selbst zu helfen, statt einfach »Teile« auszuwechseln.

Ihr

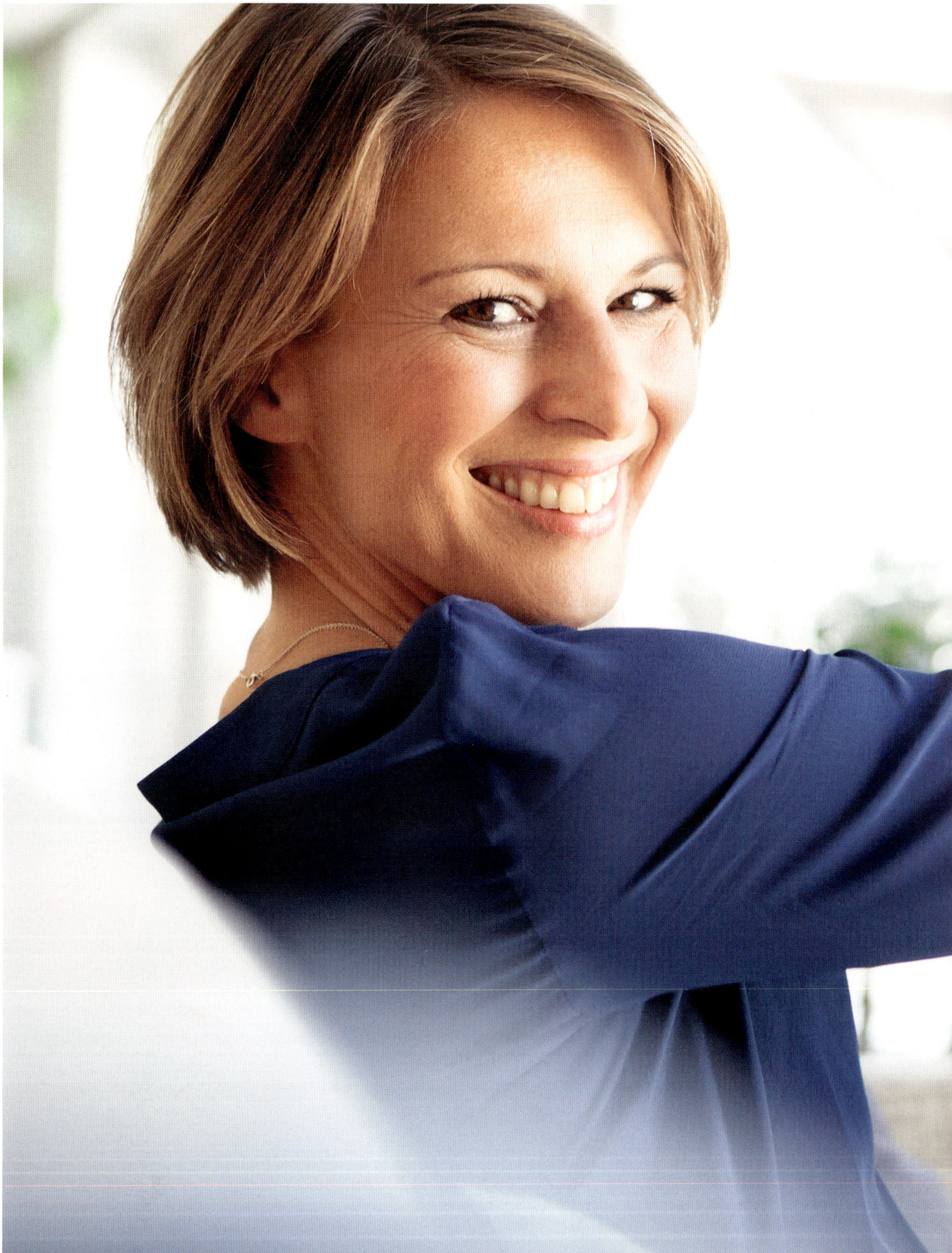

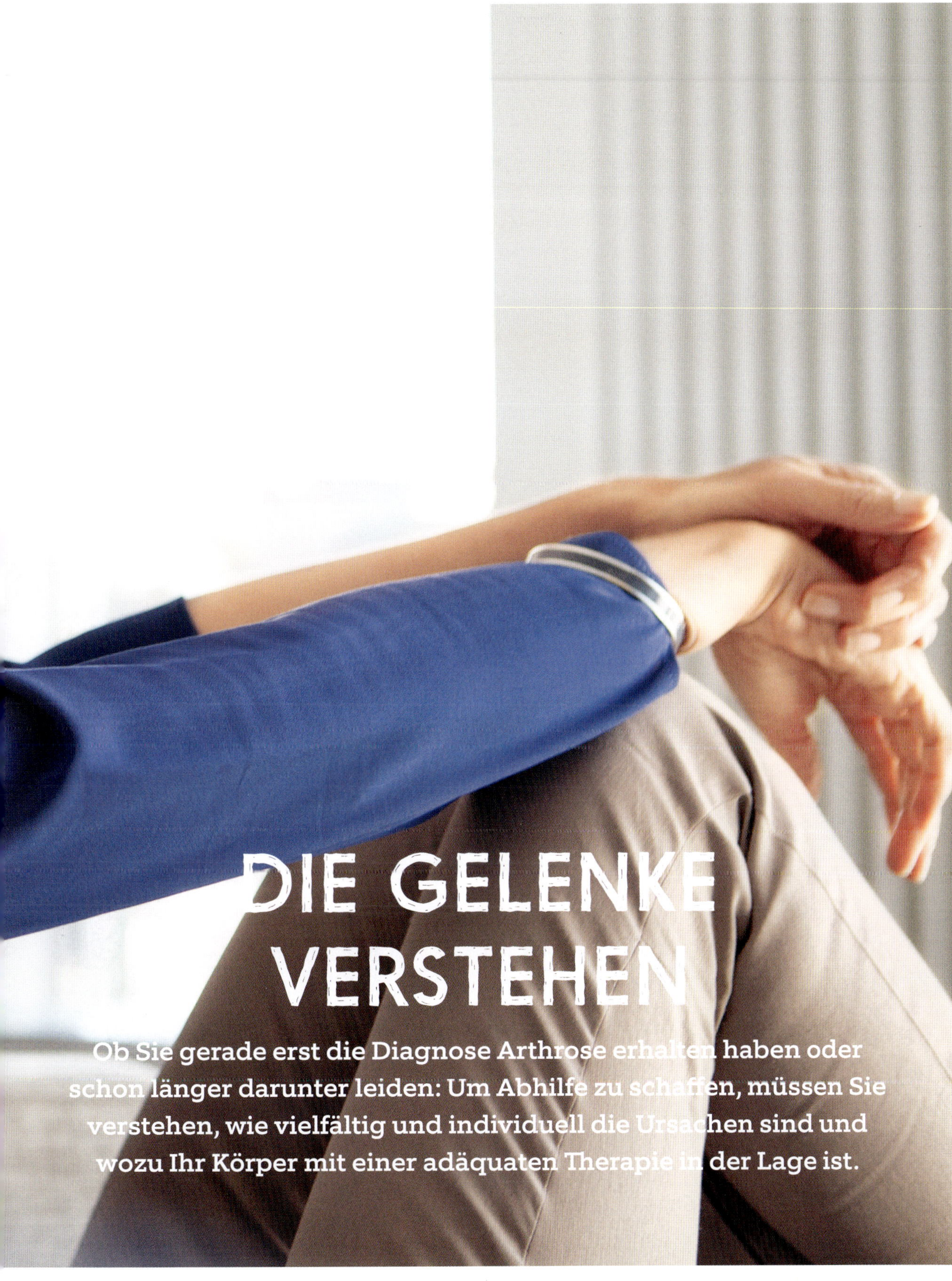

DIE GELENKE VERSTEHEN

Ob Sie gerade erst die Diagnose Arthrose erhalten haben oder schon länger darunter leiden: Um Abhilfe zu schaffen, müssen Sie verstehen, wie vielfältig und individuell die Ursachen sind und wozu Ihr Körper mit einer adäquaten Therapie in der Lage ist.

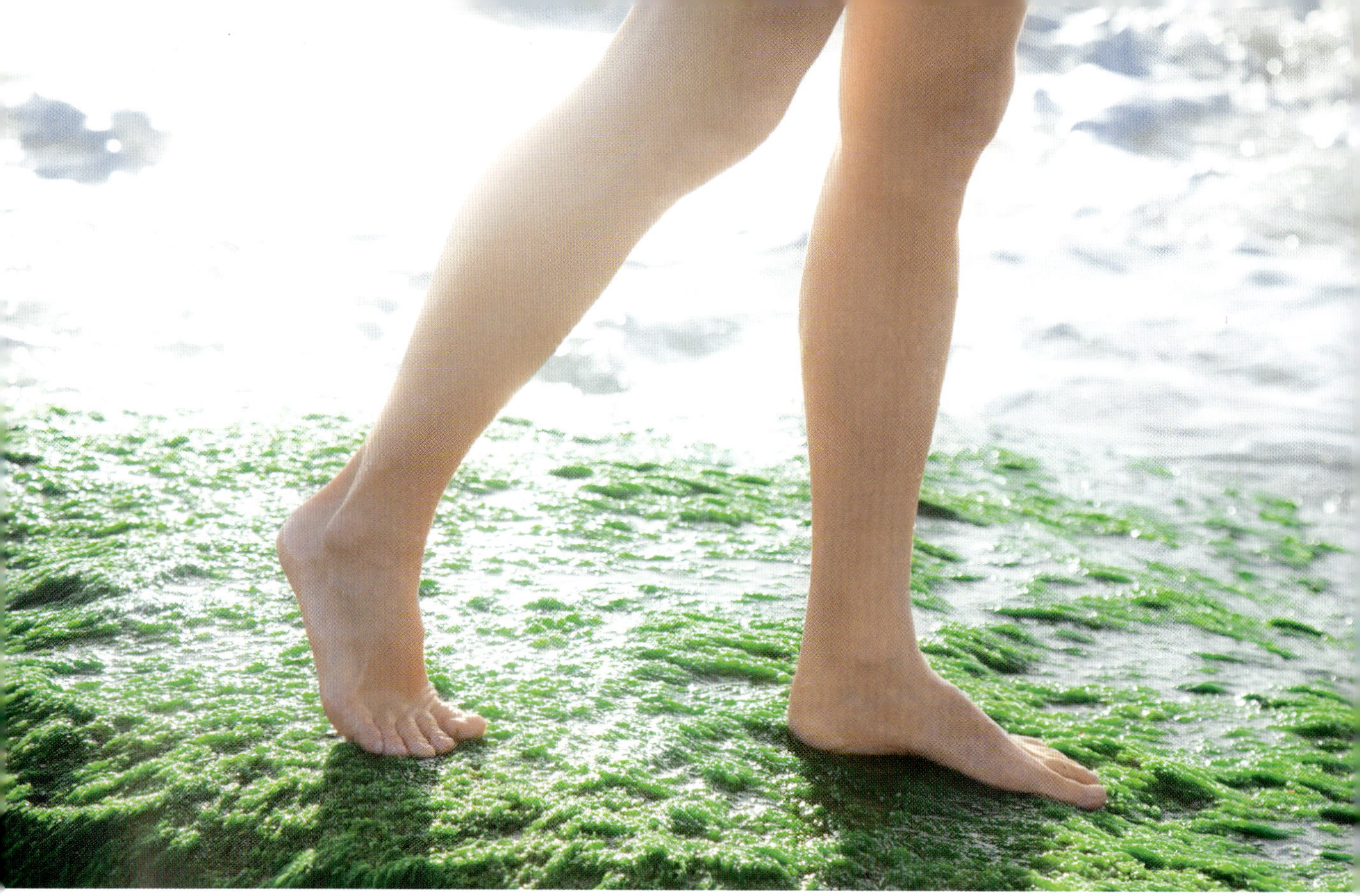

DIE ANPASSUNGSFÄHIGKEIT IHRER GELENKE

Ihr Körper verfügt über ein hohes Maß an Regenerationsfähigkeit und kann degenerative Verschleißerscheinungen bis ins Alter kompensieren. Vorausgesetzt, Sie unterstützen ihn dabei!

Bewegung ist ein geniales Zusammenspiel von Knochen, Knorpel, Muskeln, Bändern und Sehnen. Unsere Gelenke sind maßgeblich daran beteiligt: Sie leisten uns gute Dienste, wenn wir gehen, laufen, springen oder tanzen, und tragen uns bei guter Pflege ein Leben lang. Leider wird das vielen Menschen erst bewusst, wenn ein Gelenk oder mehrere nicht mehr reibungslos funktionieren, weil sich der Knorpel im Inneren abgenutzt hat. Sie erhalten die Diagnose: Arthrose. Ist der Verschleiß schon weit fortgeschritten und leidet der Betroffene sehr stark, kommen viele Ärzte zu dem Schluss, dass nur noch ein künstliches Gelenk Abhilfe schaffen kann. Dabei legt die moderne Arthrose-Forschung einen ganz anderen – ganzheitlichen – Ansatz nahe: Gelenkverschleiß ist ein multifaktorielles Geschehen.

Um den vielen Ursachen und Einflussfaktoren gerecht zu werden, braucht es ein multimodales und fachübergreifendes Therapiekonzept. Dann muss es selbst bei fortgeschrittener Degeneration nicht zwangsläufig zu einem operativen Eingriff kommen.

EIN GENIALES SYSTEM

Unser Körper ist ein ausgeklügeltes Wunderwerk, das sich bis ins kleinste Gelenk mit den natürlichen Verschleißprozessen arrangiert, denen jeder Mensch im Laufe des Lebens unterliegt. Um das zu verstehen, wollen wir uns zunächst einmal genauer ansehen, wie unsere Gelenke funktionieren.

Ein Gelenk besteht aus mindestens zwei knöchernen Partnern, die aufeinandertreffen. Dazwischen verhindert ein Knorpel, dass die Knochen aufeinanderreiben. Das Gelenk umgeben Muskeln und Bänder, die als eine Art Schutzhülle und Stabilisator dienen. Je nach Aufgabengebiet sind die Gelenke anders aufgebaut:

- Die **Schulter** muss maximale Bewegungsfreiheit gewährleisten, damit Sie einen guten Aufschlag beim Tennis machen oder sich am Rücken kratzen können. Ihr **Kugelgelenk** besteht aus einem großen Kopf und einer relativ kleinen Pfanne. Das ermöglicht den enormen Bewegungsradius, die Schulter kann aber schnell auskugeln.
- Im **Ellbogen** befindet sich ein **Scharniergelenk** zum Beugen und zum Strecken des Arms. Dieses Gelenk kann auch eingeschränkte Drehbewegungen ausführen. Ist es sehr hohen Belastungen ausgesetzt, kann es in diesem Bereich eher zu Entzündungen (zum Beispiel Tennis- oder Golfer-Ellbogen) kommen.
- Der **Daumen** ist mit der Handfläche durch ein **Sattelgelenk** verbunden, bei dem die beiden knöchernen Elemente ineinander verschränkt sind. Das ermöglicht einen großen Bewegungsspielraum. Das Daumengelenk hat permanent Arbeit, denn Sie brauchen den Daumen für alle manuellen Tätigkeiten: SMS schreiben, Tür aufsperren, Gemüse schneiden, essen, Maus bedienen.
- Im **Becken** befinden sich zwei **Kugelgelenke**, auch Nussgelenke genannt, die hohen Kräften ausgesetzt sind. Sie tragen von morgens bis abends das Gewicht des gesamten Rumpfes. Die Pfanne umgibt einen Großteil des Hüftkopfs, dadurch geht Beweglichkeit zugunsten von Stabilität verloren. Betrachtet man die Hüfte als statisches Zentrum des Körpers, ist es nur logisch, dass dieses Gelenk kompakter konzipiert ist. Denn von oben wirkt das Körpergewicht ein und von unten die stauchenden Kräfte der Bewegung.
- Das **Knie** ist das größte menschliche Gelenk, ein **Scharniergelenk,** das sich beugen und strecken, aber nur leicht drehen lässt. Es muss im wahrsten Sinne des Wortes die höchste Gewichtsbelastung er-tragen. Deshalb fällt am Knie jedes Kilo zu viel ins Gewicht. Das Knie ermöglicht uns, treppauf und treppab zu gehen und zu springen, wir können aber auch fest stehen. Kurz: Dieses

Im Mittelpunkt unseres Therapieansatzes steht die Aktivierung der Selbstheilungskräfte Ihres Körpers.

Gelenk beherrscht das perfekte Zusammenspiel aus Stabilität und Flexibilität.

- Das **Sprunggelenk,** bestehend aus einem oberen und einem unteren Gelenk, verbindet den Unterschenkel mit dem Fuß. Die beiden Teile bilden zusammen ein **Zylindergelenk**. Arthrose manifestiert sich viel häufiger im oberen Sprunggelenk, weil etwa 20 Prozent aller Sportverletzungen, die eine Arthrose nach sich ziehen können, diesen Gelenkbereich betreffen.
- Am **Großzeh** befindet sich das Großzehgrundgelenk, ein **Scharniergelenk**, an dem sich aufgrund einer Fehlstellung – verursacht durch vielfältige Faktoren wie Bindegewebsschwäche, falsches Schuhwerk, Übergewicht oder langes Stehen – ein Hallux valgus ausbilden kann. Diesem »Ballenzeh« geht fast immer ein Spreizfuß voraus, bei dem sich der vordere Teil des Fußes verbreitert.

Ein perfektes Zusammenspiel

So unterschiedlich die Gelenkformen, so einheitlich sind die Bestandteile des Gelenks, die alle zusammen für einen reibungslosen Bewegungsablauf sorgen. Der Aufbau ist im Prinzip immer gleich: Die aufeinandertreffenden Teile sind jeweils von einer Knorpelschicht überzogen. Dazwischen befindet sich die Gelenkschmiere (Synovialflüssigkeit), die den Knorpel versorgt und ihn besser gleiten lässt. Der gesunde Knorpel funktioniert wie ein Schwamm: Bei Belastung wird er zusammengedrückt, dadurch werden körpereigene Abbauprodukte ausgepresst. Bei Entlastung dehnt er sich wieder auseinander, sodass er die Nährstoffe der Gelenkschmiere aufnehmen kann.
Die innen liegende elastische Schicht der Gelenkkapsel (Synovia) nimmt die Abbaustoffe auf und verarbeitet sie, gleichzeitig gelangen neue Nährstoffe zur Versorgung des Knorpels ins Gelenk. Dieser fein abgestimmte Austausch ist bei Arthrose-Betroffenen gestört.
Die äußere straffere Schicht der Gelenkkapsel trägt zur Stabilisierung des Gelenks bei. Unterstützt wird sie dabei von den umliegenden Muskeln und dem Bandapparat. Hier kommt es zu einer brillanten Teamarbeit: Die elastischen Muskeln halten, stabilisieren und bewegen das Gelenk. Nehmen wir zum Beispiel das Knie: Immer zwei Muskelgruppen arbeiten zusammen, der Spieler sorgt für die Streckung und der Gegenspieler für die Beugung. Das straffe Gewebe des Bandapparates verleiht zusätzliche Festigkeit und sorgt dafür, dass der Bewegungsablauf limitiert ist.
Dieses Zusammenspiel von Gelenk, Muskulatur und Bändern ist in der Hüfte noch viel komplexer, was Sie auch am Bewegungsausmaß erkennen können: Setzen Sie sich einmal auf einen Stuhl und beugen und strecken Sie das Knie. Das ist eine einfache Auf-Ab-Bewegung. Nun heben Sie das gesamte Bein an und drehen es leicht nach außen und innen. Dieser Bewegungsablauf ist wesentlich komplexer, wofür das Kugelgelenk in der Hüfte mehr Spielraum ermöglicht.

Vorsicht, Überlastung!

Wie viel Gewicht wirkt beim Stehen auf Ihr Knie ein? Es sind bei einem Normalgewichtigen rund 70 Kilo. Diese Zahl erhöht sich in der Bewegung, etwa wenn wir hochspringen, auf das Siebenfache. Das heißt: Je mehr Sie wiegen, desto höher wird die Belastung für Ihre Gelenke!

DIE WICHTIGSTEN GELENKE IM ÜBERBLICK

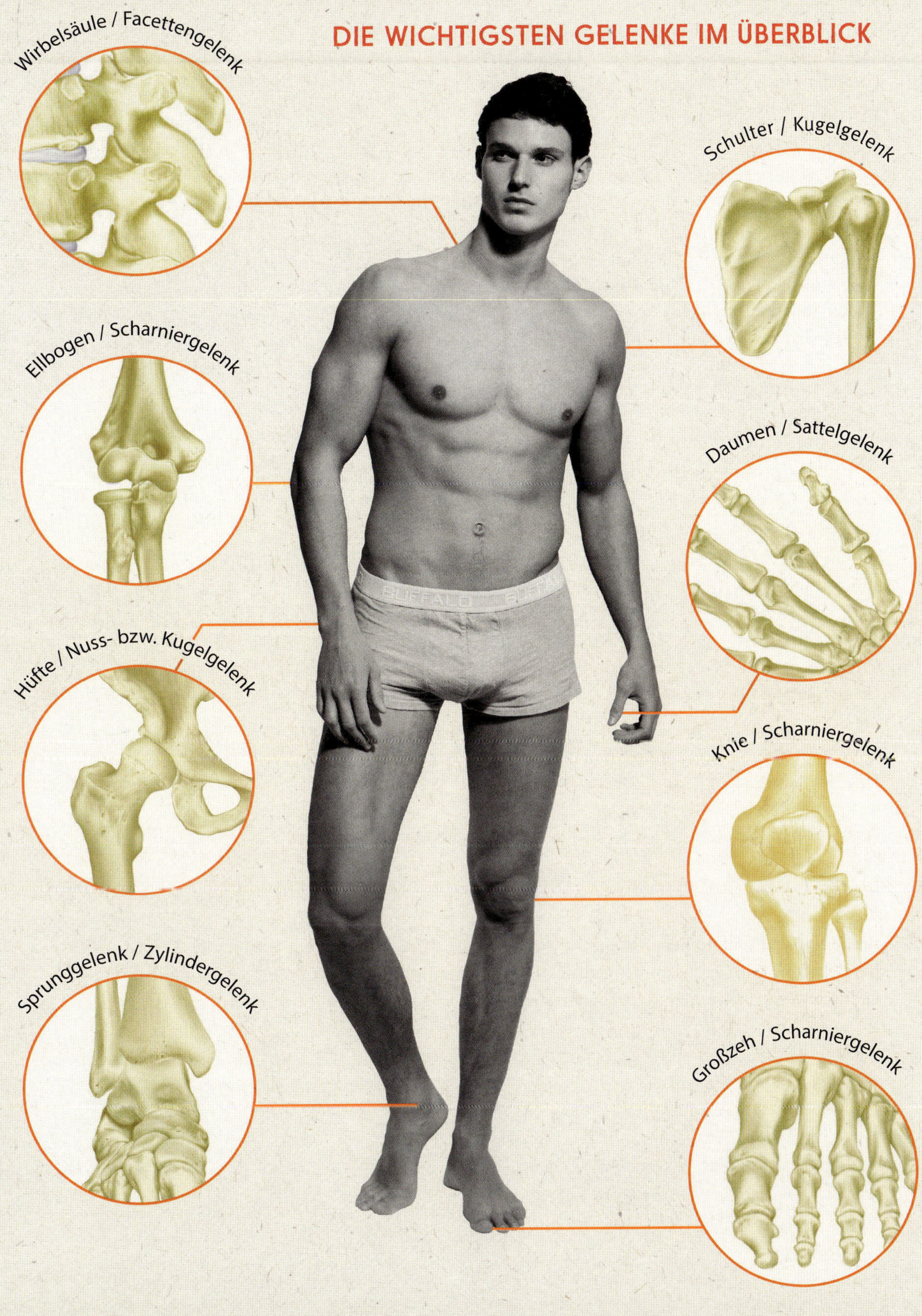

DAS INTAKTE GELENK

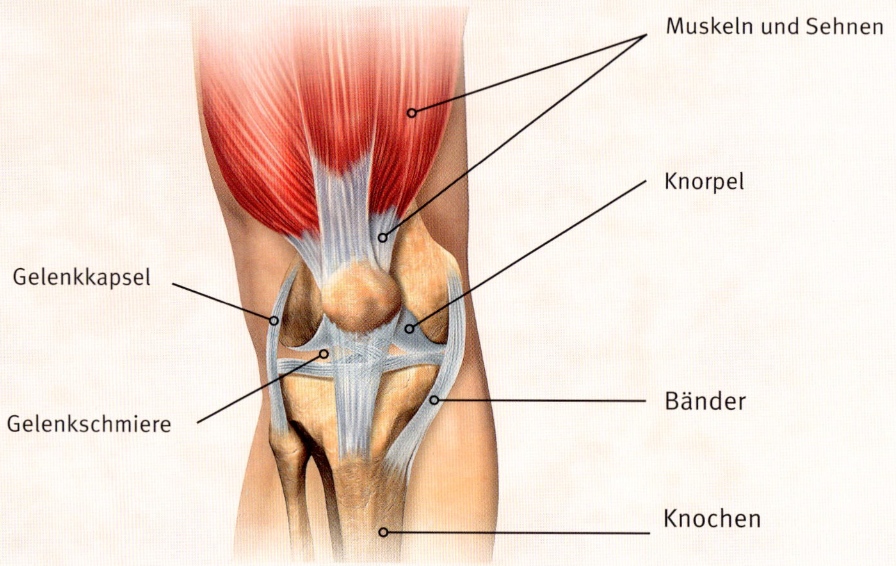

Die funktionelle Kette

Ihr Gelenk arbeitet im Team: Die einzelnen Player – Knochen, Knorpel, Flüssigkeit, Kapsel sowie der Gewebsmantel der Muskeln und Bänder – tun ihre Arbeit bis ins hohe Alter, wenn Sie in Bewegung bleiben. Das ist wie bei einer Fußballmannschaft: Je gezielter sie geschult und trainiert wird, desto besser spielt sie langfristig zusammen. Doch weniger ist in diesem Zusammenhang mehr! Ein konzentriertes Training ist für die Gelenkgesundheit wesentlich effektiver als viele unspezifische Bewegungseinheiten.

Die Teamarbeit geht aber noch viel weiter: Ihr gesamtes Skelett ist umgeben von einem zusammenhängenden Muskelkorsett, deshalb kann man die Partien um das Gelenk nicht einfach losgelöst betrachten. In der Alltagsbewegung ist nie ein Gelenk allein beschäftigt, auch die benachbarten Regionen arbeiten mit. Diese sogenannte funktionelle Kette lässt sich gut am Beispiel Treppensteigen verdeutlichen: Erst beugen die Muskeln das Hüft-, Knie- und Sprunggelenk beim Hochgehen, dann strecken sie es. Stellen Sie sich das wie ein Zahnradsystem vor, bei dem alle Räder perfekt ineinandergreifen, weil sie passgenau abgestimmt sind. Auf Ihre Gelenke übertragen bedeutet das: Wenn alle Spieler im Team funktionieren, ist ein gleichmäßiges und gelenkschonendes Bewegungsbild gewährleistet.

Körperstatik und Arthrose

Die Körperstatik hat einen enormen Einfluss auf den Gelenkverschleiß. Entscheidend für eine gute Statik ist, dass das Becken gerade steht und die Füße gleichmäßig belastet werden. Stimmt die Symmetrie nicht, kommt es zu einer Instabilität, die wiederum muskuläre Dysbalancen, Fehlhaltungen und mittelfristig Abnutzungserscheinungen in den Gelenken sowie Schmerzen nach sich zieht. Um Abhilfe

SELBSTTEST: STABILES STEHEN

Probieren Sie diese alltäglich scheinende Position. Sie fühlt sich für viele anfangs seltsam an, weil sie nicht gewohnt sind, bewusst zu stehen. Besinnen Sie sich im Alltag so oft wie möglich darauf, stabil zu stehen. So mobilisieren Sie die einzelnen Player im Team Gelenk und entwickeln ein gutes Gefühl für Stabilität.

01 Stellen Sie sich aufrecht hin, die Beine etwa hüftbreit auseinander, die Knie leicht gebeugt, die Fußspitzen zeigen etwas nach außen. Das ist die sogenannte Nullstellung, in der sich die Kräfte gleichmäßig über den gesamten Fuß verteilen.

02 Achten Sie darauf, weder Fersen noch Ballen zu sehr zu belasten oder seitlich mit der Fußkante nach innen oder außen zu kippen. Wenn Sie die Knie zu sehr durchdrücken, verlagert sich das Gewicht automatisch mehr auf die Fersen. Sind Sie zu sehr in der Beugung, belasten Sie den Ballen stärker.

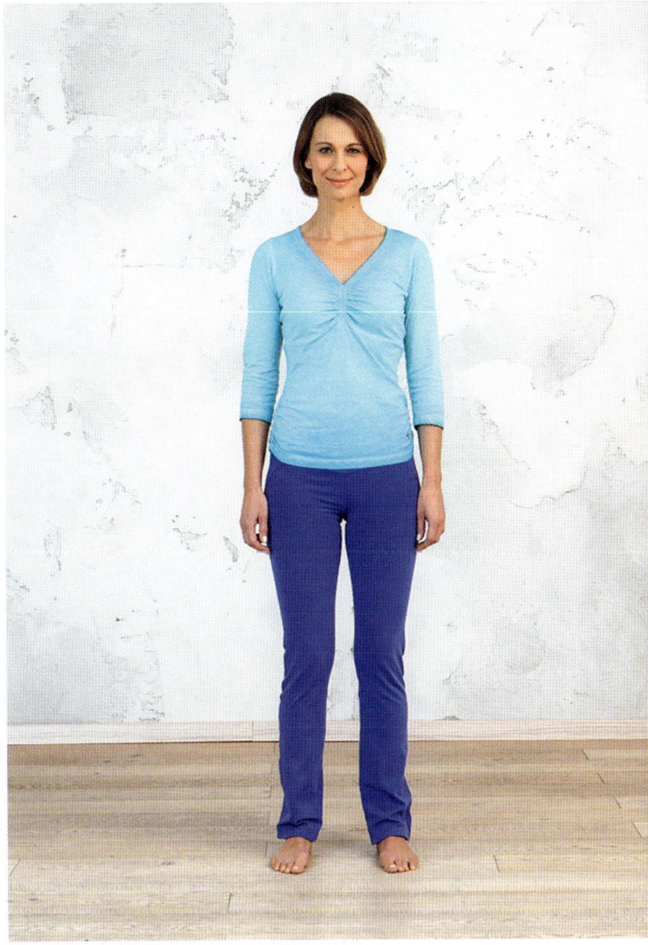

zu schaffen, reicht es nicht, das Gelenk auszutauschen. Die Fehlstellung muss korrigiert werden, etwa durch Einlagen und Stärkung des Muskel- und Bänderkorsetts. Steht die Achse eines Autos schief, nutzt sich über die Jahre das Reifenprofil immer mehr ab – bis Sie eines Tages auf der Felge fahren. Tauschen Sie nur die Felge aus, korrigieren aber den Achsenschiefstand nicht, brauchen Sie bald wieder eine neue Felge.

Wie aber kommt es zu Asymmetrien in der Körperachse? Beispielsweise durch eine genetisch bedingte Beinlängendifferenz oder durch eine Fehlstellung wie X- oder O-Beine. Aber auch das Verankern eines künstlichen Hüftgelenks im Oberschenkel kann zu einer Statikänderung des Körpers führen. Weil in den seltensten Fällen eine millimetergenaue Anpassung der Seiten erfolgt, entsteht eine Beinlängendifferenz, die eine durch das Ungleichgewicht bedingte Abnutzung im anderen Hüftgelenk oder im Kniegelenk nach sich ziehen kann. Die das Gelenk umgebende Muskulatur versucht, einen Ausgleich zu schaffen, um das Gelenk wieder in Führung zu bekommen. Doch ohne gezieltes Training

DIE VERSCHIEDENEN STADIEN DER ARTHROSE

Über bildgebende Verfahren wie Röntgen und MRT (Magnetresonanztomografie) lassen sich die folgenden Merkmale der Verschleißentwicklung am Gelenkknorpel erkennen und in vier unterschiedliche Stadien unterteilen:

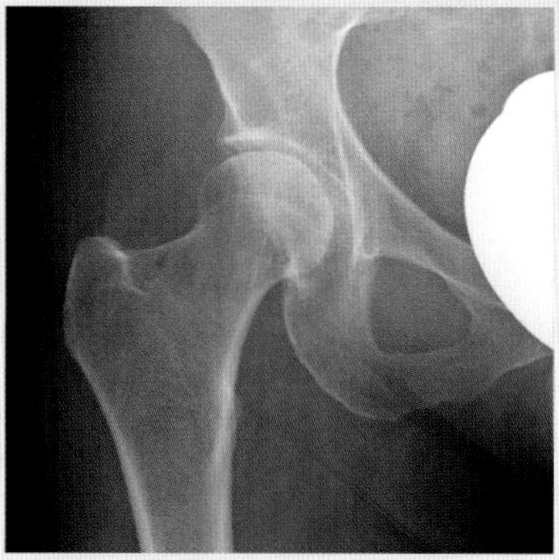

1: **Minimaler Verschleiß**
Der Knorpel ist in der Struktur nicht geschädigt, fasert aber leicht aus. Der Knochen darunter verdichtet sich etwas als erste Reaktion auf die erhöhte Belastung, weil Knochenmaterial aufgebaut und Kalzium abgelagert wird.

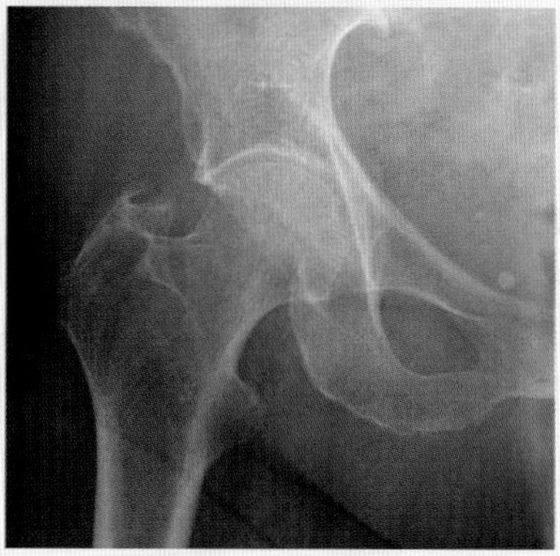

2: **Mittlerer Verschleiß**
Es kommt zu Rissen im Knorpel und zu einer Ausbildung von Randzacken (Osteophyten) am Knochen. Der Gelenkspalt verschmälert sich.

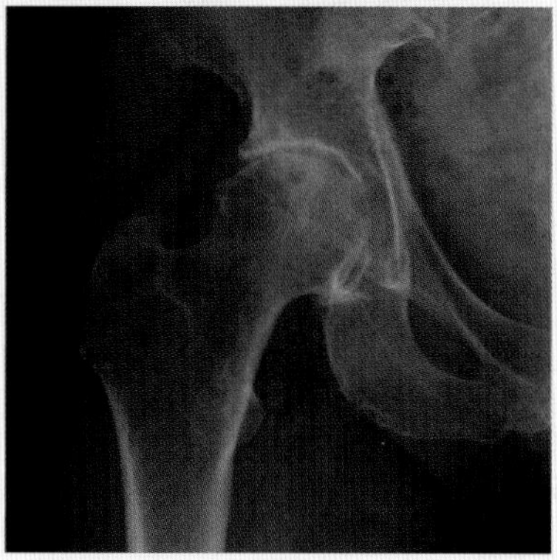

3: **Fortgeschrittener Verschleiß**
Es kommt zu deutlichen Knochenreaktionen und Knochenzysten unter dem geschädigten Knorpel und zu einer vermehrten Ausbildung von Osteophyten. Der Gelenkspalt minimiert sich weiter.

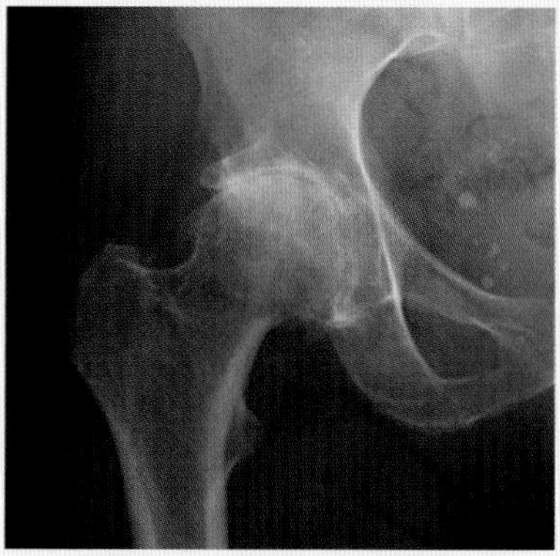

4: **Endgradiger Verschleiß**
Der Knorpel ist schwer geschädigt oder ganz aufgebraucht, man spricht von einer Knorpelglatze. Der Gelenkspalt ist stark vermindert, die knöchernen Strukturen sind deformiert, weil sie aufeinanderreiben.

klappt das nicht. Die Folge: Verspannungen, weitere Abnutzung, Schmerz.

Immer wieder konsultieren uns in solchen Fällen Patienten für eine Zweitmeinung, weil ihr Arzt ihnen zur Operation der anderen Hüftseite oder zu einem Gelenkersatz im Knie geraten hat. Um es in aller Deutlichkeit zu sagen: Der künstliche Gelenkersatz in der Hüfte mag die Schmerzen an der Stelle gelindert oder idealerweise genommen haben, er hat aber leider auch eine postoperative Schmerzkaskade in Gang gesetzt, die nun ursächlich behandelt werden muss. Um weiteren Verschleiß zu vermeiden, ist nach unserer Erfahrung nicht ein weiterer Gelenkersatz zielführend. Im Gegenteil! Eine durch Operation veränderte Körperstatik lässt sich nicht durch einen erneuten Eingriff ausgleichen, sondern nur dadurch, dass man den Ursachen und Einflussfaktoren des Verschleißes auf den Grund geht und sie ursächlich behebt.

URSACHEN FÜR DEN VERSCHLEISS

Viele Gründe begünstigen eine Arthrose und tragen zu den Schmerzen bei. Der Knorpel im Gelenk nutzt sich ja nicht von heute auf morgen ab. Dieser Prozess passiert schleichend. Treten die ersten Beschwerden auf, helfen sich viele Betroffene zunächst einmal selbst, indem sie eine Schmerztablette einnehmen. Meist erfolgt der Gang zum Orthopäden erst, wenn die Beschwerden immer wiederkehren oder sich verstärken. Nicht selten zeigt sich dann im Röntgenbild bereits eine erkennbare knöcherne Veränderung. Geht man den Ursachen jetzt nicht auf den Grund, schreitet die Degene ration des Knorpels voran, bis irgendwann Knochen auf Knochen reibt. Die folgenden Risikofaktoren, oft auch im Zusammenspiel, tragen zur Entstehung und zum Fortschreiten der Arthrose bei.

Bewegungsmangel

Menschen mit überwiegend sitzender Tätigkeit, wie zum Beispiel Bus- oder LKW-Fahrer, »Schreibtischtäter«, aber auch Langzeit-Bettlägerige, Bewegungsmuffel oder Übergewichtige, denen jeder Schritt schwerfällt, sind besonders gefährdet. Wer rastet, der rostet, heißt es. Und das gilt in besonderem Maße für Arthrose-Geplagte. Bewegung ist die Antriebsfeder der Knorpelernährung. Sie erinnern sich an das Schwammbild: Um elastisch zu bleiben, braucht der Knorpel kontinuierliche Bewegung, damit Stoffwechselendprodukte abgebaut und Nährstoffe aufgenommen werden können.

Übergewicht

Es ist vor allem für die Arthrose in Hüfte, Knie und Sprunggelenk verantwortlich, da diese Gelenke die meiste Körperlast tragen müssen,

!

Sorgen Sie für einen bewegten Alltag!

Nehmen Sie die Treppe statt Aufzug oder Rolltreppe. Spazieren Sie von der U-Bahn zu Fuß nach Hause, statt den Bus zu nehmen. Radeln Sie zum Bäcker, statt mit dem Auto zu fahren. Essen Sie Ihr Mittagsbrötchen bei einem Spaziergang im Freien statt am Schreibtisch. Treiben Sie nach Feierabend Sport, statt es sich auf dem Sofa bequem zu machen.

und das schon bei Normalgewichtigen. Zeigt die Waage nach den Weihnachtsfeiertagen zwei oder drei Kilo zu viel an, richtet das noch keinen Schaden an, sofern Sie den Hüftspeck im neuen Jahr wieder abbauen. Was den Gelenken zu schaffen macht, ist dauerhaftes Übergewicht, weil die Belastung täglich beim Gehen und Treppensteigen auf den gesamten Bewegungsapparat einwirkt. Viele unserer Patienten denken, dass »die paar Kilos zu viel« nicht ins Gewicht fallen. Das finden Sie auch? Dann nehmen Sie einmal in einem Sportgeschäft links und rechts eine Fünf-Kilo-Hantel in die Hand und gehen Sie ein paar Schritte damit. Sie werden ganz schnell merken, was Sie Ihren Gelenken zumuten, wenn Sie zehn Kilo mehr auf die Waage bringen.

Übergewicht setzt einen fatalen Kreislauf in Gang: Zum einen hört der Übergewichtige meist nach und nach auf, sich noch ausreichend zu bewegen. Dadurch kommt es zu einer Unterversorgung des Knorpels. Zum anderen lagert der Körper, um der erhöhten Belastung standhalten zu können, Abbaustoffe im zum Gelenk gehörenden Knochen ein und verdichtet ihn. Mit zunehmender Überbelastung verbreitert sich die Gelenkfläche. Durch den Gewichtsdruck wird der Knorpel mittelfristig an seinen natürlichen Umbauprozessen gehindert. Über einen Defekt an den Knorpelzellen kommt es zu einer Unterversorgung des Knorpels, der daraufhin spröde und porös wird.

Der pH-Wert im Gelenk ändert sich, was eine Übersäuerung nach sich zieht. Es bilden sich Entzündungen und Gelenkergüsse. Die Säuren in der Gelenkflüssigkeit können durch die Risse im Knorpel in den Knochen eindringen und zu Zysten führen. Am Ende dieses Kreislaufes steht die komplette Zerstörung des Knorpels.

Neueste Forschungen gehen zudem davon aus, dass sich bei stark Übergewichtigen Hormone im Fettgewebe bilden, die die Knorpelmatrix ungünstig beeinflussen und Entzündungen begünstigen. Es gibt aber auch eine gute Nachricht: Bereits eine Gewichtsabnahme von 5 bis 10 Prozent bringt deutliche Entlastung (mehr dazu ab Seite 191).

Fehl- und Überbelastungen

Ein Tisch, bei dem eines von vier Beinen wackelt, geht schneller kaputt, weil die Statik nicht mehr stimmt. Genauso verhält es sich mit Ihren Gelenken. Sind beispielsweise die Muskeln zu schwach, um das Gelenk zu führen, kommt es zu einer Fehlbelastung und damit zu einer einseitigen Abnutzung. Sie haben bestimmt

Adipositas

Nach Angaben des Robert-Koch-Instituts sind rund 50 Prozent der Deutschen übergewichtig, gemessen an einem Body-Mass-Index (BMI, siehe Seite 191) von über 25. Etwa 20 Prozent der Betroffenen haben sogar einen BMI von über 30 und werden als stark adipös eingeordnet. Auch bei Kindern und Jugendlichen zeigt sich eine fatale Entwicklung. Von den 3- bis 17-Jährigen sind rund 15 Prozent übergewichtig, Tendenz steigend. Die schwergewichtigen Kinder von heute sind die Arthrose-Betroffenen von morgen! Angesichts dieser Zahlen verwundert es nicht, dass die Weltgesundheitsorganisation WHO davon ausgeht, dass Arthrose im Jahr 2020 die vierthäufigste Ursache für Arbeitsunfähigkeit sein wird.

schon einmal einen Menschen mit X- Beinen gesehen. Von vorn betrachtet neigen sich die Knie nach innen, die Muskeln überdehnen an der Innenseite des Gelenks, während sich die äußeren verkürzen. Der Knorpel wird innen mehr belastet und nutzt sich weiter ab, wenn man nicht mit einer statischen Maßnahme wie beispielsweise Einlagen und Muskeltraining entgegenwirkt.

Das Gleiche gilt für berufsbedingten Verschleiß der unterschiedlichsten Art: Trockenbauer, Fliesenleger, Lagerarbeiter, die schwer tragen, Bauarbeiter, die mit einem Presslufthammer hantieren, kurz alle Menschen, die Tätigkeiten unter starker körperlicher Belastung ausführen, sind anfälliger für Verschleißerscheinungen. Ebenso einseitig belastete Berufsgruppen: Ein Zahnarzt, der eine Fehlhaltung einnimmt, weil er über seine Patienten gebeugt arbeitet, bringt automatisch mehr Last auf eine Körperseite.

Handball, Skifahren, Gewichtheben, Marathonlaufen – auch bei extremer sportlicher Betätigung kann es zu einer Überlastung der Gelenke kommen. Ein Profifußballer hat in der Regel ein stark belastetes Standbein und ein flexibles Spielbein. Damit es durch die unterschiedliche Gewichtsbelastung nicht zu einer einseitigen Abnutzung kommt, muss er mit Stabilitäts- und Kräftigungsübungen gezielt daran arbeiten, das muskuläre Defizit auszugleichen. Sport birgt zudem ein erhöhtes Verletzungsrisiko: Ein Knochenbruch, der schlecht verheilt, Sportunfälle (Bänder- oder Muskelfaserrisse, Meniskusläsionen), die zu chronischer Instabilität führen, mehrfaches Umknicken mit dem Knöchel oder wiederkehrende Mikrotraumata bei Kontaktsportarten wie Judo, Karate oder Handball können dazu führen, dass ein Player im Team Gelenk schwächelt und damit das gesamte System instabil macht.

AUS DER PRAXIS

»Vor 20 Jahren habe ich mir beim Fußballspielen am linken Knie das Kreuzband gerissen. Ich habe mich damals nicht operieren lassen und kann damit bis heute hervorragend leben. Tastet man das Knie ab, spürt man einen Unterschied: Am verletzten Knie haben sich knöcherne Anbauten gebildet. Die Arthrose, die sich dort im Röntgenbefund zeigt, wurde nicht durch den Riss des Kreuzbandes verursacht, sondern durch die Sportverletzung, die für den Riss verantwortlich war: Das Kreuzband reißt, die Kniescheibe springt raus, der Oberschenkelknochen verschiebt sich über das Plateau des Unterschenkelknochens. Dabei wird der Knorpel verletzt und der Verschleiß beginnt. Auch wenn eine starke Muskulatur alles wieder in die richtigen Bahnen lenkt, legt die Sportverletzung den Keim für eine beginnende Abnutzung des Knorpels. Dennoch bin ich bis heute beschwerdefrei und fahre Ski, spiele Tennis und wandere in den Bergen.«

Dr. Martin Marianowicz

Genetische Veranlagung

X-Beine, O-Beine, Fußdeformation, Beinlängendifferenz, Beckenschiefstand, Hüftdysplasie, eine genetisch bedingte Knorpelschwäche – all das kann auch familiär weitergegeben werden. Nimmt der Funktionsanalytiker einen Fußabdruck bei Eltern und Kindern vor, zeigen sich nicht selten bei Vater/Mutter und Sohn/Tochter die gleichen Fehlstellungen. Wichtig: Eine solche genetische Disposition ist kein Grund zur Sorge. Haben Sie als Eltern oder Betroffener den Verdacht, dass etwas nicht stimmen

SELBSTTEST: KÖRPERHALTUNG

Stellen Sie sich vor einen Spiegel und betrachten Sie sich einmal von vorn und einmal von der Seite. Wo entdecken Sie Asymmetrien und Instabilitäten?

01 Sind Ihre Schultern tief und gerade oder eingefallen? Machen Sie ein starkes Hohlkreuz? Neigt sich der Körper etwas nach vorn? Haben Sie leichte X- oder O-Beine?

02 Wie stabil stehen Sie: Liegt Ihr Fuß auf dem Boden auf oder knicken Sie nach innen oder außen? Steht Ihre Hüfte schief? Sind die Kniescheiben auf derselben Höhe? Haben Sie im Lendenbereich unterschiedlich starke Hautfalten? Wenn die Innenseiten der Sprunggelenke sich berühren, passt in den Abstand zwischen den Knien etwa die flache Hand? Steht Ihr Kopf gerade oder etwas schief?

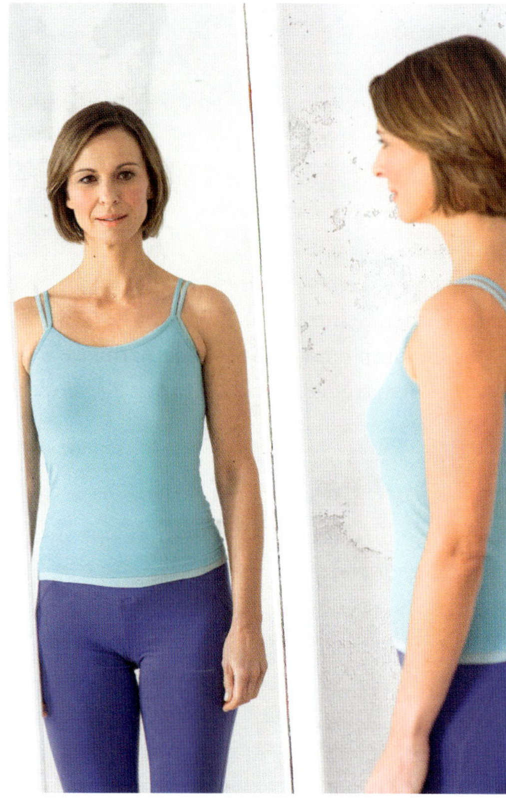

könnte, oder liegt eine das Skelett betreffende erbliche Dysbalance vor, können wir Ihnen nur raten, frühzeitig einen Arzt aufzusuchen, um mit den geeigneten Therapiemaßnahmen Dauerschäden entgegenzuwirken.

Stoffwechselerkrankungen

Die bereits erwähnten Umbauvorgänge im Gelenk sorgen dafür, dass der Knorpel gesund bleibt. Kommt es zu Störungen in diesem Prozess, verändert sich das Milieu der Gelenkflüssigkeit, was sich wiederum negativ auf die Knorpelversorgung auswirkt. Diabetes Typ 2, Nebenschilddrüsen- und Schilddrüsenüber- oder -unterfunktion, eine Kortisolüberproduktion bei einer Erkrankung der Nebennierenrinde, Gicht – bei all diesen Beschwerdebildern besteht ein Zusammenhang zu Arthrose. Ebenso bei der hormonellen Umstellung in den Wechseljahren.

ARTHROSE UND ANDERE GELENKERKRANKUNGEN

Es gibt eine Reihe von anderen Krankheiten, die sich am Gelenk manifestieren und zum Teil ähnliche Symptomatiken wie die Arthrose aufweisen. Da sie ganz unterschiedliche Ursachen haben und verschiedene Behandlungsstrategien erfordern, möchten wir Ihnen mit dem folgenden Überblick über die Beschaffenheit und die Symptomatik der gängigsten Beschwerdebilder eine allererste Hilfestellung zur Einordnung geben.

Rheumatoide Arthritis

Dies ist eine Immunkrankheit, deren Ursachen nicht vollständig aufgedeckt sind. Man könnte sagen, das Gelenk schädigt sich selbst. Verantwortlich sind dafür, wie vermutet wird, fehlgesteuerte Immunzellen, die den Gelenkknorpel angreifen. In der Folge kommt es zu Entzündungen im Gelenk und damit verbunden zu chronischen Schmerzen.

Generell kann eine rheumatoide Arthrose alle Gelenke treffen, auch wenn vor allem die Finger- und Zehengelenke betroffen sind, die überwärmen, anschwellen und mit fortschreitender Krankheit sogenannte Rheumaknötchen ausbilden, die oft symmetrisch auftreten.

Die Krankheit bricht in der Regel erstmals zwischen dem 30. und 50. Lebensjahr aus. Neben speziellen Medikamenten gegen die Schmerzen und Entzündungen verabreichen Ärzte oral Kortison sowie ein medikamentöses Basistherapeutikum. Sie verordnen außerdem eine intensive Physiotherapie und empfehlen eine Ernährungsumstellung in Richtung Basenkost, um den Krankheitsverlauf möglichst positiv zu beeinflussen.

Wie zeigt sich Arthrose?

Anfangs macht der Verschleiß keine Probleme. Nach und nach können sich – in immer kürzer werdenden Intervallen – die folgenden Symptome in den einzelnen betroffenen Gelenken einstellen:

- Anlaufschmerz
- Belastungsschmerz
- Eingeschränkte Beweglichkeit
- Schwellung
- Rötung
- Erwärmung
- Geräusche im Gelenk
- Schmerzen im Ruhezustand
- Ausstrahlen der Schmerzen in andere Körperteile

Fibromyalgie

Diese Krankheit ist nicht leicht zu diagnostizieren, weil die Symptomatik mit einer erniedrigten Schmerzschwelle einhergeht. Oft kommt man nur im Ausschlussverfahren zu einer Diagnose. Der Betroffene geht von Arzt zu Arzt, hat viele Therapien hinter sich und sein Leid wird nicht besser. Deshalb ist sein Frustrationslevel verständlicherweise sehr hoch.

Er reagiert sensibel auf sogenannte »Tenderpoints« an bestimmten Sehnenansätzen. Erfahrungsgemäß lassen sich Erfolge mit einer multimodalen Schmerztherapie erzielen, die den chronischen Beschwerden auf anatomischer, zellulärer und psychischer Ebene beikommen. Studien belegen, dass Frauen eher von dem Krankheitsbild betroffen sind. Die Diagnose Fibromyalgie wird leider manchmal auch bemüht, wenn der Arzt bei einem Patienten nicht mehr weiterweiß.

Gicht

Dabei handelt es sich um eine Stoffwechselkrankheit, bei der sich das Abbauprodukt Harnsäure im Blut ansammelt und in Form von Kristallen in den Gelenken und Organen ablagert. Dadurch kommt es zu einer Knorpelresorption und zu Veränderungen beziehungsweise Schädigungen, die mit schmerzhaften Entzündungsprozessen einhergehen. Gicht wird auch als »Krankheit der Könige« bezeichnet, weil bestimmte Nahrungsmittel, die für einen üppigen Lebensstil stehen, beschwerdeför-

Eine differenzierte Diagnose ist die notwendige Basis für eine gelingende Behandlung der Beschwerden.

dernd wirken: Schalentiere, Innereien, Alkohol, Hefe, Fleisch, Nüsse, Spargel und einige andere. Deshalb ist neben einer klassischen Medikation unbedingt eine Umstellung der Ernährung angezeigt. Die Gicht trifft häufiger Männer.

Osteoporose

Durch eine Umbaufehlfunktion wird mehr Knochenmaterial ab- als aufgebaut. Aufgrund verschiedener Mechanismen kommt es zu einer erhöhten Bruchanfälligkeit, weil die Dichte der Knochen nachlässt.

»Herr Doktor, ich habe Knieschmerzen. Aber das ist kein Wunder, weil ich Osteoporose habe.« Solche oder ähnliche Sätze hören wir manchmal von Patienten. Deshalb möchten wir hier gern eines klarstellen: Bei Arthrose und Osteoporose handelt es sich um zwei völlig unterschiedliche Krankheitsbilder. Die Osteoporose verursacht zunächst keine Beschwerden – auch nicht die genannten Schmerzen im Knie. Wird sie symptomatisch, zeigt sich das in einem akut einschießenden Schmerz, meist aufgrund einer Fraktur, weil der Knochen zu porös ist und durch eine Bagatellbewegung bricht. Die Beschwerden bei Arthrose entwickeln sich hingehen sehr langsam aufgrund der bereits genannten Ursachen.

DIE REPARATURMECHANISMEN DES KÖRPERS

Unser Körper ist ein dynamisches System, das über die erstaunliche Fähigkeit verfügt, täglich neue Zellen zu bilden und Gewebe ebenso wie Organe zu regenerieren. Das menschliche Skelett erneuert sich etwa alle zehn Jahre. Verletzungen heilen meist innerhalb von ein paar Tagen zu. Ob in der Haut, in der Leber, im Darm oder im Knochengerüst, permanent wird auf-, ab- oder umgebaut, um sich an die anatomischen und organischen Veränderungen, denen jeder Mensch im Laufe seines Lebens unterliegt, anzupassen. Je jünger der Mensch ist, desto schneller und besser funktioniert dieser Reparaturservice. Mit fortschreitendem Alter verlangsamt er sich. Dann braucht der Körper Unterstützung, damit das System bis ins hohe Alter reibungslos läuft.

Bis ungefähr zum 20. Lebensjahr ist das Gelenk noch gut durchblutet, was eine ausreichende Versorgung des darin befindlichen Knorpels gewährleistet. Das Gelenk eines jungen Menschen regeneriert sich gewissermaßen selbst. Hätte er eine Verletzung, bestünde eine wesentlich höhere Selbstheilungstendenz als bei einem Menschen 40+. Einen Riss im Meniskus beispielsweise kann man bei einem 16-Jährigen noch nähen, da das Gewebe aufgrund der guten Blutversorgung wieder zusammenwächst. Bei einem Älteren ist das in der Regel nicht mehr zu reparieren.

Von dem Moment an, wo wir ausgewachsen sind, unterliegen unsere Gelenke einem schleichenden Verschleißprozess, da der Körper immer weniger neue Knorpelzellen bildet. Die Wahrscheinlichkeit, Arthrose in einem oder mehreren Gelenken zu entwickeln, nimmt also mit der im fortschreitenden Alter nachlassenden Belastbarkeit und Elastizität des

BESCHWERDEBILDER

Die folgende Tabelle gibt Ihnen Hinweise auf mögliche Symptome der einzelnen Gelenkerkrankungen. Sie zeigen teilweise einen fließenden Übergang. Bitte berücksichtigen Sie deshalb: Diese Übersicht dient nur zu einer ersten Einschätzung, sie ersetzt nicht die differenzierte Diagnosefindung durch einen Facharzt.

	Arthrose	Rheumatoide Arthritis	Fibromyalgie	Gicht
Ein Gelenk schmerzt	+++	++	+	+++
Mehrere Gelenke schmerzen	+	+++	++	–
Anlaufschmerz	++	–	++	++
Morgensteife	++	+++	++	–
Gelenk-schwellung	+	+++	++	+++
Belastungs-schmerz	+++	+++	++	+++
Fiebergefühl, Schlappheit	–	++	–	++
Ruhe- und Nachtschmerz	++	+++	++	++

Beschwerdeausprägung:
– keine
+ leicht
++ mittel
+++ stark

Gelenkknorpels zu. Das heißt aber noch lange nicht, dass daraus ein Krankheitsbild entstehen muss, unter dem die Betroffenen leiden. Erst der Schmerz macht die Arthrose zu etwas Leidvollem.

Heilung bedeutet Anpassung

Schauen wir uns zum besseren Verständnis die Reparaturprozesse im Gelenk genauer an: Stellen Sie sich vor, Sie haben Arthrose im Kniegelenk. Im Urlaub auf Sylt machen Sie eine Radtour. Das Wetter ist wunderbar, die Luft klar und rein, deshalb fahren Sie viel weiter, als ursprünglich geplant, obwohl Sie Ihrem Knie normalerweise nur ungern zu viel zumuten. Auf den letzten Kilometern spüren Sie einen stechenden Schmerz, der bis zum Abend immer heftiger wird. Das Knie schwillt an und wird ganz warm. Was ist passiert?
Aufgrund einer Überlastung ist es zu einer Überreizung des Gewebes und in der Folge zu einer entzündlichen Reaktion gekommen. Mit den Schmerzen signalisiert der Körper: Stopp! Ich brauche ein paar Tage Schonung, um Erste Hilfe leisten zu können. Der Reparaturprozess kommt in Gang:

- Eine vermehrte Durchblutung erhöht den Sauerstoffanteil im Gelenk und damit die Regenerationsfähigkeit.
- Die toxischen Stoffe werden abtransportiert, sodass sich das entzündete Gewebe erholen kann. Zu viel Belastung in dieser Phase würde den Reinigungsvorgang stören.

Die meisten Menschen nehmen die erste Reizung als kurzzeitigen Schmerz wahr. Oft hilft schon die einmalige Einnahme eines geeigneten schmerzstillenden Medikaments, um Linderung zu bewirken. Weil der Körper die Entzündung aus eigener Kraft beseitigt, geht der Schmerz bald weg.

Kommt es häufiger zu einer Überlastung des Gelenks und schreitet die Abnutzung des Knorpels voran, bilden sich knöcherne Wucherungen aus, die sogenannten Osteophyten. Mit dieser Maßnahme versucht der Körper erneut, sich selbst zu helfen. Um den Knochen zu schützen und das Gelenk trotz der Abnutzung zu stabilisieren, will er der Schädigung mit Knochenmasse entgegenwirken. Die Natur arbeitet dabei nach dem Prinzip der Anpassung: Im Grunde könnte man die Osteophyten als eine Reaktion zur Kompensation der beginnenden Abnutzung bezeichnen. Wuchern sie allerdings zu stark, üben sie Druck auf angrenzendes Gewebe und Knochenmaterial aus. Und das wiederum kann neue Schmerzen verursachen.

Den Körper unterstützen

Nach der gängigen Lehrmeinung ist Gelenkverschleiß unheilbar, weil sich die Abnutzung zwar verlangsamen und mitunter stoppen, aber nicht rückgängig machen lässt. Als Orthopäden sind wir anderer Meinung: Denn Arthrose ist etwas, das uns früher oder später alle erwartet. Ein 70-Jähriger hat nicht die Gelenke eines jungen Menschen. Ein gewisser Verschleiß ist normal und muss nicht unbedingt Schmerzen nach sich ziehen. Die immense Selbstheilungskompetenz des menschlichen Körpers kann anatomische Veränderungen, die über die Jahre hinweg entstanden sind, bis ins hohe Alter kompensieren.
In der Orthopädie bedeutet Heilung deshalb zum einen, den Körper bei seinem Anpassungsprozess zu unterstützen, und zum anderen, den Betroffenen von seinen Schmerzen zu befreien. Die Arthrose an sich ist ja nicht schmerzhaft. Erst die Entzündung, die sich an den Weichteilen des Gelenks bildet, tut weh. Bekämpft man die und schmiert das Gelenk,

SELBSTTEST: EINBEINSTAND

Wie gut können Sie auf einem Bein stehen? Viele Menschen haben anfangs Schwierigkeiten mit dieser Übung. Sie sind nicht in der Lage, das Gewicht über den gesamten Fuß des Standbeins zu verteilen, sondern kippen entweder mit der Fußkante nach innen oder nach außen. Trainieren Sie Ihre Stabilität, indem Sie diese Übung mehrmals am Tag machen, zum Beispiel morgens beim Zähneputzen im Bad, mittags am Kaffeeautomaten in der Arbeit oder abends, wenn Sie Nachrichten schauen. Beginnen Sie mit drei bis fünf Sekunden und wechseln Sie dann aufs andere Bein. Fortgeschrittene können die Balancezeit auf 30 Sekunden pro Bein ausdehnen.

01 Stellen Sie sich aufrecht hin, die Beine etwa hüftbreit auseinander. Schauen Sie nach vorn, nicht nach unten.

02 Ziehen Sie nun abwechselnd ein paar Sekunden lang die Knie nach oben – ohne sich dabei festzuhalten. Gelingt Ihnen das? Oder geraten Sie bereits kurz, nachdem Sie das eine Knie anheben, ins Wanken?

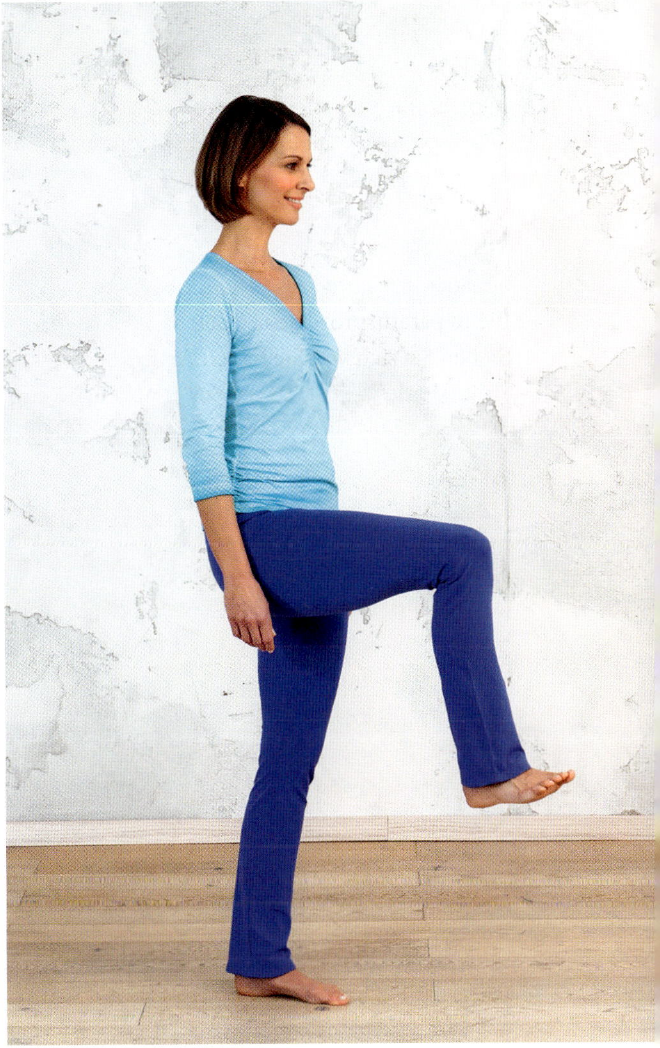

nehmen auch Bewegungsfreiheit und Lebensqualität wieder zu, selbst wenn in den bildgebenden Verfahren immer noch ein Verschleiß sichtbar ist. Es geht darum, den Betroffenen dabei zu helfen, sich selbst zu heilen, statt etwas »auszuwechseln«.

Je jünger der Mensch ist, desto schneller und besser funktioniert die körpereigene Reparatur auch in den Gelenken. Je älter jemand wird, desto mehr Unterstützung braucht der Körper, um sich zu regenerieren und in Form sowie bei Gesundheit zu bleiben. Das heißt im Klartext: Der »hauseigene« Reparaturservice hat einen Preis, nämlich kontinuierliche Pflege und ausdauernde Wartung. Wenn Sie gut für Ihre Gelenke sorgen – und dafür gibt es schlichtweg keine Altersbeschränkung –, kann Ihr Organismus etwaige Schädigungen leichter kompensieren. Das gilt auch, wenn die Arthrose bereits fortgeschritten ist.

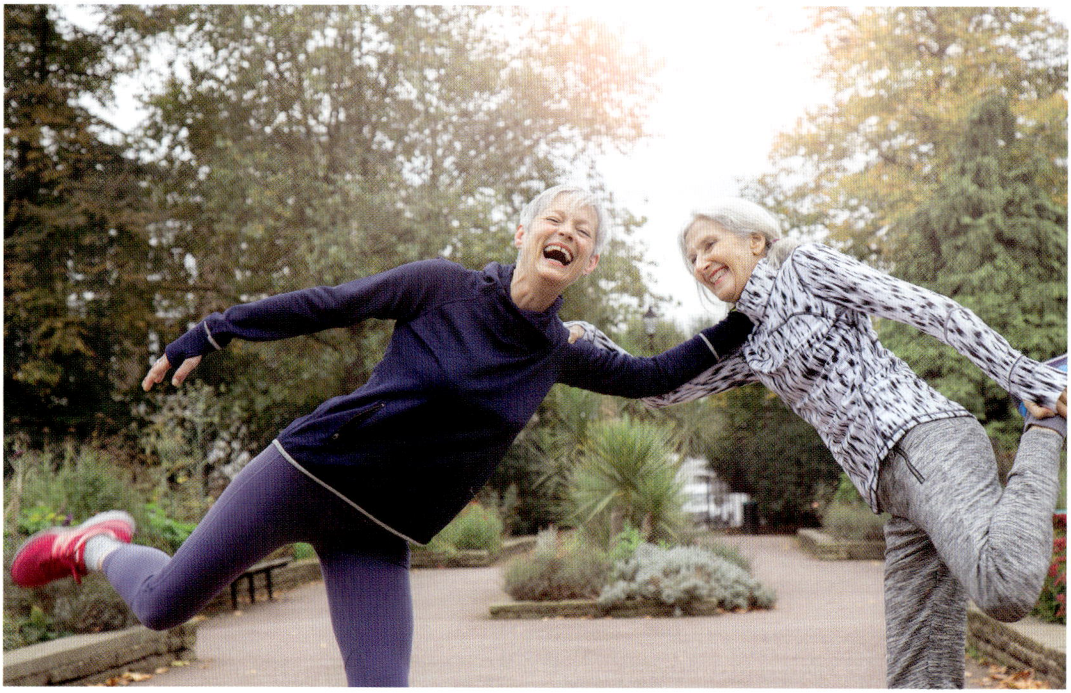

Eine Studie mit einer bahnbrechenden Erkenntnis

Dr. David Felson, ein Forscher der Universität Boston in den USA, hat es sich unter anderem zur Aufgabe gemacht herauszufinden, wie sich Arthrose verhindern und behandeln lässt. Im Jahr 2000 unternahm er dazu mit einigen seiner Kollegen eine Metastudie, bei der sie die Daten von 6880 Personen im Alter zwischen 25 und 74 auswerteten. Hier die äußerst verblüffenden Ergebnisse:

- Mittels radiologischer Verfahren wurde bei 319 Menschen eine Knie-Arthrose Stadium 2 bis 4 (siehe Seite 14) festgestellt. 47 Prozent davon klagten über Schmerzen und bei 61 Prozent hatte bereits ein Arzt die Diagnose Arthrose gestellt.
- 1004 Menschen klagten über Schmerzen im Knie. Nur 15 Prozent davon wiesen einen Verschleiß Stadium 2 bis 4 auf. 59 Prozent von ihnen gaben an, der Arzt habe die Diagnose Arthrose gestellt.
- Bei 1762 Menschen hatte der Arzt Arthrose im Knie diagnostiziert. Nur 34 Prozent davon gaben allerdings an, Knieschmerzen zu haben. Bei nur 11 Prozent zeigte sich radiologisch tatsächlich ein Befund zwischen Stadium 2 und 4.

Wie sehr ein Mensch unter dem Gelenkverschleiß leidet, sagt nichts über den Zustand des Knorpels im Gelenk aus.

Was lässt sich aus diesen Zahlen schließen? Es besteht eine starke Diskrepanz zwischen dem Ausmaß des radiologischen Befundes beziehungsweise der Diagnose durch den Arzt und der Intensität der Schmerzen.

Risikofaktor Alter?

Statistisch betrachtet hat jeder Mensch über 50 in irgendeinem Gelenk Arthrose. Bei den über 70-Jährigen finden sich bei über 80 Prozent degenerative Veränderungen, aber nur ein Bruchteil der Betroffenen klagt über Beschwerden. Die Erkenntnis von Dr. Felson ist in den letzten 15 Jahren durch andere Studien belegt worden. Uns verwundert das nicht weiter! Die Menschen werden immer älter. Das ist einerseits ein Segen, es bedeutet andererseits aber, dass sich irgendwann ein gewisser Verschleiß bemerkbar macht, den frühere Generationen erst gar nicht erlebt haben. Der damals 60-Jährige ist der heute 70-Jährige. Die Lebenserwartung hat sich in den letzten hundert Jahren drastisch erhöht, die Menschen wollen bis ins hohe Alter aktiv sein, aber ihr Körpersystem ist das gleiche wie damals. Deswegen lohnt es sich, früh genug vorzubeugen.
Eine gute Therapie muss immer auch zur Aufgabe haben, die Funktion der Gelenke so lang wie möglich zu erhalten und den Verschleißprozess so weit wie möglich hinauszuzögern. Das ist wie bei einem Oldtimer: Je älter das Modell, desto intensiver sind Pflege und Wartung im Vergleich zu jüngeren Gefährten. Man kann nicht 20 Jahre oder länger mit einem Auto fahren und davon ausgehen, dass die Kugellager fabrikneu aussehen. Trotzdem hat auch ein alter Wagen bei guter Pflege eine hohe Gebrauchsfähigkeit und muss noch lange nicht zum alten Eisen gezählt werden.
Verschleiß ist keine Krankheit, sondern ein natürlicher degenerativer Prozess, der Schmerzen nach sich ziehen kann. Deshalb bedeutet die Diagnose Arthrose an sich noch nichts Schlimmes. Erst wenn Schmerzen auftreten, die zur Qual werden, wird die Arthrose zu einer Krankheit. Das Ziel der Ärzte sollte deshalb sein, ihre Patienten mit wirksamen und möglichst sanften Methoden von den Schmerzen zu befreien.
Der Fokus liegt dabei auf der folgenden Frage: Was machen die Menschen, die trotz fortgeschrittener Arthrose keine oder wenig Beschwerden haben, anders? Was läuft bei ihnen besser? Es geht darum, von diesen Menschen zu lernen, sich das Nötige von ihnen abzuschauen, um selbst auch bis ins hohe Alter gelenkfit zu sein.

!

Prophylaxe

Handeln Sie beizeiten! Wirken Sie dem Verschleiß möglichst früh entgegen, nicht erst, wenn der Knorpel so kaputt und das Leid so groß ist, dass außer einem Gelenkersatz nichts mehr bleibt. Gehen Sie den spezifischen Ursachen des Verschleißes auf den Grund, sobald die ersten Symptome auftreten. Bietet man der Abnutzung mit möglichst sanften und natürlichen Methoden frühzeitig Einhalt, können Ihnen Ihre Gelenke bis ins hohe Alter treue Dienste leisten.
Zudem verhindern Sie mit schnellem Handeln, dass der Schmerz mit Ihnen sein Unwesen treibt. Es bildet sich gar nicht erst ein Schmerzgedächtnis aus (siehe ab Seite 44).

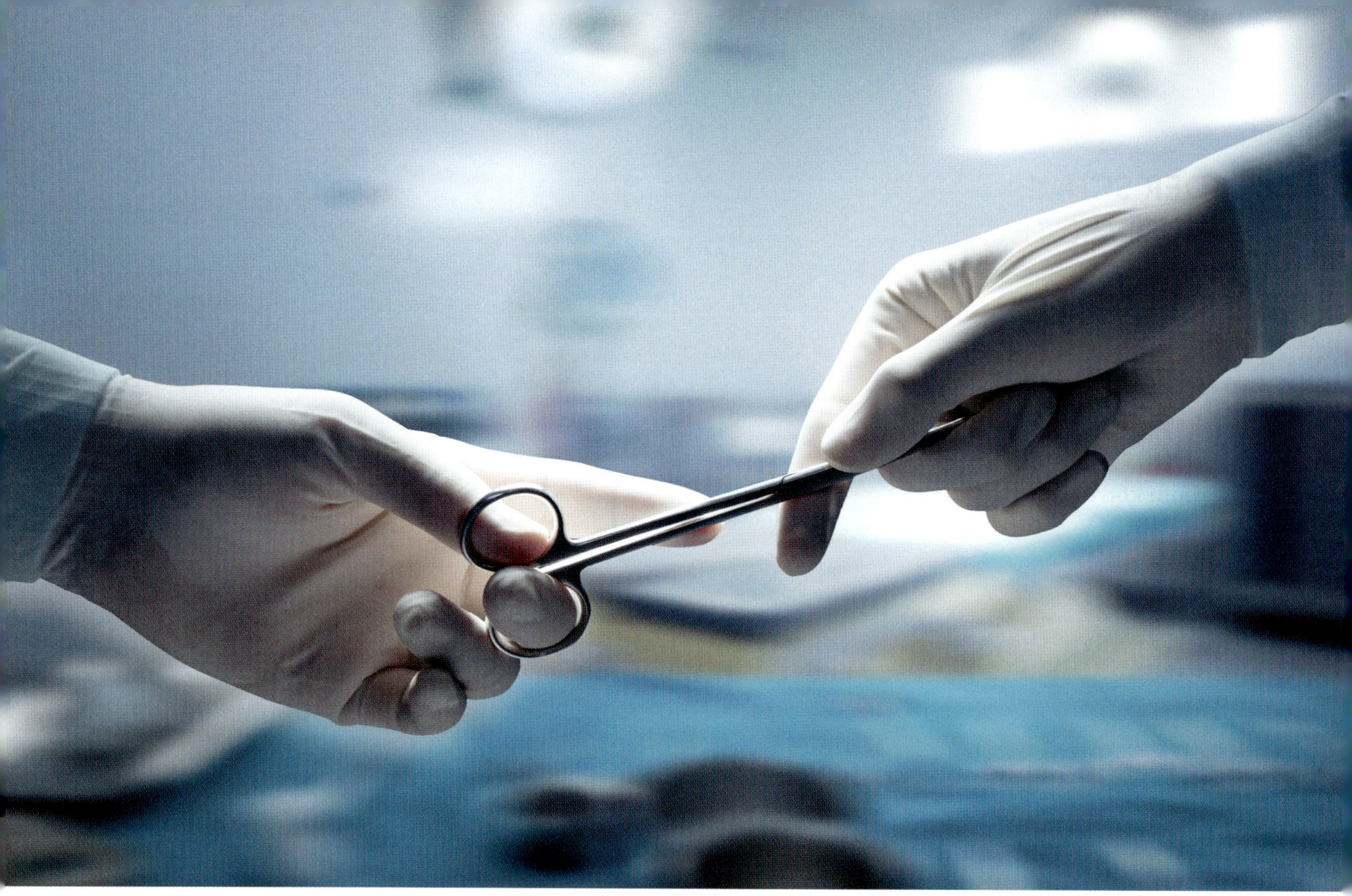

VORSICHT, ÜBERTHERAPIERUNG

Die bildgebenden Verfahren sind Segen und Fluch zugleich. Einerseits geben sie einen differenzierten Blick ins Körperinnere, andererseits werden Befunde damit oft dramatisiert.

Um diese Tatsache kommt niemand herum: Die Gelenke unterliegen mit zunehmendem Alter einem ganz normalen Verschleißprozess, der erst durch die Schmerzen zu einem Krankheitsbild wird. Nicht jeder, der via bildgebende Verfahren Abnutzungserscheinungen im Gelenk aufweist, muss automatisch Schmerzen haben. Und nicht bei jedem, der unter Arthrose leidet, lassen sich im Bild stark degenerative Knorpelschädigungen nachweisen. Eine Röntgenaufnahme geht schnell und bringt der Praxis Geld. Ist das Bild dann einmal da, werden die sichtbaren Befunde nicht selten mit möglichen Symptomen, düsteren Zukunftsaussichten oder drastischen Therapiemaßnahmen in Zusammenhang gebracht. Deshalb können Bilder die Befunde dramatisieren und Ihre Gelenke kränker aussehen lassen, als sie sind.

DER SCHMERZ ENTSCHEIDET ÜBER DIE THERAPIE

Wenn man so will, ist der Befund Arthrose eine radiologische Bestandsaufnahme mithilfe eines medizinischen Stufenrasters von 1 bis 4 (1 entspricht einem leichten Verschleißstadium und 4 einer kompletten Knorpelabnutzung, siehe Seite 14). Schmerzintensität und Verschleißstadium korrelieren aber, wie wir gesehen haben, nicht zwingend. Wir betreuen Patienten, die mit fortgeschrittener Arthrose sehr gut leben. Aus diesem Grund bedarf es einer umfangreichen ärztlichen Differenzialdiagnostik, um:

- die wichtigen von den unwichtigen Befunden zu unterscheiden;
- den Ursachen der Schmerzen auf den Grund zu gehen;
- andere Beschwerdebilder auszuschließen.

»Herr Doktor, warum soll ich mich operieren lassen, wenn ich mit einer harmlosen Spritze alle acht Wochen seit vielen Jahren gut leben kann?« Diese Antwort gab eine 84-jährige, sehr rüstige Dame, die seit Jahren bei uns zur Behandlung ist, auf die Frage, wie sie zu einem Gelenkersatz stünde. Sie hat eine fortgeschrittene Arthrose im Knie und kommt mit Injektionen in regelmäßigen Abständen sehr gut zurecht. Ganz beschwerdefrei zu werden, ist in ihrem Fall nicht das Therapieziel.
Es geht darum, dass Arzt und Patient ein Team bilden, um die Beschwerden möglichst sanft und zum Wohle des Betroffenen in den Griff zu bekommen. Die Entscheidung für eine Therapie ist daher immer auch eine Frage der Verhältnismäßigkeit: Rechtfertigen die Erfolgsaussichten eines Eingriffs auch die damit einhergehenden Risiken und Nebenwirkungen? Oder erzielt ein schonendes Verfahren das gleiche oder bessere Ergebnis – nur unter etwas größerem zeitlichen Aufwand?

Am Problem vorbeitherapiert?

Wir warnen davor, Therapiemaßnahmen – und schon gar operative – aufgrund einer Röntgen- oder MRT-Aufnahme zu verordnen. Werden die Beschwerden ausschließlich auf im Bild sichtbare Abnutzungserscheinungen im Gelenk zurückgeführt, kann eine Operation – ob Arthroskopie (Gelenkspiegelung) oder Gelenkersatz – glattweg an der Ursache vorbeitherapieren. Der behandelnde Arzt muss die Ergebnisse von Röntgenbild & Co. immer im Kontext mit der Befindlichkeit des Betroffenen und aller zur Verfügung stehenden Untersuchungsmethoden betrachten.

DIE KEHRSEITE DES MEDIZINISCHEN FORTSCHRITTS

Die bildgebenden Verfahren tragen nicht unmaßgeblich dazu bei, dass zu schnell zum Messer gegriffen wird. Vor allem dann, wenn Schmerzintensität und Verschleißgrad übereinstimmen, ist der Schritt in die Operation nicht mehr weit. Der Einsatz von Gelenkprothesen ist zu einem Routineeingriff geworden. Die Ausnahme hat sich zur Regel entwickelt.

Das Ideal: Minimaler Eingriff, minimales Risiko, maximales Ergebnis.

AUS DER PRAXIS

»Ein 45-jähriger Heizungsinstallateur, der kurz vor einem Gelenkersatz an der Hüfte stand, kam zu uns in die Praxis, um eine Zweitmeinung einzuholen. Er litt seit Längerem unter starken Schmerzen, vor allem in der linken Hüfte. Weil sich im Bild ein belastungsbedingter arthrotischer Befund gezeigt hatte und die Beschwerden immer schlimmer wurden, hatte ihm sein Arzt mit den Worten ›Das muss man machen!‹ zu einer Hüftprothese in der linken Seite geraten. Bis dahin hatte der Patient im Verlauf von zwei Jahren zwei Spritzen in die Hüfte bekommen.

Eine eingehende Untersuchung und der Abgleich mit dem Verschleißzustand auf den Bildern rechtfertigten aus meiner Sicht keinen operativen Eingriff. Der Knorpel am Hüftkopf war noch nicht sehr angegriffen, maximal Stadium 2. Außerdem schien der Patient längst nicht mit allem behandelt worden zu sein, was konservativ möglich wäre. Im Gespräch verhärtete sich mein Verdacht, dass die starken Beschwerden vielleicht gar nicht von der Hüfte, sondern vom Rücken kamen: Der Patient klagte über Ruheschmerzen und erzählte, dass er beim Gehen weniger Probleme habe. Wir wissen aber, dass die Hüfte beim Sitzen oder Liegen nicht wehtut. Dafür kann man nicht sehr gut laufen. Die Bandscheibe hingegen mag keine Ruhe, sondern Bewegung. Ein Bild von der Wirbelsäule bestätigte, dass ein Bandscheibenvorfall die Ursache für die starken Schmerzen war, die bis in die Hüfte ausstrahlten. Mit einem gezielten Mix nun angezeigter Maßnahmen wurde der Patient innerhalb von wenigen Monaten beschwerdefrei. Eine Operation hätte ein relativ intaktes Hüftgelenk durch ein künstliches ersetzt und dabei doch an der Ursache der Beschwerden vorbeioperiert. Von den Risiken und Kosten eines solchen Eingriffs will ich dabei gar nicht sprechen.«

Dr. Martin Marianowicz

OP-Spitzenreiter Deutschland

Jährlich werden in Deutschland zwischen 350 000 und 400 000 Knie- und Hüftgelenke eingesetzt. Im internationalen Vergleich liegt Deutschland ganz weit vorn im Operationsranking, so ein Bericht der Organisation für wirtschaftliche Zusammenarbeit und Entwicklung (OECD) aus dem Jahr 2013: Beim künstlichen Gelenkersatz kommen auf 100 000 Einwohner 295 Operationen an der Hüfte und 213 am Knie, während der OECD-Länderdurchschnitt bei 154 Eingriffen an der Hüfte und 122 am Knie liegt. Nur die Schweiz (Hüfte) und Österreich (Knie) befinden sich weiter vorn.

Ob am Rücken oder an den Gelenken – Tatsache ist, dass in Deutschland zu schnell operiert wird. Das wiederum hat viele Ursachen. Die Bertelsmann-Stiftung hat zusammen mit der Deutschen Gesellschaft für Orthopädie und orthopädische Chirurgie (DGOOC) in einem Faktencheck diesbezüglich eine beunruhigende Feststellung gemacht: Über Bayern, Hessen, Thüringen und Niedersachsen zieht sich eine Art Operationsgebiet, in dem dreimal so oft zum Messer gegriffen wird wie in anderen Regionen. Die Bandbreite reicht dabei von Arthroskopien über Gelenkprothesen bis zu Revisionsoperationen am künstlichen Ersatz.

Altersstandardisierte Raten von erstmaligen Kniegelenkersatz-Operationen pro 100 000 Einwohner nach Kreisen. Durchschnittswert der Jahre 2005 bis 2011

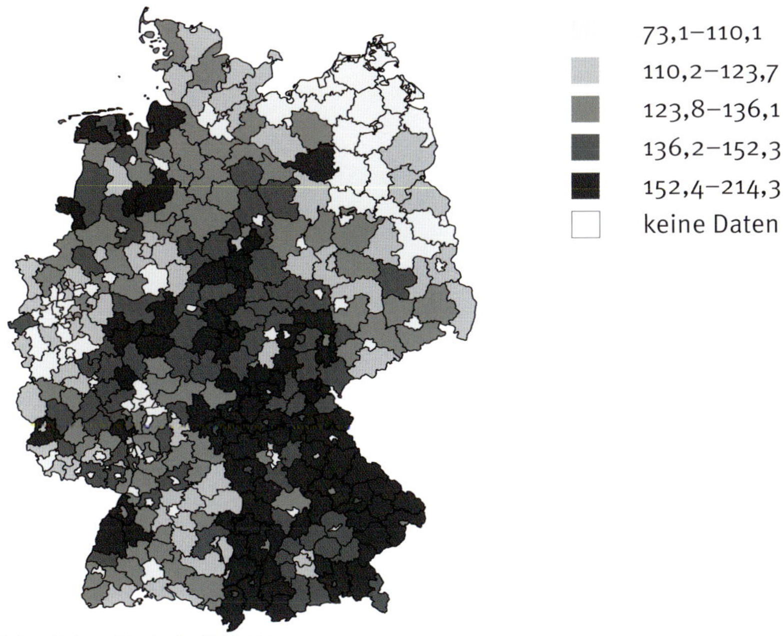

Die Daten beziehen sich auf den Wohnortkreis der Patienten.
Quelle: Faktencheck Gesundheit 2013. Bertelsmann Stiftung

Das gilt auch für Folgeeingriffe am operierten Knie, die in manchen Landkreisen fünfmal häufiger zu beobachten waren als anderswo. Dort, wo viele Arthroskopien vorgenommen werden, kommt es häufiger zum Gelenkersatz. Die Autoren der Bertelsmann Studie folgern daraus, »dass auch sozioökonomische Faktoren Einfluss auf die Häufigkeit von Kniegelenksoperationen haben können«.
Ein hohes Versorgungsniveau, wie es in Deutschland herrscht, ist im Sinne des Heilungsgedankens grundsätzlich natürlich zu begrüßen. Hightech-Medizin oder regionale Finanzkraft rechtfertigen aber noch lange keine Übertherapierung auf Kosten der Betroffenen, die mit den möglichen postoperativen Folgen leben müssen.

Problem: Vergütungssystem

Ein Grund, warum Patienten oft zu schnell auf dem OP-Tisch landen, liegt an unserem Gesundheitssystem. Medizinische Leistungen werden den Krankenkassen nach dem sogenannten Fallpauschalensystem abgerechnet, bezahlt wird dabei nach Behandlungsfall und nicht nach Behandlungszeitraum oder Leistungsaufwand.
Eine solche Vergütungsform schafft finanzielle Anreize für Über- und Fehlversorgung, weil präventive und konservative Therapiemaßnahmen in der Regel wesentlich niedriger veranschlagt sind als ein operativer Eingriff.
Zum Vergleich: Eine Arthroskopie am Knie kostet etwa 3000 Euro, ein Gelenkersatz um die 12 000 Euro inklusive langwieriger Reha-

bilitationsmaßnahmen. Für die konservative Behandlung erhält ein Orthopäde hingegen durchschnittlich 30 Euro pro Quartal, und zwar unabhängig davon, wie viele Termine der Patient braucht. Selbst wenn ein Kassenarzt einzelne medizinische Maßnahmen extra berechnet, die aus dem Leistungsrahmen der gesetzlichen Krankenversicherer fallen, erklärt die gesetzliche Abrechnungspolitik, warum sich viele Ärzte wenig Zeit für eine ausführliche Beratung und Schulung ihrer Patienten nehmen und weshalb es passieren kann, dass Betroffene förmlich in eine Operation hineingeredet werden. Arztpraxen und Krankenhäuser sind medizinische Einrichtungen mit einem Heilungsauftrag, aber zugleich Wirtschaftsunternehmen, die sich rechnen müssen und einem hohen Wettbewerbsdruck unterliegen. Ein Orthopäde, der nach konservativen Gesichtspunkten behandelt und sich mit Kollegen anderer Fachrichtungen über den Genesungsprozess seiner Patienten austauscht, verdient wesentlich weniger als ein Chirurg, weil eine Gelenkspiegelung oder gar der Gelenkersatz deutlich lukrativere Eingriffe sind.
Doch das ist eine Milchmädchenrechnung. Das Gesundheitssystem bestraft damit nicht nur die Behandler, die mit sanften Methoden ans Ziel kommen wollen. Eine solche Herangehensweise gefährdet auch die Patienten, die aufgrund des finanziellen Drucks in eine Operation getrieben werden, sobald die bildgebenden Verfahren eine gewisse Verschleißerscheinung aufweisen. Und das ist gerade bei älteren Menschen oft der Fall.

Vor- und Nachteile sorgsam prüfen

Prothesenhersteller wie Chirurgen preisen die hohe Qualität moderner Hightech-Prothesen und werben damit, der künstliche Gelenkersatz an Knie oder Hüfte sei heutzutage ein Routineeingriff. Verständlicherweise sind die Erwartungen langjähriger Schmerzpatienten an die Erfolge einer Operation sehr hoch. Auch wenn es Beispiele von Menschen gibt, die mit einem künstlichen Gelenk wieder zu neuer Lebensqualität gefunden haben, muss man die Notwendigkeit eines operativen Eingriffs immer ins Verhältnis zum Leid des Patienten und der Schädigung des Gelenks stellen. Jemand, der unter extrem starken Schmerzen litt und kaum mehr einen Schritt gehen konnte, wird mit einer Hüftoperation Linderung erfahren – selbst wenn es in der Folge der Operation zu einer aufwendigeren Nachbehandlung kommen

AUS DER PRAXIS

»Als junger Arzt, das ist jetzt gut 30 Jahre her, habe ich mir einmal das Röntgenbild eines stark arthrotischen Patienten angeschaut und gesagt: ›Oh, das sieht nicht gut aus. Die Hüfte muss bald operiert werden.‹ Damals wurde der Nachwuchs so instruiert und ich habe mich in meinem jugendlichen Elan daran gehalten. Jahre später bin ich dem Patienten wieder begegnet – und er hatte immer noch dieselbe Hüfte. Ich bin dankbar für diese Erfahrung, denn sie hat dazu beigetragen, dass ich das Spektrum meiner Arbeit als Orthopäde viel weiter sehe: Heilung ist ein komplexer Prozess, bei dem es vor allem darauf ankommt, dass der Betroffene mitarbeitet. Als Arzt bekämpfe ich zum einen die Entzündung und die Schmerzen. Zum anderen muss ich den Patienten mit Kompetenz, Fürsorge und Zuversicht anleiten, damit er seinen Körper bei der Regeneration unterstützt.«

Dr. Martin Marianowicz

Eine Patientenbefragung ergab, dass eine Behandlung nach der OP oft noch für längere Zeit notwendig war.

mag. Was aber ist mit den Betroffenen, deren Gelenke nur einen mittelmäßigen Verschleiß aufweisen, die aber aufgrund von Schmerzen von einem Gelenkersatz überzeugt wurden? Unsere tägliche Praxis zeigt, dass tatsächlich nur maximal 25 Prozent aller Arthrose-Patienten operiert werden müssten. Für die restlichen 75 Prozent der Betroffenen gibt es schonende Mittel und Wege, um wieder zu einer guten Lebensqualität zu finden.

Eine Prothesen-Operation muss die letzte Option innerhalb einer Behandlungsfolge sein – egal in welchem Alter der Patient ist. Zu diesem Schluss kommt auch die Handelskrankenkasse (HKK), die in einer Analyse der Versicherungsdaten aus den Jahren 2008 bis 2012 einige beunruhigende Erkenntnisse gesammelt hat: Auf der Basis von postoperativen Behandlungsfällen und -verordnungen der Versicherten zeigte sich, dass die Patienten noch sechs Monate nach dem Eingriff stark an behandlungsbedürftigen und teilweise schweren Symptomen wie Schmerzen, Entzündungen, Bewegungs- und Koordinationsstörungen litten. Eine hohe Medikamentengabe ließ die Vermutung zu, dass auch nach dem siebten Monat eine Weiterbehandlung der Operierten nötig war. Die HKK empfiehlt deshalb in dem Bericht, dass Ärzte, Versicherer sowie Patienten dafür Sorge tragen sollten, alle konservativen Maßnahmen, deren Wirksamkeit erwiesen ist, auszuschöpfen und die Notwendigkeit einer Operation kritisch zu prüfen. Dem können wir uneingeschränkt zustimmen.

Der Patient entscheidet!

»Das sieht gar nicht gut aus!«, »Ich weiß nicht, wie Sie mit so einer Hüfte überhaupt noch gehen können« oder »In absehbarer Zeit kommen Sie nicht um eine Operation herum« – solche Schreckensszenarien seitens der Behandler sorgen bei Betroffenen verständlicherweise für Verunsicherung und Angst. Doch erinnern Sie sich: Der Abnutzungsgrad des Knorpels in bildgebenden Verfahren ist noch keine Indikation für einen operativen Eingriff, selbst wenn Sie momentan starke Schmerzen haben und Ihre Bewegungsfreiheit eingeschränkt ist. Eine Operation sollte überhaupt nur in Erwägung gezogen werden, wenn der Leidensdruck über einen längeren Zeitraum extrem groß ist, obwohl alle konservativen Maßnahmen ausgereizt wurden, erfolglos blieben und der Patient sagt: »Ich kann so nicht mehr weiterleben.«

Sollte Ihnen also ein Arzt sagen, dass Sie nicht mehr an einem künstlichen Gelenk vorbeikommen, hinterfragen Sie kritisch: Welcher Behandlungsphilosophie folgt dieser Arzt? Welche Leistungen bietet er dazu an? Rechtfertigen die Beschwerden tatsächlich einen so gravierenden Eingriff, der ja auch Risiken und Nebenwirkungen birgt? Wurden alle anderen Therapieoptionen erfolglos ausgeschöpft, sodass ein neuer Weg nötig wurde?

Die Arztwahl kann den Verlauf Ihrer Therapie entscheidend beeinflussen: Wer als Erstes einen orthopädischen Chirurgen aufsucht, muss damit rechnen, ein Angebot für eine OP zu

Holen Sie eine Zweitmeinung ein!

Der Arzt hat Ihnen zu einem Gelenkersatz geraten, Sie scheuen sich aber vor diesem Eingriff? Dann hören Sie auf Ihren Bauch und suchen Sie den Rat eines zweiten Spezialisten, der kein Operateur ist. Über 70 Prozent der Menschen, die eine Zweitmeinung eingeholt haben, ändern ihre ursprüngliche Entscheidung, so das Ergebnis einer aktuellen Umfrage im Rahmen des Gesundheitsmonitors der Barmer GEK und der Bertelsmann-Stiftung. Die Befragten hielten dieses Vorgehen auch bei Operationen an Knochen und Gelenken für sinnvoll.

Die Techniker Krankenkasse bietet mittlerweile eine kostenlose ärztliche Zweitmeinung für Operationen an Knie, Hüfte und Schulter an: in einem bundesweiten Netzwerk von spezialisierten Schmerzzentren, wo ein interdisziplinäres Team bestehend aus Schmerz-, Physio- und Verhaltenstherapeuten die Empfehlung zur Operation überprüft.

Klaus Rupp, der Leiter des Versorgungsmanagements der TKK, erklärte dazu, dass die Krankenkasse bereits bei Rückenoperationen gute Erfahrungen mit diesem Programm gemacht habe. Bei fast 90 Prozent der Patienten ließ sich der operative Eingriff mit einer konservativen Therapie tatsächlich vermeiden. Nutzen Sie solche wegweisenden Angebote.

erhalten. Doch bedenken Sie: Der Operateur kann nicht der Primärbehandler bei der Arthrose, sondern immer nur der letzte Ansprechpartner im Prozess sein, und zwar erst dann, wenn alle anderen Mittel wirkungslos geblieben sind. Gradmesser für das Scheitern der konservativen Therapie ist dabei nicht das Behandlungsspektrum Ihres Arztes, sondern die Erkenntnisse und Möglichkeiten der modernen Schmerztherapie.

Zweifelhafter Nutzen

Der am häufigsten durchgeführte operative Eingriff ist die Gelenkspiegelung, auch Arthroskopie genannt. Dabei handelt es sich um ein minimal-invasives Verfahren zur Diagnostik und operativen Behandlung von Gelenkbeschwerden. Der Chirurg führt dazu am Gelenk zwei Sonden ein, schaut sich den Zustand im Inneren an und prüft, wie intakt die Strukturen sind. Findet er Auffälligkeiten, kann er sie sofort beseitigen: den Meniskus glätten oder nähen, entzündliches Gewebe entfernen, Abbauprodukte ausspülen, Knorpelunebenheiten glätten und anderes mehr.

Das Verfahren ist nicht unumstritten. Seit 2015 ist die Arthroskopie am Knie keine kassenärztliche Leistung mehr, außer bei der Diagnose Meniskusläsion. Hintergrund für diese Entscheidung sind diverse Studien, die belegt haben, dass die Gelenkspiegelung gegenüber konservativen therapeutischen Maßnahmen (von Medikamenten bis Bewegung) im Verlauf von zwei Jahren keinen signifikanten Nutzen erzeugt hat. Jährlich wurden etwa 500 000 Arthroskopien am Kniegelenk durchgeführt. Im Jahr 2014 war dieser Eingriff die häufigste orthopädische Operation, die fast eine Milliarde Euro Kosten verursacht hat.

Was aber geschieht nun, wenn dieser Eingriff nur noch eingeschränkt erfolgen kann? Werden

in Zukunft mehr Meniskusläsionen diagnostiziert, um eine Arthroskopie zu rechtfertigen? Wenn ja, wäre es für Menschen, die eine solche Diagnose erhalten, lohnenswert, eine Zweitmeinung einzuholen, bevor sie sich zur Operation entschließen, die ja auch Risiken und Nebenwirkungen birgt.
Auch an der Hüfte werden mittlerweile Arthroskopien durchgeführt. Weil das Gelenk aber weniger gut zugänglich ist als am Knie, ist diese Gelenkspiegelung anatomisch betrachtet ein aufwendigerer und wesentlich komplexerer Eingriff. Die gut vergütete Operation ist momentan der Renner, auch wenn sie noch nicht sehr lange durchgeführt wird. Anders als beim Knie ist der mangelnde Nutzen der Gelenkspiegelung deshalb noch nicht durch zahlreiche Studien belegt. Vermutlich wird sich – analog zum Knie – erst in ein paar Jahren die Fragwürdigkeit dieses Eingriffs zeigen.

Die Operation: Das wirkstärkste Placebo

Vielleicht denken Sie jetzt: Aber man kann doch immer wieder lesen, dass es Betroffenen nach einer Arthroskopie besser geht. Das stimmt. Es muss aber nicht unbedingt am Eingriff selbst liegen, wie der orthopädische Chirurg Dr. Bruce Moseley von der US-Universität Texas im Jahr 2002 in einem medizinischen Versuch mit verblüffendem Ergebnis herausfand: 180 Patienten mit schmerzhafter Knie-Arthrose wurden nach dem Zufallsprinzip in drei Gruppen eingeteilt. Alle gingen davon aus, eine Arthroskopie zu bekommen. Deshalb simulierte das Team den gesamten operativen Eingriff, von der Narkose über die OP-Geräusche bis hin zum Hautschnitt. Im Folgenden änderte sich jedoch das Vorgehen: Bei der ersten Gruppe wurde der Knorpel arthroskopisch geglättet, bei der zweiten das Gelenk gespült und bei der dritten lediglich ins Knie geschaut, weiter nichts. Und Sie ahnen es bereits: Im Verlauf von 24 Monaten erwies sich bei den Nachuntersuchungen, dass sich bei allen drei Gruppen die Schmerzen und die Einschränkungen in der Bewegung reduziert hatten. Zu keinem Zeitpunkt ging es den Probanden der Arthroskopie-Gruppe besser als denen, die nur eine Scheinoperation bekommen hatten. Die Patienten aller drei Gruppen waren mit dem Behandlungsergebnis zufrieden und konnten wieder aktiv am Leben teilnehmen.
Der viel diskutierte Placeboeffekt, der hauptsächlich mit Medikamenten in Verbindung gebracht wird, lässt sich also sogar auf Operationen ausweiten. Die Erwartung, dass eine ärztliche Intervention die Beschwerden lindert, reichte bei Dr. Moseleys Patienten offenbar bereits aus, dass sich der Gesundheitszustand verbesserte. Oder anders ausgedrückt: Glaube und Hoffnung haben heilende Wirkung und können Schmerzen lindern. Unsere Vorstellungskraft ist in der Lage, die körpereigenen Reparaturmechanismen zu aktivieren.
Warum gehört die Arthroskopie dann immer noch zu den häufigsten orthopädischen Eingriffen? Die Ergebnisse von Dr. Moseley, die in den letzten Jahren durch zahlreiche weitere Studien bestätigt wurden, legen doch den Schluss nahe, viel stärker mit der mentalen Kraft der Patienten in der konservativen Therapie zu arbeiten, um Operationen zu vermeiden. Läuft die Operation nämlich schief, bezahlen die Patienten einen hohen Preis.

Risiken und Nebenwirkungen

Der Gelenkersatz in Hüfte und Knie weist aufgrund modernster Hightech-Verfahren gute Erfolgsquoten auf und kann die Lebensqualität von Arthrose-Betroffenen erheblich verbessern. Was also ist gegen einen solchen Eingriff einzuwenden? Genau zwei Gründe sprechen dagegen. Zum einen bedeutet ein komplexer chirurgischer Eingriff – auch wenn der Gelenkersatz in spezialisierten Kliniken mit starken Durchlaufzahlen heutzutage einen hohen Routinegrad aufweist – immer Belastung und Stress für den Körper und ist mit Risikofaktoren behaftet:

Risikofaktor Narkose • Viele Menschen befürchten, aus dem künstlichen Schlaf nicht mehr zu erwachen. Auch wenn in Deutschland ein hoher Sicherheitsstandard in der Anästhesiologie herrscht, bleibt die Narkose ein Risikofaktor, vor allem für ältere Menschen und Patienten mit Vorerkrankungen. Die Sterblichkeitsrate nach operativen Eingriffen unter Narkose beträgt zwar nur noch ein Zehntel im Vergleich zu den 1970er-Jahren, aber trotzdem ist jeder postoperative Tote einer zu viel. Bedenkt man dann noch, dass die Arthrose an sich keine lebensbedrohliche Krankheit ist, lohnt es sich, zuerst den konservativen Therapiekatalog vollständig auszuschöpfen. Bei älteren Menschen besteht zudem das Risiko, dass sie aufgrund der Narkose ein sogenanntes Durchgangssyndrom entwickeln, das mit einer in der Regel vorübergehenden Bewusstseinsstörung einhergeht. Die Folge: Unruhe, Angst, Verwirrtheit, Desorientierung, die eine erhöhte Sturzgefahr nach sich ziehen.

Risikofaktor Lungenembolie • Generell laufen Patienten bei jeder Operation Gefahr, dass sich in den Venen ein Blutgerinnsel bildet. Bei Hüft- und Knieoperationen erhöht sich das Risiko zusätzlich, weil der Blutfluss in den Beinen während des Eingriffs zeitweilig unterbunden werden muss. Zudem kann es durch den Druck, der beim Einschlagen der Prothese in den Knochen ausgeübt wird, passieren, dass Blutpfropfen in die Blutbahn gepresst werden. Wandert der Thrombus durch Muskelkontraktionen in die Lunge, kann er dort die Gefäße verstopfen und zum Tod führen. Das Gleiche ist übrigens auch schon mit Zementbröckchen passiert, die beim Zementieren der Prothesen in die Blutbahn gelangen.

Risikofaktor Prothesenlockerung • Die Lockerung ist die häufigste Komplikation innerhalb der Endoprothetik. Dazu kann es bereits kurz nach der Operation kommen, weil das künstliche Gelenk nicht richtig einwächst, aber auch erst Jahre später. Die Ursachen für eine Lockerung sind vielfältig: eine instabile Verankerung beim Einsetzen der Prothese; bakterielle oder nichtbakterielle Entzündungen des umliegenden Gewebes; Zurückbildung des Knochenmaterials, in dem das Implantat verankert ist, weil der Patient beispielsweise nach dem Eingriff zu lange immobil war; oder schlicht ein Verschleiß der Prothese. Im Falle einer Lockerung ist immer eine Wechseloperation angezeigt. Der Chirurg muss die erste Prothese durch eine sogenannte Revisionsprothese austauschen, die jedoch nicht mehr so zuverlässig ist, was Funktionalität und Stabilität anbelangt.

Risikofaktor Infektion • Bei einer Erstprothese beträgt das Infektionsrisiko, je nachdem, welches Gelenk ersetzt wird, bis zu 9 Prozent. Bei Operationen zur Prothesenrevision erhöht sich das Risiko auf bis zu 15 Prozent. Eine Protheseninfektion kann eine Reihe von Komplikationen – von einem langen Krankenhausaufenthalt über langwierige Antibiotikagaben bis hin zu zusätzlichen Operationen – nach sich ziehen und stellt eine große Herausforderung für jeden Arzt dar. Oft braucht es dann ein interdisziplinäres Expertenteam, um die Infektion in den Griff zu bekommen. Und nicht selten muss das künstliche Gelenk in einer zweiten Operation ausgetauscht werden. Nach Angaben des deutschen Endoprothesen-Registers waren Infektionen im Jahr 2014 mit etwa 14 Prozent die zweithäufigste Ursache für eine erneute OP.

Wenn Ihnen ein Chirurg sagt, dass das Risiko einer Infektion am künstlichen Kniegelenk lediglich bei ein paar Prozent läge, dann mag er statistisch betrachtet wirklich nicht falsch liegen. Er muss aber auch nicht mit den verheerenden Folgen einer Infektion leben, sondern derjenige, der davon betroffen ist.

Risikofaktor Arthrofibrose • Sie kann als Folge einer Operation, egal ob Arthroskopie oder Gelenkersatz, auftreten. Aufgrund entzündlicher Prozesse im Gelenk, etwa weil der Körper auf das eingebaute Implantat reagiert, die Prothese fehlerhaft platziert wurde oder Weichteile wie Sehnen eingeklemmt wurden, kann es nach einer Operation zu einer Vermehrung von Bindegewebszellen und damit zu Narbenbildung kommen. Die Folge: starke Schmerzen, Bewegungseinschränkungen, Schwellungen oder Ergussbildung. Je nach Ursache ist eine Revisionsoperation fällig, um das Narbengewebe zu entfernen oder sogar die Prothese zu ersetzen.

In geballter Form mögen all diese Risikofaktoren wie Angstmache wirken. Das ist aber natürlich nicht unser Ziel. Zumal es sich nicht bestreiten lässt, dass es viele zufriedene Menschen gibt, denen die Hüft- oder Knieprothese ein gutes Stück ihrer Lebensqualität zurückgebracht hat.

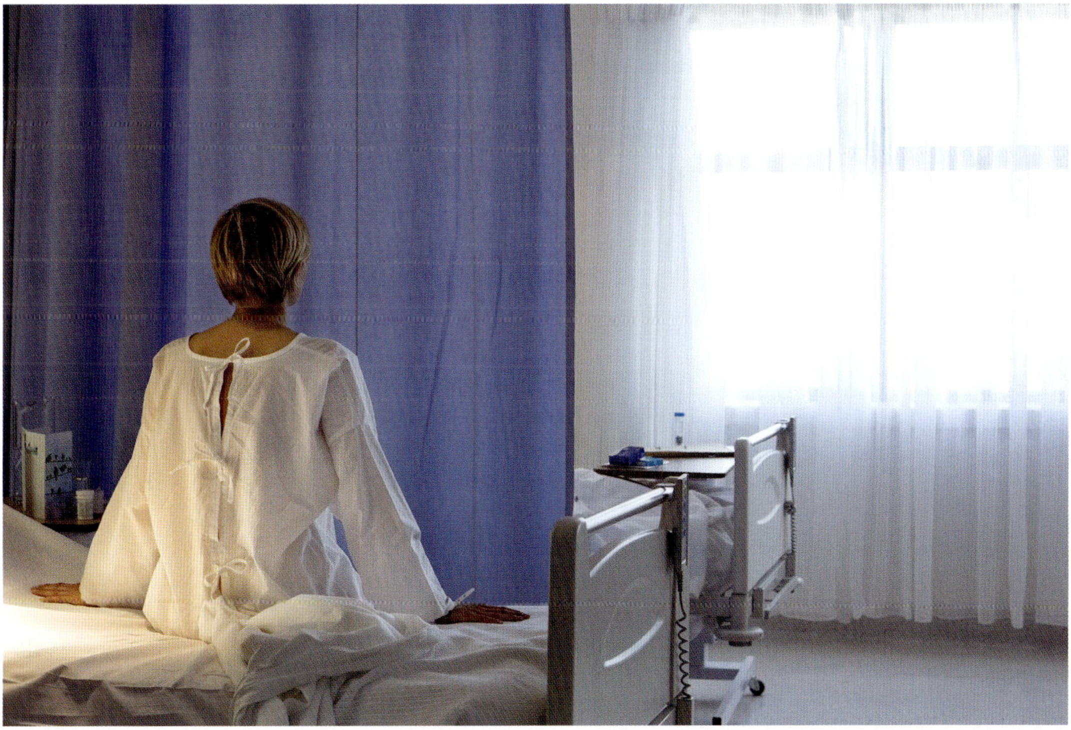

Uns geht es darum, die Operation zum künstlichen Gelenkersatz innerhalb der Arthrose-Therapie wieder dort anzusiedeln, wo sie hingehört: an die allerletzte Stelle der Behandlungskette. Momentan ist das in unserem Medizinsystem leider nicht der Fall. Ärzte raten wie beschrieben zu oft zu früh zu einem Gelenkersatz – noch bevor der Patient konservativ austherapiert oder schmerztherapeutisch nach neuesten Kenntnissen behandelt wurde.
Wir sehen uns in der täglichen Praxis immer wieder mit Menschen konfrontiert, bei denen bei dem Eingriff etwas schieflief. Selbst wenn das je nach Komplikationsart nur 10 Prozent der Operierten betrifft, hat das eben für jeden Zehnten verheerende Folgen: Sie leiden unter starken Schmerzen, müssen Antibiotika nehmen und sich weiteren operativen Eingriffen sowie langwierigen Rehabilitationsmaßnahmen unterziehen. Mit konservativen Methoden lässt sich den genannten Komplikationen dann leider nicht mehr beikommen. An diesem Punkt stellt sich die Frage: Ist das geringe Risiko einer oder mehrerer Komplikationen am Ende nicht zu hoch, wenn man in Betracht zieht, dass ein konservatives Vorgehen auch zum Therapieerfolg führen könnte?

Nach der OP ist vor der OP

Das führt uns zum zweiten Grund, warum eine Prothesenlösung wohlüberlegt sein sollte: die Endgültigkeit des Eingriffs. Ist das echte Gelenk erst einmal durch ein künstliches ersetzt, gibt es keinen Weg mehr zurück. Eine Prothese lässt sich nicht mehr revidieren.

Das ist nicht weiter schlimm, denken Sie jetzt vielleicht, weil eine neue Hüfte gute Dienste leistet und man wieder leistungsfähiger ist. Richtig, aber selbst qualitativ hochwertige Prothesen haben gegenwärtig eine begrenzte Haltbarkeit, die sogenannte Standzeit, die bei durchschnittlich 15 bis 20 Jahren liegt. Zu den Risiken des Eingriffs kommt hinzu, wie bereits angeschnitten, dass die Revisions-, also eine zweite Prothese wesentlich anfälliger für Komplikationen ist, angefangen mit einem erhöhten Infektionsrisiko bis hin zur schlechteren Verankerung, da die Knochensubstanz nicht mehr so tragfähig ist.
Bedenkt man dann noch, dass die Betroffenen immer jünger und aktiver sind, stellt sich die Frage, ob der Gelenkersatz langfristig die richtige Lösung ist, auch wenn er kurzfristig die Schmerzen beseitigt. Chirurgen geben als Richtwert für die Empfehlung einer Prothese meist das 60. Lebensjahr an, was wir als zu früh erachten angesichts der stetig steigenden Lebenserwartung, die bereits bei über 80 Jahren liegt. Bekommt ein 60-Jähriger heute ein künstliches Gelenk, ist die Wahrscheinlichkeit hoch, dass er sich irgendwann einer weiteren Operation unterziehen muss, weil die Erstprothese verschlissen ist.
Um lange Haltbarkeit zu gewährleisten, braucht ein künstliches intaktes Gelenk ebenso viel Pflege wie ein verschlissenes echtes. Übergewicht und eine durch Bewegungsmangel schwache Muskulatur wirken sich auch auf die Prothese belastend aus. Gehen Sie nicht sorgsam mit der Prothese um, steigt das Risiko,

Wir sind nicht generell gegen OPs. Wir sind dafür, sie als allerletzte Maßnahme in der Behandlungskette zu betrachten.

dass das künstliche Gelenk noch einmal ausgetauscht werden muss, stark an. Risikofaktoren müssten also minimiert werden.
Nach einer Operation dürfen Sie die Prothese über einen Zeitraum von bis zu sechs Monaten nicht zu stark belasten, um die Stabilität des neuen Gelenks zu gewährleisten. Deshalb kommt es in der Rehaphase häufiger vor, dass Patienten zunehmen, weil sie in ihrer Bewegung eingeschränkt sind: Man geht an Krücken, das fühlt sich ungewohnt an und verursacht Muskelkater sowie Schmerzen in den Schultern. Die Anwendungen erschöpfen die Genesenden, sodass sie lieber im Bett bleiben. Die fehlende Aktivität schwächt die Muskulatur und ehe man sich versieht, hat man vier oder fünf Kilo zugenommen – beides ist nicht günstig für den Genesungsverlauf, weil das neue Gelenk schnell überbelastet sein kann.
Unser Fazit: Wer Arthrose hat, kommt nicht umhin, seiner Gelenkgesundheit die nötige Aufmerksamkeit zu widmen. An dem Punkt ist es sicher lohnenswerter, die Arbeit in das eigene Gelenk zu stecken, statt auf ein künstliches zu setzen.

LETZTE AUSFAHRT: DENERVIERUNG

Neben den konservativen Therapien (um die es im Praxisteil des Buches noch genauer gehen wird) gibt es als Alternative zum Gelenkersatz ein neues minimal-invasives Verfahren, das aus der Schmerztherapie an der Wirbelsäule stammt und dort seit vielen Jahren erfolgreich angewandt wird: die Hitzestoß-Therapie oder Denervierung, englisch *Cooled Radiofrequency* genannt. Damit lassen sich auch die Symptome der Arthrose – Schmerz und Bewegungseinschränkung – selbst im fortgeschrittenen Stadium in den Griff bekommen.
Das Prinzip ist ganz einfach: Die Nervenfasern, die ins Kniegelenk führen und dort starke Schmerzen verursachen, werden mit einer hochmodernen Hitzesonde vorübergehend verödet, was die Schmerzweiterleitung unterbricht. Die elektrische Therapie trägt den Zusatz *cooled* (gekühlt), weil die geringere Temperatur von 65 Grad sehr viel schonender ist als die 80 bis 90 Grad der früher eingesetz-

Auch ein Teilersatz ist eine OP

Ist lediglich ein Teil eines Gelenks von dem Verschleiß angegriffen, empfehlen Ärzte oftmals – vor allem bei jüngeren Patienten – eine Teilprothese, die nur den Part des Gelenks ersetzt, der abgenutzt ist. Das wird überwiegend am Knie gemacht, an der Hüfte fehlen noch Langzeitergebnisse. In einer Operation wird die Oberfläche des Knorpels abgefräst und die beschädigte Fläche mit einem Implantat versehen. Auch wenn nicht das komplette Gelenk ersetzt wird, will auch dieser Eingriff gut überlegt sein: Zum einen handelt es sich um ein relativ junges Verfahren, es fehlen Erfahrungen. Und zum anderen hat die Teilprothese einmal abgesehen von den gängigen OP-Risiken eine geringere Haltbarkeit, die etwa bei 10 bis 15 Jahren liegt. Dafür ist der Wechsel unaufwendiger. Selbst wenn der Gelenkersatz – ob teilweise oder komplett – die Lebensqualität verbessert, ist das Problem nur auf Zeit beseitigt.

ten Radiofrequenz-Sonden. Das belastet das angrenzende Gewebe um die Nerven herum wesentlich weniger.

Im Grunde genommen funktioniert die Denervierung wie eine Art »Spritze to go« – schonend, schnell und komplikationsfrei. Ein stationärer Aufenthalt im Krankenhaus ist nicht nötig, die Behandlung dauert 20 bis 25 Minuten und wird mit örtlicher Betäubung durchgeführt. Sie können nach einer anschließenden Ruhepause von etwa einer Viertelstunde bereits wieder nach Hause gehen. Das Verfahren lindert oder beseitigt auf schonende Weise die Schmerzen und ist deshalb besonders gut geeignet für Menschen, die:

- noch zu jung für einen Gelenkersatz sind, deren Alltag aber durch die Schmerzen stark eingeschränkt ist;
- aus gesundheitlichen Gründen nicht operiert werden können, weil sie Herz-Kreislauf-Probleme haben, blutverdünnende Medikamente nehmen, einen durch Osteoporose bedingten schlechten Knochenzustand haben, Entzündungswerte unbekannter Herkunft aufweisen oder schwer krank und deshalb sehr geschwächt sind;
- bereits älter sind und Angst vor einer Operation unter Vollnarkose, einem langen Klinikaufenthalt und langwierigen Rehabilitationsmaßnahmen haben;
- schon einen Gelenkersatz haben, aber weiterhin unter Schmerzen leiden.

Was genau passiert

Sie liegen auf dem Rücken und erhalten zunächst eine örtliche Betäubung, die bis zu vier Stunden anhalten kann. Dann prüft der Arzt, wo genau die Schmerzleitungen verlaufen, die er denervieren will. Er setzt dabei jeweils eine millimeterdünne Hohlnadel an drei Orientierungspunkten, den sogenannten Landmarks. Anschließend führt er durch diese Hohlnadeln die Hitzesonde ein. Mithilfe eines Röntgengeräts vermisst und kontrolliert er dabei die Lage der Nerven millimetergenau. Der Generator, der die Hitzesonde speist, ist mit einem computergestützten Wasserkühlungssystem ausgestattet. Dadurch ist sichergestellt, dass das Gerät nicht zu heiß läuft und Sie immer optimal geschützt sind. Aufgrund der örtlichen Betäubung spüren Sie die Hitzestöße nicht und haben auch sonst keine Schmerzen.

Unsere Erfahrungen zeigen, dass sich die Schmerzintensität im Durchschnitt um 60 bis 70 Prozent lindern lässt. Das ist eine Menge, wenn man aufgrund des Gelenkverschleißes im Knie stark eingeschränkt ist und kaum mehr einen Meter gehen kann, ohne dass es höllisch wehtut. Man muss die Wirkung allerdings etwas abwarten. Die Beschwerden verschwinden nicht von jetzt auf gleich. Manche Patienten benötigen ein paar Wochen, um sich daran zu gewöhnen, dass die Nerven nicht mehr wehtun und sie ihrem Knie wieder mehr zutrauen können. Das liegt vor allem an der Komplexität der Schmerzverarbeitung, wie Sie ab Seite 44 unter »Schmerz ist nicht gleich Schmerz« sehen werden.

Was man außerdem wissen muss: Die Wirkung hält nicht ewig. Irgendwann wachsen die Nerven wieder nach. Wir gehen im Moment von einem Zeitraum von ein paar Monaten bis zu drei Jahren aus, das ist von Patient zu Patient unterschiedlich. Der Mittelwert dürfte sich bei 15 bis 20 Monaten einpendeln. Theoretisch lässt sich der Eingriff bei Bedarf nach einem Jahr wiederholen. Wenn Sie also unter starken Knieschmerzen leiden und komplett austherapiert sind, aber nichts geholfen hat, dann ist die Behandlung mit der Hitzesonde sicher der nächste schonende und risikofreie Schritt vor einer Operation.

Ein »Probelauf«

Vor der eigentlichen Denervierung erfolgt eine individuelle Austestung an den entsprechenden Nervenstellen mit einem Lokalanästhetikum. Das kann man sich wie einen Probelauf vorstellen, um herauszufinden, ob die Prozedur überhaupt anschlägt. Spürt der Betroffene mit der vorübergehenden Betäubung eine Verbesserung, empfehlen wir die Denervierung. Spürt er keine Verbesserung, klären wir ihn darüber auf, dass diese Methode mit hoher Wahrscheinlichkeit nicht für ihn geeignet ist. So lässt sich die Erfolgsquote gewissermaßen vorherbestimmen.

Gibt es Risiken und Nebenwirkungen?

Die Frage lässt sich mit einem klaren Nein beantworten. Die Gefahr, dass ein Nerv dauerhaft geschädigt wird, liegt bei weniger als 0,0001 Prozent. Selbst Menschen, die aufgrund von Herz-Kreislauf-Beschwerden Gerinnungshemmer nehmen, können relativ problemlos behandelt werden. Aspirin muss gar nicht abgesetzt werden, stärkere blutverdünnende Mittel der neueren Generation wie Xarelto oder Pradaxa sollte man nur am Morgen des Eingriffs weglassen. Wer Marcumar einnimmt, muss vorübergehend auf Heparin-Bauchspritzen ausweichen. Diese Medikation muss aber im Einzelfall mit dem behandelnden Arzt besprochen werden.
Der einzige Risikofaktor ist also lediglich die Möglichkeit, dass die Denervierung in Einzelfällen nicht das gewünschte Ergebnis bringt. Dieser Form der minimal-invasiven Schmerztherapie gehört die Zukunft. Wir sind sicher, dass das Verfahren bald auch an Schulter, Hüfte und anderen schmerzenden Gelenken angewendet wird. Das ist nur eine Frage der Zeit.

AUS DER PRAXIS

»Eine 90-jährige Dame kam zu uns, weil sie seit vielen Jahren an Arthrose im Knie litt, ihr Arzt aber aus gesundheitlichen Gründen von einer Operation zum Gelenkersatz abgeraten hatte. Ihr Knorpel war fast vollständig abgenutzt und sie konnte weder gut stehen noch gehen oder sitzen. Weil sie nach eigenen Aussagen keine Minute des Tages schmerzfrei war, rieten wir ihr zur Denervierung. Etwa vier Wochen nach der Verödung der Nervenfasern im Knie kam sie wieder zu uns in die Praxis und sagte: ›Ich habe das erste Mal seit Jahren in Ruhe gegessen, weil ich wieder schmerzfrei am Tisch sitzen kann.‹ Auch das Gehen fiel ihr deutlich leichter. Selbst wenn sich keine komplette Schmerzfreiheit einstellte, erhielt die Patientin einen Gutteil ihrer Lebensqualität zurück.«

Dr. Willibald Walter

STAMMZELLEN: ARTHROSE-THERAPIE DER ZUKUNFT

Wissenschaftler auf der ganzen Welt arbeiten an neuen Therapieansätzen, um Arthrose nicht mehr nur zu stoppen oder zu verlangsamen, sondern zu heilen. In den USA, in Australien und Asien hat seit ein paar Jahren eine bioregenerative Behandlungsmethode Einzug in die orthopädische Praxis gefunden, die einen Heilungseffekt ohne Operation in Aussicht stellt: die Stammzellentherapie. Mit dieser risikoarmen und schnellen Prozedur lässt sich mithilfe der Injektion von körpereigenen Stammzellen, die ein hohes Maß an Reparaturfähigkeit besitzen, der abgenutzte Knorpel wieder aufbauen. Dieses innovative Verfahren, seit 2015 auch in Deutschland zugelassen, ist ein Meilenstein im Umgang mit der Arthrose und wird die Behandlungskonzepte auf Dauer revolutionieren. In unserer Praxis haben wir bereits gute Erfahrungen damit machen dürfen.

Wichtige Helfer bei der Knorpelregeneration

Stammzellen sind Körperzellen in einem sehr frühen Entwicklungsstadium. Sie können sich teilen, vermehren und zu spezialisierten Zellen weiterentwickeln. Sie fungieren damit wie »Schläferzellen«, die auf den Plan gerufen werden können, wenn etwas im Körper repariert werden muss. Bei Blutkrebs und großflächigen Verbrennungen setzen Ärzte diese Behandlungsform seit Jahrzehnten hoch erfolgreich ein. Die Therapie funktioniert, vereinfacht dargestellt, so: Stammzellen passen sich ihrem natürlichen Umfeld an, da sie entsprechende Anweisungen von ihren neuen Nachbarzellen bekommen. Setzt man sie also innerhalb von Knorpelgewebe in einem von Arthrose betroffenen Gelenk ein, werden sie zu Knorpelzellen. Dadurch können sich defekte Gewebestrukturen praktisch selbst reparieren.

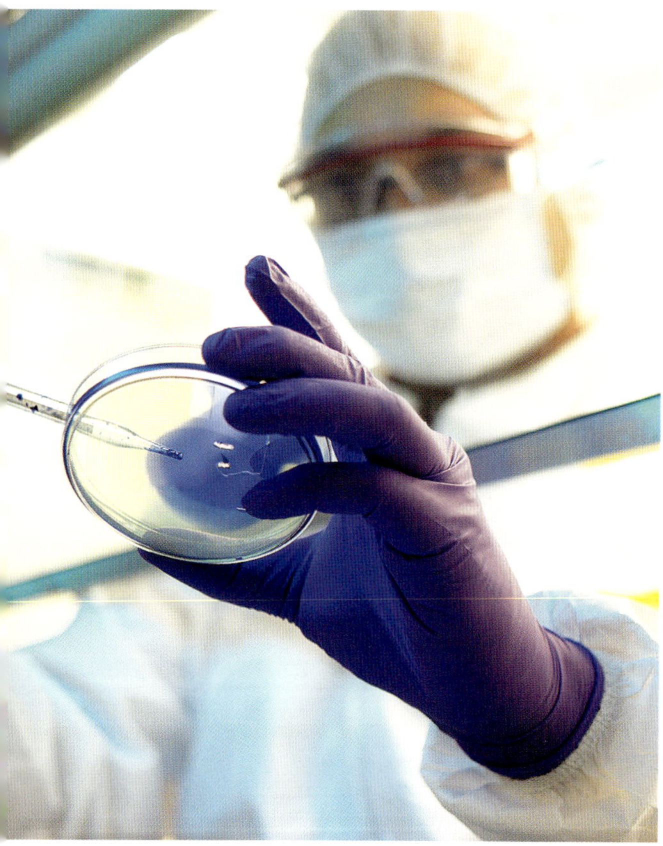

Wie der Eingriff abläuft

Im ersten Schritt nimmt der Arzt dem Patienten Blut ab, um daraus Blutplasma zu gewinnen, das eine sehr hohe Konzentration von Wachstumsfaktoren enthält. Das sind Eiweißstoffe, die einerseits im Gelenk entzündungshemmend und dadurch schmerzlindernd wirken können und andererseits die Stammzellen zur Teilung und Vermehrung anregen, nötig für einen mittel- bis langfristigen Knorpelaufbau.
Im nächsten Schritt saugt der Arzt Fettgewebe aus dem Bauchfett ab. Daraus werden in weiteren Arbeitsschritten und mithilfe von Hightech-Geräten (Zentrifugen und spezielle Lichtbestrahlungsapparate) die Stammzellen herausgefiltert und das Konzentrat dann mit dem Blutplasma des Patienten vermischt. Eine weitere Aktivierung der Stammzellen erfolgt durch Bestrahlung mit niederfrequentem Kaltlicht. Im letzten Schritt spritzt der Arzt die Mixtur aus Blutplasma und Stammzellen in das zu behandelnde Gelenk.
Dieser ganze Prozess, von der Blutabnahme bis zur Re-Injektion in das zu behandelnde Gelenk, unterliegt strengsten Sicherheitsauflagen. Alle Arbeitsschritte werden vom selben, darauf spezialisierten Arzt in einem dafür ausgelegten hochsterilen Raum durchgeführt. Dieses bioregenerative Verfahren ist ein Quantensprung

AUS DER PRAXIS

»Vor einiger Zeit suchte uns eine etwa 50-jährige Lehrerin auf, weil sie seit einem Jahr unter Beschwerden in der rechten Hüfte litt, die ihren Alltag zunehmend unangenehmer machten: Sie hatte Probleme beim Anlaufen, Leistenschmerzen beim Beugen um mehr als 90 Grad und bei längeren Gehstrecken sowie Funktionseinschränkungen bei komplexeren Bewegungen.
Die Anamnese ergab eine zweitgradige Arthrose in der Hüfte, die sicherlich schon länger bestand, als sie Beschwerden hatte. Denn der Verschleiß im Gelenk schreitet in der Regel langsam und schleichend voran und der Körper kann sich an die Abnutzung anpassen. Im Fall der Patientin war es jedoch wohl durch langjährige sportliche Überlastung zu einer wiederholten Reizung des Gewebes und damit verbunden zu Entzündungsreaktionen und Schmerzen gekommen, die der Körper irgendwann nicht mehr allein kompensieren konnte.

Da der Knorpel noch nicht zu stark geschädigt war, empfahlen wir der Patientin eine Stammzellentherapie. Sie entschloss sich dazu und spürte bereits wenige Tage nach der Injektion der Stammzellen eine deutliche Schmerzreduktion, was an der entzündungshemmenden Eigenschaft der Wachstumsfaktoren liegt. Bei der Sechs-Monats-Kontrolle berichtete sie, dass die Leistenschmerzen, die sie zuvor ›wahnsinnig gemacht haben‹, deutlich nachgelassen hätten. Bei komplexen Bewegungen, wie beispielsweise auf ein Herrenfahrrad mit Querstange aufzusteigen oder die Knie im Stehen anzuziehen, würde es noch etwas zwicken. Doch insgesamt hatte sich ihr Zustand nach eigenen Angaben um 90 Prozent gebessert.

Um den Körper bei seiner Heilungs- und Kompensationsarbeit zu unterstützen, legten wir ihr ein Stabilitäts- und Kräftigungsprogramm nahe, das die für die Knorpelversorgung wichtige Stoffwechselarbeit sowie die Stützfunktion der Muskulatur förderte. Wir sind zuversichtlich, dass sich der Knorpelzustand innerhalb der nächsten zwölf Monate noch weiter verbessern wird.«

in der Arthrose-Behandlung, weil wir echte Heilung herbeiführen können, die auf Dauer viele Operationen überflüssig macht, auch wenn noch keine Langzeitstudien vorliegen. Diese laufen gerade, unter anderem in großen amerikanischen Kliniken.
Für den Erfolg der Therapie ist es von elementarer Bedeutung, dass ein geschulter Behandler die für das Verfahren geeigneten Patienten auswählt, statt – wie es in unserem System passieren kann – jeden damit zu behandeln. Sind Arthrose-Grad und Alter zu weit fortgeschritten, sinkt die Erfolgsrate im Vergleich zu jüngeren Menschen, die nur einen teilweisen Verschleiß des Knorpels aufweisen. Ich (Dr. Martin Marianowicz) habe wie erwähnt vor 20 Jahren das Kreuzband verloren und einen geringfügigen Verschleiß im linken Knie, jedoch kaum Beschwerden. Würde es mir schlecht gehen, gäbe ich der Stammzellentherapie auf jeden Fall den Vorzug vor der Operation. Für eine Prothese ist immer noch Zeit.

Wir sind davon überzeugt, dass in dem schonenden und schnell wirkenden Verfahren der Stammzellentherapie die Zukunft der Orthopädie liegt.

Ein medizinischer Quantensprung

Unsere Praxiserfahrungen decken sich mit den Studienergebnissen eines Forschungsteams des University Hospitals Vietnam aus dem Jahr 2013. 21 Patienten, die eine Stammzellentherapie wegen Arthrose zweiten oder dritten Grades erhielten, zeigten sechs und 18 Monate nach dem Eingriff einen deutlichen Rückgang der Schmerzen sowie eine Funktionsverbesserung des Gelenks. Bereits nach einem halben Jahr konnten die Forscher via Bildgebung (MRT) eine Verdickung des Knorpelgewebes erkennen.

Als Mediziner haben wir nicht nur einen Heilungsauftrag von unseren Patienten, sondern auch eine Informations- und Aufklärungspflicht ihnen gegenüber, was zukunftsweisende Therapieansätze angeht. Aus unserer orthopädischen Sicht ist die Stammzellentherapie ein Meilenstein im Kampf gegen eine Volkskrankheit, an der sich Generationen von Forschern die Zähne ausgebissen haben. Weltweit haben sich bereits weit über 100 000 Menschen wegen Arthrose diesem Verfahren unterzogen.

Obwohl die Therapie in Deutschland bereits zugelassen ist, tragen Angst vor Missbrauch mit den Stammzellen sowie fehlende Forschungsgelder dazu bei, dass sie sich nur langsam durchsetzt. Nach allen bisherigen Erfahrungen ist es für uns eine große Befriedigung, erleben zu dürfen, wie Menschen, die mit starken Schmerzen in unsere Praxis kommen, durch diesen hocheffizienten und zugleich schonenden Eingriff zu neuer Lebensqualität finden. Fast jedes Mal hören wir danach von unseren Patienten: »Wie, das war's schon?«

Auch die Krankenversicherer kommen an dem neuen Verfahren über kurz oder lang nicht vorbei, denn unterm Strich kostet die Stammzellentherapie nur einen Bruchteil dessen, was für den Einbau eines künstlichen Gelenks und langwierige Rehabilitationsmaßnahmen anfällt. Aufgrund der sich mehrenden Erfolge, die wir vorweisen können, sowie durch den Druck seitens der Arthrose-Betroffenen wird diese zeitgemäße Therapie verstärkt Einzug in die orthopädische Praxis zur Behandlung von Verschleißerscheinungen an den unterschiedlichsten Gelenken finden.

Stammzellentherapie für jeden?

Für wen kommt die Therapie nicht infrage? Es gibt Fälle, bei denen eine individuelle Abklärung angezeigt ist: Der zu Behandelnde darf beispielsweise keine Vorerkrankungen wie Krebs haben. Das Gleiche gilt, wenn jemand über einen langen Zeitraum Antibiotika, Kortison oder Blutverdünner wie Marcumar einnimmt.

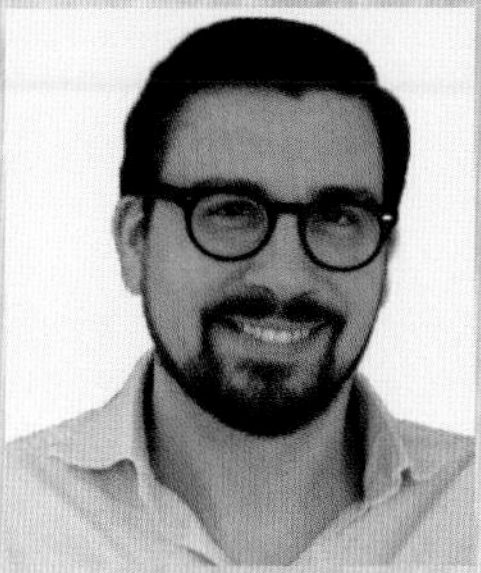

DR. MATHIAS SCHETTLE

Facharzt für Orthopädie und Unfallchirurgie mit Schwerpunkt bioregenerative Therapie im Marianowicz-Zentrum für Diagnose und Therapie in München

WIE LANGE DAUERT EINE STAMMZELLENBEHANDLUNG?

Der Eingriff dauert etwa zwei Stunden und erfolgt ambulant sowie ohne Narkose. Der Patient bekommt lediglich zur Fettabsaugung eine örtliche Betäubung, ist während des Eingriffs jederzeit ansprechbar und kann nach einer kurzen Ruhephase am selben Tag nach Hause gehen. Er darf das Gelenk sofort belasten, Spaziergänge sind bereits von Anfang an wieder erlaubt, leichtes Radfahren und Schwimmen nach wenigen Tagen; belastungsintensive sportliche Aktivitäten wie zum Beispiel Fußball, Joggen oder Skifahren sollten drei Monate lang vermieden werden.

WANN STELLT SICH EIN EFFEKT EIN?

Dank der entzündungshemmenden Wirkung ist eine Linderung der Beschwerden bereits nach einigen Tagen spürbar. Der Regenerationsprozess der Stammzellen hingegen dauert mindestens drei bis sechs Monate. Das ist wie im Garten: Wenn Sie einen Samen pflanzen, dauert es eine Weile, bis daraus eine Pflanze wächst.

FÜR WEN IST DIE METHODE GEEIGNET?

Bis zu einem mittleren Degenerationsgrad sind die Stammzellen in der Lage, den Knorpel wiederaufzubauen und damit einer weiteren Schädigung entgegenzuwirken. Ist der Defekt zu groß, muss man im Einzelfall entscheiden, welche Erfolgsaussichten die Therapie verspricht. Wir haben in unserem Bereich für bioregenerative Medizin die Erfahrung gemacht, dass sogar in sehr fortgeschrittenem Stadium der Arthrose die Schmerzen zurückgehen konnten, auch wenn die Stammzellen den Verschleiß wahrscheinlich nicht vollständig behoben werden können.

WAS GILT ES ZU BEACHTEN?

Die Stammzellentherapie ist in der Arthrose-Behandlung noch kein Standardverfahren. Die Methode ist erst seit Kurzem für den deutschen Gesundheitsmarkt zugelassen und es liegen dementsprechend noch keine Langzeitergebnisse vor. Internationale Einzelstudien versprechen aber langfristig einen großen Erfolg. Da sich die Ausbildung der Ärzte, die spezielles Know-how benötigen, vielerorts noch in der Aufbauphase befindet, sollten Sie sicherstellen, dass der Eingriff von trainierten und erfahrenen Spezialisten durchgeführt wird, die modernste Instrumentarien und hochsterile Verhältnisse garantieren können. Überprüfen Sie die Anbieter im Internet und fragen Sie nach, wie oft sie einen solchen Eingriff bereits getätigt haben.

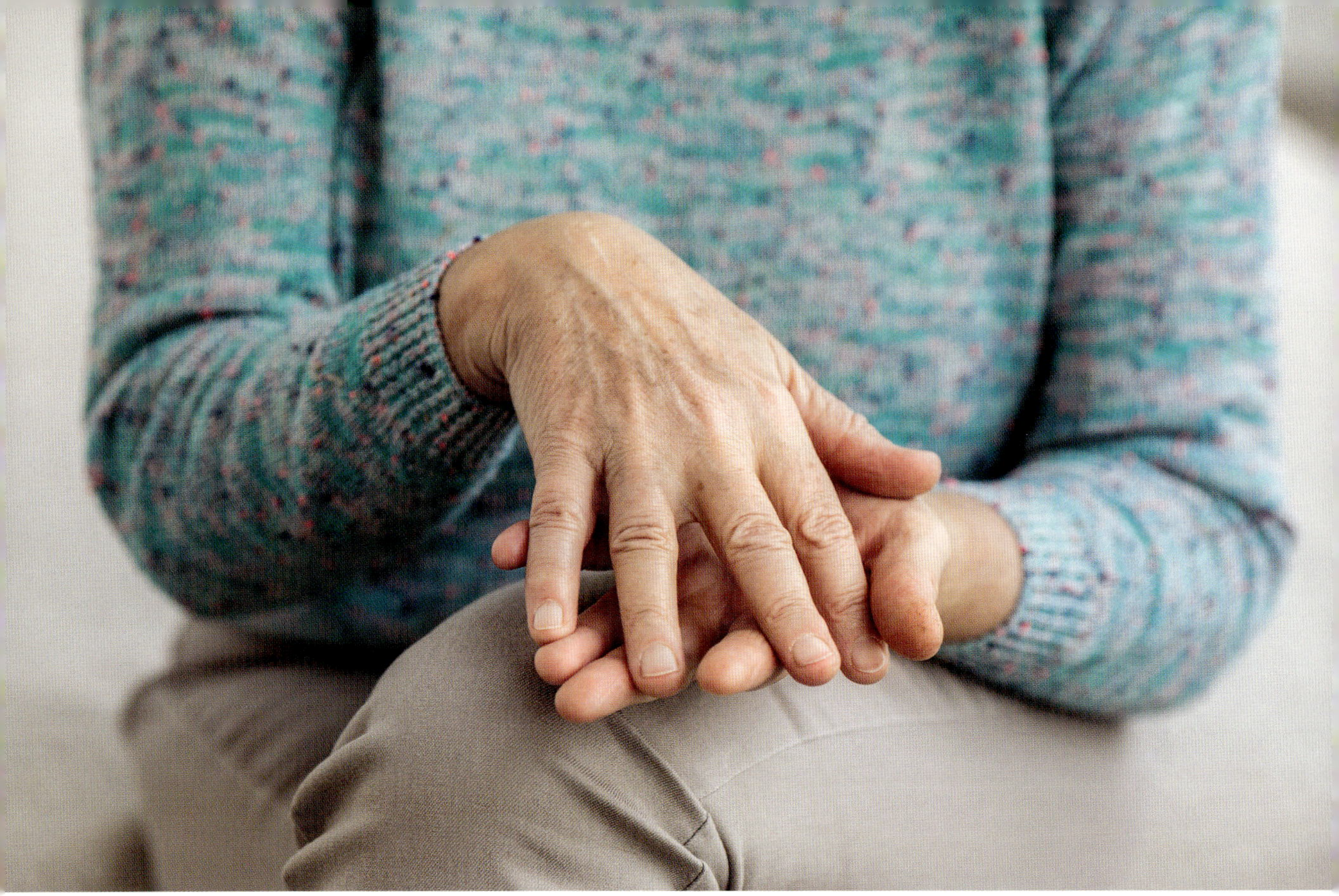

SCHMERZ IST NICHT GLEICH SCHMERZ

Die neuesten Erkenntnisse der Schmerzforschung zeigen: Auch Angst, Schonverhalten und die Folgen einer eingeschränkten Lebensqualität können den Schmerz chronifizieren.

Vor über 400 Jahren beschrieb der französische Philosoph René Descartes ein mechanisches Schmerzmodell, das bis ins 20. Jahrhundert Gültigkeit besaß und dem auch heute noch viele Schulmediziner und Schmerzleidende anhängen. Descartes ging davon aus, dass eine Reizung an einer Körperstelle über eine Art Glockenzug im Gehirn ein Klingeln und damit eine Schmerzempfindung auslöse. Rufen wir uns in diesem Zusammenhang noch einmal die Untersuchung von Dr. Felson (Seite 24) in Erinnerung, bleiben allerdings viele Fragen offen. Vor allem: Wie erklärt sich dann, dass manche Menschen mit fortgeschrittener Arthrose kaum Beschwerden haben, während andere, deren Gelenke vergleichsweise wenig Degeneration aufweisen, unter heftigen Schmerzen leiden? Ein neues Schmerzkonzept muss her.

VON AKUTEN ZU CHRONISCHEN SCHMERZEN

Viele Behandler, medizinpolitische Entscheider sowie Betroffene sitzen nach wie vor der überholten eindimensionalen Vorstellung des Phänomens Schmerz auf. Die moderne Schmerzforschung belegt: Lang anhaltende Schmerzerfahrungen lassen sich nicht mit dem Descarteschen Klingelzugmodell erklären. Verschleißbedingte Dauerschmerzen, die sich über Monate oder Jahre ziehen, können sich verselbstständigen und zu einer »Kopfkrankheit« auswachsen.

Uralte Überlebenstaktiken

Emotionen, die im Mandelkern, dieser evolutionär betrachtet sehr alten Hirnregion, erzeugt werden, sind regelrecht archaisch, weil sie der Sicherung unseres Überlebens dienen. Deshalb können wir uns dieser Gefühle auf rationalem Wege nur schwer erwehren.

Das komplexe System der Schmerzverarbeitung

Um die Tücken der Schmerzverarbeitung nachzuvollziehen, wollen wir zunächst einmal etwas genauer die komplexen Schmerzverarbeitungsmechanismen betrachten: Nehmen wir an, Sie haben sich beim Tennisspielen überanstrengt. Auf einmal fährt Ihnen ein stechender Schmerz ins Knie. Sie humpeln vom Platz, um das Gelenk zu schonen.
Was genau passiert im Körper? Warum tut es weh? Und weshalb lässt der Schmerz nach einer Weile wieder nach? Die menschliche Schmerzverarbeitung beruht auf einem komplexen Zusammenspiel von Nervenzellen, Rückenmark und Gehirn. Durch eine Reizung oder Verletzung kommt eine Schmerzmeldekette in Gang, die Schmerzimpulse in einem rasanten Tempo, mit etwa 50 Metern pro Sekunde, ins Gehirn leitet.
Man kann sich die Schmerzleitung wie ein sehr schnell und effektiv kommunizierendes Netzwerk vorstellen, das grob skizziert die folgenden Etappen durchläuft: Im Gewebe am Schmerzort, in unserem Fall im Knie, werden durch eine mechanische Reizung die Schmerzfühler, auch Nozizeptoren genannt, sensibilisiert. Sie senden die Schmerzsignale zunächst ans Rückenmark, von wo aus andere Nervenzellen sie ans Gehirn weiterleiten. Im Thalamus, einem Bereich im Zwischenhirn, der einer Filterstation gleicht, entscheidet sich, ob die Impulse ignoriert oder in höhere Gehirnregionen weitergeschickt werden. Vom Thalamus aus gelangen die Schmerzsignale über den Hippocampus, einen Gedächtniskern, der für die Erinnerung zuständig ist, in einige weitere Hirnareale bis in die Amygdala (Mandelkern), die für eine Reaktion auf den Reiz am Schmerzort sorgt. Die Amygdala ist an der Entstehung von Angstgefühlen beteiligt und fungiert wie ein Alarmsystem, das gegebenenfalls eine Angst- oder Panikreaktion auslöst. Schließlich gelangen die Schmerzsignale in die Großhirnrinde, genauer gesagt in den anterioren cingulären Cortex (ACC). Diese Region ist wichtig für die Verarbeitung von Gefühlen. Dort finden zahlreiche emotionale Prozesse und Lernvorgänge statt, außerdem sind in dieser Region die Schmerzerfahrungen gespeichert, die wir im Laufe des Lebens gemacht haben. Eine Reizung in diesem Areal löst ein tief verwurzeltes Programm aus, gegen das

Akuter Schmerz dient dazu, eine weitere Schädigung des verletzten Gewebes zu vermeiden.

wir fast machtlos sind. Der anteriore cinguläre Cortex wird nach Stand der gegenwärtigen Forschung auch als Sitz des Schmerzgedächtnisses angenommen, das dafür verantwortlich ist, dass akute Schmerzen chronifizieren und zu Dauerbeschwerden werden, die sich nur schwer löschen lassen.

Akuter Schmerz ist ein Warnsignal

Akuter Schmerz warnt uns vor einer Störung. Im Falle der Gelenke ist er ein Hinweis, dass aufgrund eines Unfalls oder einer Überlastung eine Überreizung im Gewebe des Gelenks vorliegt. Mit diesem Schutzmechanismus signalisieren die entsprechenden Bereiche im Gehirn dem Körper, dass etwas nicht in Ordnung ist und dass er mit kurzfristiger Schonung reagieren muss: Der Tennisspieler unterbricht das Spiel, der Skifahrer bleibt nach einem Sturz erst mal liegen, um das schmerzende Knie nicht mehr zu belasten.

Wie lange ein akuter Schmerz anhält und wie intensiv er ist, hängt von der Schwere der Verletzung ab. So braucht der Körper ein paar Stunden oder wenige Tage bis Wochen, um sich mithilfe seiner Reparaturmechanismen mit der Schädigung zu arrangieren.

Damit wir schnell wieder auf die Beine kommen, hat die Natur noch etwas Geniales eingerichtet: eine körpereigene Schmerzhemmung, die man auch als eine Art Doping fürs Gehirn bezeichnen könnte. Während das Schmerzsystem in den aufsteigenden Bahnen Richtung Gehirn wie ein Brandmelder funktioniert, agiert es in den absteigenden Schmerzbahnen wie ein Löschzug. Nahezu zeitgleich werden mit dem Schmerzreiz körpereigene Opioide (Enkephaline, Endomorphine und Endocannabinoide) ausgeschüttet. Diese Botenstoffe sind in der Lage, die Informationen in den schmerzleitenden Nervenzellen zu löschen. Die daraus resultierende Verringerung der Aktivität der Nervenzellen bewirkt, dass der Schmerz nachlässt, auch wenn die Verletzung oder Entzündung noch nicht ausgeheilt ist. Das regenerative System unseres Körpers sorgt mit dieser Schmerzhemmung dafür, dass wir in Gefahrensituationen funktionsfähig bleiben und der akute Schmerz nicht chronisch wird.

Chronischer Schmerz ist eine Systemstörung

Bei Dauerschmerzen ist dieser natürliche Schmerzverarbeitungsmechanismus gestört. »Wie bei Patienten mit chronischer Arthrose nachgewiesen wurde«, so Prof. Dr. Hans-Georg Schaible vom Universitätsklinikum Jena in einem Interview, »zeigen solche deszendierenden Hemmsysteme unter chronischen Schmerzbedingungen eine deutlich reduzierte Aktivität.« Menschen mit chronischen Gelenkschmerzen haben eine niedrigere Schmerzschwelle. Je länger ihre Beschwerden anhalten oder je öfter sie wiederkehren, desto empfindlicher werden sie. Weil sich das Gehirn die Schmerzen immer besser einprägt, reagiert es irgendwann über. Dann reicht ein kleiner Funke, um ein Schmerzfeuerwerk zu entfachen. Auf diese Weise kommt ein psychisch sehr belastender Teufelskreis in Gang.

DIE SCHMERZMELDEKETTE

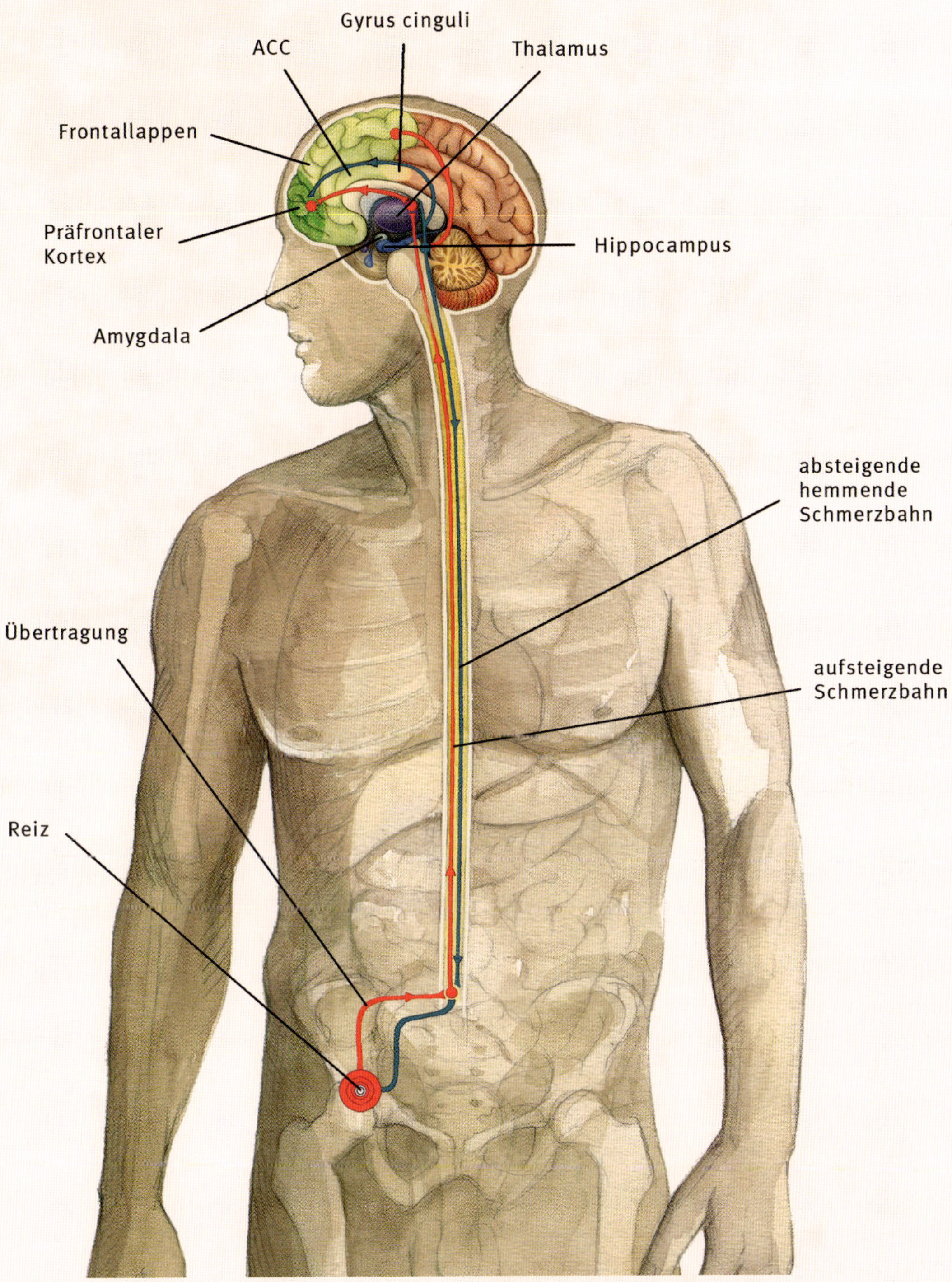

In unserem Gesundheitssystem wird jemand, der länger als drei Monate unter ständigen oder schubweisen Schmerzen leidet, als chronisch krank eingestuft. Ärzte wie Betroffene neigen dazu, von einer »chronischen Schädigung des Gelenks« oder von »chronischen Schmerzen« zu sprechen. Nicht selten muss der Begriff herhalten, wenn der Arzt mit seinem Behandlungsspektrum am Ende ist oder er einen operativen Eingriff rechtfertigen will. »Arthrose ist eine unheilbare Krankheit«, heißt es dann, »da kann man nichts machen, da kommen Sie an einem künstlichen Gelenk nicht vorbei.« Dabei sagt das Wort »chronisch«, das so viel wie »langsam verlaufend« oder »lang anhaltend« bedeutet, rein gar nichts über die Beschaffenheit der Schmerzen aus. Nach unserer Erfahrung im Praxisalltag bedeutet chronische Arthrose nicht, dass Sie eine unheilbare Krankheit haben. Auch wenn der Verschleiß irreparabel ist, lässt sich das Symptom der Arthrose – der Schmerz – in den meisten Fällen beheben, sofern die geeigneten Therapiemaßnahmen erfolgen.

In Fachjournalen kann man oft lesen, dass chronischer Schmerz dysfunktional sei und anders als der akute keinen Sinn habe. Unser Expertenteam ist auch diesbezüglich anderer Meinung. Chronische Gelenkschmerzen haben durchaus eine Funktion: Sie machen den Betroffenen ebenfalls darauf aufmerksam, dass etwas nicht stimmt. Jetzt aber gilt das nicht mehr nur auf rein mechanischer Ebene.

Von einer wirklichen Chronifizierung kann man erst dann sprechen, wenn alle konservativen therapeutischen Maßnahmen ausgeschöpft sind – und sich trotzdem keine Besserung einstellt. Ist der Verschleiß sehr weit fortgeschritten, das Leid des Betroffenen zu groß und sind seine Beweglichkeit und Lebensqualität extrem eingeschränkt, könnte tatsächlich eine Operation angezeigt sein. Das trifft nach unseren Erfahrungswerten aber nur in maximal 25 Prozent aller Fälle zu.

Die Schmerzwahrnehmung im Kopf

Ein Team der Universität Manchester unter Leitung von Dr. Bhavna Kulkarni untersuchte 2007, welche Gehirnareale bei Arthrose und bei experimentell erzeugtem Schmerz aktiviert werden. Mittels einer Positronen-Emissions-Tomografie (PET) erstellten sie von sechs weiblichen und sechs männlichen Patienten mit Knie-Arthrose Schichtbilder während drei verschiedener Schmerzstadien: 1. als die Probanden Knieschmerzen hatten; 2. als sie einen experimentell erzeugten Schmerzreiz erfuhren; und 3. als sie schmerzfrei waren. Die Teilnehmer gaben die Schmerzintensität und die unangenehmen Gefühle jeweils in zehnminütigen Intervallen auf einer Skala von 0 bis 100 an. »Wir hatten angenommen«, resümiert Dr. Kulkarni, dass die Arthrose-Schmerzen ebenso wie die experimentell erzeugten Schmerzen in den gleichen Hirnarealen verarbeitet würden.« Tatsächlich aktivierten beide die Schmerzmatrix, aber nur der Arthrose-Schmerz zeigte eine erhöhte Aktivität im cingulären Cortex, im Thalamus und in der Amygdala, also genau in den Bereichen, die für die Bewertung und Konditionierung von Schmerzen zuständig sind. Dr. Kulkarni schließt daraus, dass die Schmerzen im Gelenk eine stärkere emotionale Bedeutung für die Patienten hatten als der im Experiment erzeugte Schmerz. Offenbar verknüpften die Probanden mit dem Arthrose-Schmerz eine größere Angst vor Einschränkung und Verletzung. Die Forscher sehen in diesem Ergebnis die Notwendigkeit, nach neuen Arzneimitteln zur Bekämpfung von Arthrose-Schmerzen zu suchen, die im Gehirn wirken, was bei chronischen Schmerzen sicherlich zielführend ist. Dr. Kulkarnis Erkenntnisse zeigen aber darüber hinaus, dass sich jenseits der Medikation auch auf gesamttherapeutischer Ebene etwas verändern muss. Eine rein mechanische Betrachtung und Behandlung des Schmerzgeschehens reicht bei chronischen Gelenkschmerzen nicht aus. Unser Körper verfügt über ein ausgeklügeltes Schmerzmelde- und Schmerzhemmsystem und arrangiert sich dank der körpereigenen Reparaturmechanismen in der Regel innerhalb von etwa acht bis zwölf Wochen mit anatomischen Veränderungen. Gelingt ihm das nicht, kann das an einer gestörten Schmerzverarbeitung liegen, die sogar zu einem Schmerzgedächtnis führen kann.

DAUERSCHMERZEN ERFORDERN EIN UMDENKEN

Schmerz ist eine große Herausforderung für die Medizin. Das gilt in besonderem Maße in der Orthopädie, weil wir nur in geringem Maß über objektive Gradmesser wie zum Beispiel Laborwerte verfügen. In unserer Arbeit geht es fast immer um Schmerzen. Um ihren Dimensionen gerecht zu werden, ist die persönliche Einschätzung des Patienten von elementarer Bedeutung für die Therapie.

Die emotionale Komponente

Es kommt immer wieder vor, dass Patienten über zunehmende Schmerzen klagen, obwohl die Degeneration nachweislich nicht fortgeschritten ist. Das liegt, wie die moderne Schmerzforschung weiß, daran, dass Schmerz nicht nur ein biologisches Warnsignal ist, sondern auch eine emotionale Komponente hat. Schmerz kann Leid auslösen. Leid kann aber auch Schmerzen verstärken und in manchen Fällen sogar verursachen.

Schmerzverstärkung

Wenn Mütter sehr schreckhaft auf die kleinen Unfälle des Alltags reagieren, beeinflusst das den Schmerz des Kindes: Es läuft lachend durch die Wohnung, stolpert über den Teppich und fällt. Erst einmal schaut es irritiert hoch zur Mutter. Springt die auf und kommt angelaufen, während sie entsetzt ruft: »Hast du dir wehgetan?«, gehen sofort die Mundwinkel des Kleinen nach unten, das Kinn bebt und es dauert nicht lange und die ersten Tränen kullern. Die Angst der Mutter hat die Schmerzwahrnehmung des Kindes verstärkt.

Die wissenschaftliche Erklärung für die Wechselbeziehung zwischen Emotionen und Schmerz lieferten zwei Mediziner mit der sogenannten Gate-Control-Theorie (deutsch: Kontrollschranken-Theorie), die 1965 die Schmerzforschung revolutionierte: Dem Psychologen Ronald Melzack gelang es zusammen mit dem Arzt Patrick D. Wall nachzuweisen, dass die Schmerzimpulse auf dem Weg ins Gehirn eine Schaltstelle, das Gate, passieren, das als eine Art Kontrollschranke fungiert, an der sich bereits entscheidet, ob der Impuls weitergeleitet wird oder nicht. Je nachdem, wie angespannt ein Mensch auf muskulärer Ebene ist, verstärken sich die Schmerzreize oder sie werden schwächer. Die Bewertung und Einordnung des Schmerzes erfolgt also nicht erst im Gehirn, sondern die Impulse werden bereits erstmals im Rückenmark verarbeitet. Eine folgenreiche Erkenntnis!

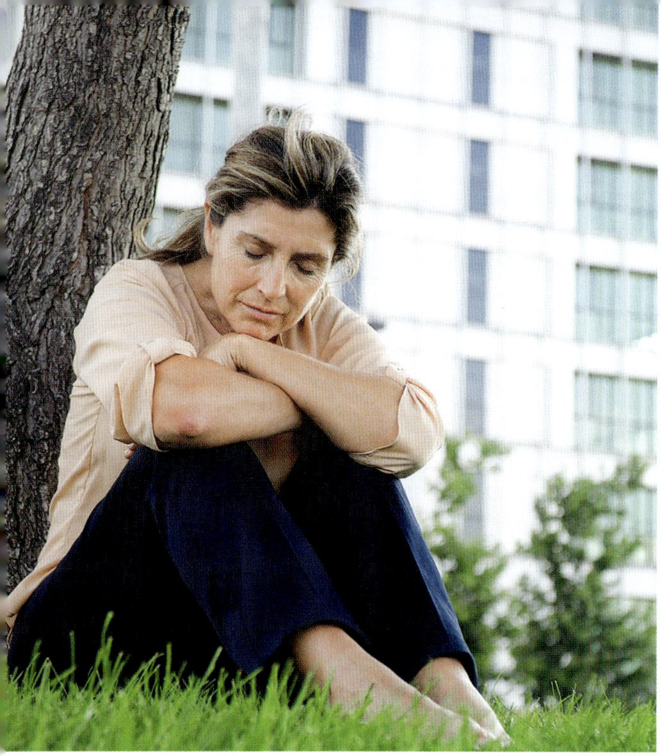

Die Art und Weise, wie wir Schmerzen empfinden, entscheidet darüber, ob sich die Schranke öffnet und die Impulse weitergeleitet werden oder ob das Gate geschlossen bleibt. Ärzte können dieses Phänomen immer wieder in der Praxis beobachten, wenn Patienten ins Behandlungszimmer kommen und das Gespräch mit den Worten eröffnen: »Ich weiß auch nicht, Herr Doktor, heute morgen hatte ich noch solche Schmerzen. Aber seit ich in Ihrem Wartezimmer sitze, sind sie fast weg.« Allein die positive Erwartung, dass der Arzt helfen kann, hat das Schmerzempfinden herabgesetzt.
Dr. Melzack, der Vater der Gate-Control-Theorie, wird nicht zu unrecht als der »Einstein des Schmerzes« bezeichnet. Machen die Erkenntnisse, die er und sein Kollege Wall sowie andere Forscher über die Jahrzehnte vertieft haben, doch deutlich, dass die Schmerzwahrnehmung das Ergebnis einer komplexen Signalverarbeitung ist, die sich auch durchbrechen lässt.

Die Krux mit der Erwartungshaltung

Schmerz wirkt sich bereits nach wenigen Minuten auf unsere Gefühlswelt aus, wenn wir die Kontrollschranke nicht geschlossen halten. Die Dauer der Reizung sowie unsere Erwartungshaltung spielen eine wichtige Rolle dabei, ob der Schmerz von einem rein wahrnehmenden zu einem emotionalen Prozess wird. Das demonstrierte ein Team um den Neurologen Prof. Markus Ploner von der Fakultät für Medizin der Technischen Universität München mit einem interessanten Versuch: Sie verabreichten 41 Probanden an der Hand zehn Minuten lang Hitzereize in unterschiedlicher Stärke, während diese die Intensität, mit der sie den Schmerz wahrnahmen, laufend auf einer Skala bewerten mussten. »Schon über wenige Minuten veränderte sich die subjektive Schmerzwahrnehmung der Teilnehmer«, berichtet Ploner, »sie spürten zum Beispiel Änderungen des Schmerzes, wenn der objektive Reiz unverändert blieb.« Während kurzer Schmerz eher in sensorischen Bereichen des Gehirns aktiv sei, werde anhaltender Schmerz in Arealen verarbeitet, die für Emotionen zuständig sind.
Aber es geht noch weiter: In einem zweiten Experiment gingen die Wissenschaftler um Prof. Ploner der Frage nach, ob auch die Erwartung des Schmerzes seine Wahrnehmung

Unser Gehirn ist in der Lage, zwei objektiv gleiche Schmerzreize unterschiedlich zu verarbeiten und zu bewerten.

beeinflusse. Dazu gaben sie 20 Probanden unterschiedlich starke Laserpulse auf zwei Stellen des Handrückens, und wieder mussten die Teilnehmer die Schmerzstärke bewerten. Anschließend behandelten die Forscher eine der Stellen des Handrückens mit einer Creme, die – so die Information an die Probanden – schmerzlindernd sei. Tatsächlich war keinerlei Wirkstoff darin enthalten. Dann wurde die Laserprozedur wiederholt. Sie ahnen es bereits: Die Teilnehmer bewerteten die Schmerzen an der eingecremten Stelle als weniger stark. Je nach Erwartungshaltung werden die Nervenzellen anders aktiv. Erst die Bewertung des Reizes auf Gehirnebene erzeugt die schmerzhafte Empfindung beziehungsweise das Leid.

Das Ausmaß des Leidens entscheidet

Wie alle Schmerzkrankheiten gehen auch chronische Arthrose-Beschwerden mit einer zunehmenden Erhöhung des Leidensdrucks einher. Bereits weniger starke Schmerzen können die Lebensqualität auf Dauer dramatisch einschränken, weil der Betroffene nicht mehr ungehindert seiner Arbeit oder seinen Vorlieben nachgehen kann. Ein Fliesenleger mit Knie-Arthrose sieht sich bereits mit einem leichten Verschleiß in seiner Existenz gefährdet. Ein leidenschaftlicher Bergsteiger, dessen Hüfte nicht mehr mitmacht, leidet bei dem Gedanken, nicht mehr zum Wandern in die Natur hinaus zu können. Zunehmende Bewegungseinschränkung und ständig wiederkehrende oder stärker werdende Schmerzen verringern auf Dauer die Freude am Leben. Erschwerend kommt hinzu, dass eine Arthrose im mittleren Stadium häufig wellenförmig beziehungsweise in Schüben auftritt. Dann tut es im Gelenk und seiner Umgebung höllisch weh, die Schmerzen klingen wieder ab, kehren aber irgendwann überraschend zurück. Die Betroffenen fühlen sich hilflos. Das zehrt an den Nerven!

Die emotionale Komponente des Schmerzes lässt sich nur schwer auf einer eindimensionalen Schmerzskala von 0 (keine Schmerzen) bis 10 (extrem starke Schmerzen) abbilden. Um vollumfänglich zu erfassen, wie schlecht es den Betroffenen geht, und daraus eine geeignete Therapie abzuleiten, muss der Leidensgrad mit einbezogen werden. Die Frage, inwieweit die Schmerzen das Leben einschränken oder gar behindern, liefert ein aufschlussreicheres Bild, weil das Leid die individuelle Situation sowie die weitreichenden Auswirkungen der Schmerzen berücksichtigt. Ein Mensch, der aufgrund von Hüft- oder Knieschmerzen lahmgelegt ist,

Der Umgang mit dem Schmerz

Die ständige Erwartung neuer Schmerzen oder die Angst, nicht mehr fit zu werden, die Einschränkung des Wohlbefindens, der Verzicht auf geliebte Hobbys, der Stress, den der Schmerz für Körper und Seele bedeutet – das alles trägt dazu bei, dass sich die Kontrollschranke im Rückenmark öffnet. So können die Impulse in die höheren Regionen des Gehirns gelangen, wo sie sich im schlimmsten Fall als Schmerzgedächtnis manifestieren. Wenn Sie davon ausgehen, dass Ihnen nichts helfen kann und Sie den Schmerzen hilflos ausgeliefert sind, dann wird das auch so sein! Andersherum: Genau hier können Sie ansetzen!

leidet auf vielen Ebenen: physisch, emotional, sozial. Deshalb müssen die Behandler die Arthrose-Probleme sehr differenziert betrachten. Weichen Beschwerdebild und Ausmaß des Leidens stark voneinander ab, kann sich die Schmerzwahrnehmung verselbstständigt haben. Betroffene müssen in ihrem Leid ernst genommen werden, damit sich die Situation nicht noch verschlimmert. Sie müssen wissen, wie eng Schmerzwahrnehmung und emotionale Befindlichkeit zusammenhängen.

PLÄDOYER FÜR EIN NEUES SCHMERZMANAGEMENT

Als Verfechter sanfter Therapiemethoden nach zig Jahren erfolgreicher nicht-operativer Behandlungen selbst in schweren Fällen wissen wir, dass bei Arthrose ein Schwarz-Weiß-Denken nicht weiterhilft. Es spielt keine Rolle, an welchem Punkt Ihrer Leidensgeschichte Sie stehen – solange das Spektrum der modernen Schmerztherapie nicht ausgeschöpft ist, ist eine Operation aus unserer Sicht nicht angezeigt. Betroffene und Behandler sollten dem Schmerz auf allen Ebenen zu Leibe rücken, bevor zum Messer gegriffen wird.
Chronische Schmerzen sind die Reaktion des Körpers auf eine ungünstige Wechselbeziehung zwischen einer wiederholten Schmerzreizung am Gelenk und deren Verarbeitung auf Gehirnebene – auch im Falle der Arthrose. Ein rein anatomisch ausgerichtetes Behandlungskonzept reicht dann nicht mehr aus. Wenn Schmerzintensität und Verschleißgrad nicht zusammenpassen, ist das oft ebenfalls ein Hinweis darauf, dass Betroffene und Ärzte umdenken und neben den anatomischen Auffälligkeiten weitere Faktoren beleuchten müssen, die den Schmerz aufrechterhalten oder verstärken.

Eine fatale Wechselbeziehung

Zu diesem Schluss kommt auch ein Forschungsteam der Universität Manchester, das im Jahr 2014 sehr anschaulich belegte, inwieweit eine gestörte Schmerzverarbeitung auf Gehirnebene für chronische Arthrose-Schmerzen verantwortlich sein kann. Ihre Studie trägt den bezeichnenden Namen: »Wenn das Gehirn Schmerzen erwartet«. Bisher gingen Medizin und Betroffene davon aus, dass die Schmerzen die unmittelbare Folge des Gelenkverschleißes seien. Doch tatsächlich hat das Ausmaß der Beschwerden oft eben nur geringfügig mit dem Grad der Degeneration zu tun.
Um herauszufinden, was sich bei Dauerschmerzen im Gehirn abspielt, unternahmen die Wissenschaftler das folgende Experiment: Sie verursachten Probanden, die unter Arthrose und Fibromyalgie litten, mit einem Laser einen kurzen Schmerzreiz auf der Haut, während sie mit bildgebenden Verfahren die Hirnaktivität maßen. Die Erwartung von Schmerzen löste bei beiden Beschwerdegruppen Veränderungen vor allem in zwei Gehirnbereichen aus, denen eine Beteiligung an der emotionalen Wahrnehmung und Bewertung von Schmerzen zugeschrieben wird: Zum einen gab es eine erhöhte Aktivität in der Inselrinde, einem Areal der Großhirnrinde, die zeigt, in welchem Ausmaß und welcher Intensität die Probanden die chronischen Schmerzen erlebten. Zum anderen wurde eine verminderte Aktivität im präfrontalen Cortex gemessen, der sich in der vorderen Hirnrinde befindet – dort aber nur bei den Probanden, die weniger zu einem positiven Umgang mit dem Schmerz in der Lage waren. Das bedeutet: Die Angst vor neuen oder stärkeren Gelenkschmerzen kann dazu führen, dass die Betroffenen eine innere und äußere Schonhaltung einnehmen. Sie vermeiden körperliche Aktivität und ziehen sich mehr

SELBSTTEST: WIE SEHR LEIDEN SIE?

Wie stark beeinflusst der Schmerz Ihr Leben? Bestimmen Sie das Ausmaß Ihres Leidens nach der folgenden Skala. Überprüfen Sie gemeinsam mit Ihrem Arzt auch, inwieweit das Ergebnis mit dem Verschleißstadium übereinstimmt.

Leidensgrad	Zustandsbeschreibung
0	Es geht mir gut. Ich leide gar nicht.
1	Der Schmerz behindert mein Leben eigentlich nicht.
2	Ich spüre Schmerzen, leide aber nicht.
3	Die Schmerzen stören mich manchmal.
4	Die Schmerzen stören mich und unterbrechen meinen Alltag unangenehm.
5	Die Schmerzen schränken meinen Alltag in bestimmten Bereichen ein.
6	Die Schmerzen beeinträchtigen meinen Alltag zunehmend.
7	Die Schmerzen schränken mein tägliches Leben überwiegend ein.
8	Die Schmerzen schränken mein Leben von Tag zu Tag mehr ein.
9	Die Schmerzen quälen mich so sehr, dass Lebensfreude und -qualität dahin sind.
10	Die Schmerzen bestimmen meinen gesamten privaten und beruflichen Alltag, sodass mein Leben gänzlich dadurch beeinträchtigt ist.

und mehr aus dem sozialen Leben zurück. Damit erreichen sie aber leider genau das, was sie vermeiden wollen: Zum einen schwächt mangelnde Bewegung Muskeln, Bänder und Sehnen, was das Fortschreiten des Verschleißes begünstigt, weil das Gelenk keine ausreichende Führung hat. Zum anderen kann diese Art und Weise, mit den Beschwerden umzugehen, die Schmerzen verstärken.

In früheren Forschungen konnten die besagten Wissenschaftler der Universität Manchester bereits belegen, dass Menschen mit chronischen Schmerzen lernen können, ihre durch Erwartung erhöhte Schmerzwahrnehmung zu regulieren: und zwar beispielsweise mithilfe einer kurzen achtsamkeitsbasierten Gesprächstherapie. Daher empfehlen sie bei chronischen Arthrose-Schmerzen, den Fokus

PRIV.-DOZ. DR. DR. H.-H. FUCHS

Facharzt für Neurologie und Psychiatrie,
Leiter der Neurologie im Marianowicz-Zentrum
für Diagnose und Therapie in München

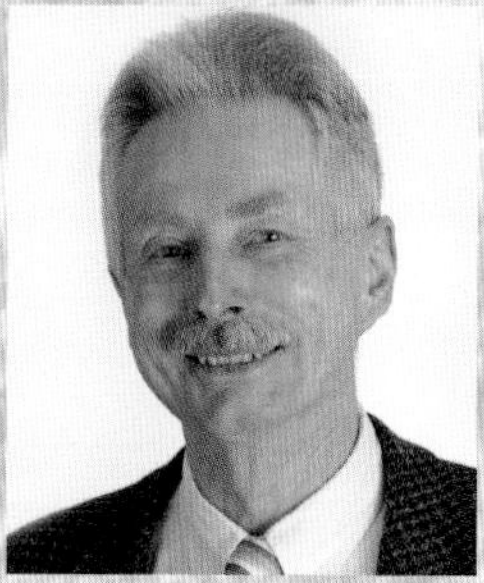

KANN ARTHROSE ZU EINEM SCHMERZGEDÄCHTNIS FÜHREN?

Jede Form von lang anhaltendem Schmerz kann zur Ausbildung eines Schmerzgedächtnisses führen. Wenn er sich oft genug wiederholt, hinterlässt er Spuren im Gehirn. Die mechanischen Ursachen der Arthrose, also der Gelenkverschleiß, sind nicht dafür verantwortlich, sondern eine vermehrte Reizung der Nervenzellen, die bewirkt, dass sich eine Schmerzspur im Gehirn bildet. Der ständige Alarm dort führt zu einer Herabsetzung der Schmerzschwelle: Es tut gefühlt mehr weh, auch wenn sich die Degeneration im Knie nicht verschlimmert hat, weil die aktivierten Nervenbahnen bereits auf Rückenmarksebene Schmerzsignale senden, obwohl gar keine anatomische Reizung stattgefunden hat. Irgendwann stellen dann auch noch die körpereigenen Schmerzhemmer die Arbeit ein.

WIE BEHANDELT MAN EIN SCHMERZGEDÄCHTNIS?

Dazu muss man multimodal, also auf vielen Ebenen, auf Körper und Gehirn einwirken: Medikamente, die an der Entzündungsstelle im Gelenk angreifen, sind wenig effektiv, weil sie das Schmerzgedächtnis gar nicht erreichen. Dazu braucht es sogenannte trizyklische Antidepressiva oder Antikonvulsiva, die – ursprünglich zur Behandlung von Depressionen und Epilepsie entwickelt – positiv auf das gestörte Nervensystem einwirken. Ein wichtiger Bestandteil sind auch nicht-medikamentöse Therapien: gezielte Bewegungsprogramme, die den Körper stärken und zu neuem Vertrauen in die Funktionsfähigkeit des Gelenks führen; verhaltensmedizinische Schulung, um schmerzverstärkende Denk- und Verhaltensweisen aufzudecken; Entspannungsverfahren sowie psychotherapeutische Maßnahmen, um die Schmerzwahrnehmung zu reduzieren.

WAS EMPFEHLEN SIE MENSCHEN, DIE AN ARTHROSE LEIDEN?

Ein Schmerzgedächtnis bildet sich erst über einen längeren Leidensweg aus. Damit es erst gar nicht zu einer »fehlgeleiteten« Schmerzwahrnehmung kommt, ist es wichtig, akute Beschwerden sofort effizient und genügend lange zu bekämpfen, das heißt, den Entzündungsherd zu löschen. Auf diese Weise wird auch die Schmerzweiterleitung unterbrochen, sodass die Beschwerden nicht chronisch werden.

nicht ausschließlich auf das anatomische Therapiespektrum zu legen, sondern auch Verfahren in Betracht zu ziehen, die zu einem besseren Schmerzmanagement anleiten. So wie Sie es hier im Buch kennenlernen.

Das biopsychosoziale Modell

Um die Wechselbeziehung zwischen Anatomie und Gehirn genauer zu verdeutlichen, hat sich in der Praxis die biopsychosoziale Herangehensweise nach Georg L. Engel bewährt. Sie geht auf der Basis von drei Einflussfaktoren einem Zusammenhang zwischen Körper, Seele und Lebensumständen nach:

Verhaltensmedizinische Unterstützung vom Profi

Sie müssen Ihre Schmerzen nicht allein bewältigen! Holen Sie sich professionelle Hilfe, um schneller und leichter voranzukommen. Um gleich mit einem Vorurteil aufzuräumen: Ein Psychotherapeut will nicht in Ihrer Kindheit nach Ursachen für Ihre Schmerzen wühlen, er wird Sie auch nicht als »hypersensibel« abstempeln. Ein Therapeut möchte seine Schmerzpatienten unterstützen, die Umstände zu erkennen, die ihre Beschwerden aufrechterhalten. Unter fachmännischer Beratung finden Sie heraus, welche Faktoren die Schmerzen verstärken und was Sie dagegen tun können. Und Sie lernen verhaltensmedizinische Strategien, um zu einem besseren Umgang mit den Schmerzen zu finden.

1. Die biologischen Faktoren • umfassen die vielen verschiedenen anatomischen Aspekte, die auf die Gelenke einwirken: Das können X- oder O-Beine sein, ein krummer Rücken, von den Eltern vererbte Spreizfüße, Übergewicht, entzündliche Krankheiten und einiges andere mehr.

2. Die psychologischen Faktoren • betreffen alle Aspekte, die zur Verstärkung der Schmerzen beitragen: frühere Schmerzerfahrungen, negative Denk- und Verhaltensmuster, das Gefühl der Hilflosigkeit oder sogar Perspektivlosigkeit, Angst, Sorgen, Ärger, Wut, Schon- und Vermeidungsverhalten, Verunsicherung durch den Arzt, Angst vor einer Operation und Ähnliches mehr.

3. Die sozialen Faktoren • beziehen alle Aspekte ein, die das Schmerzgeschehen von außen befeuern: Stress am Arbeitsplatz; Disharmonien in der Familie, etwa wegen permanent nötiger Rücksichtnahme; Probleme in der Partnerschaft, weil beispielsweise die Sexualität beeinträchtigt ist; ein Trauerfall in der Familie; Unzufriedenheit mit den Lebensumständen, Sorgen wegen langer Krankschreibung und so weiter.

Wie mit diesem Wissen umgehen?

Unser Medizinsystem ist trotz der wissenschaftlichen Forschungsergebnisse fast ausschließlich auf die Körpermechanik konzentriert. Wir stimmen zu, dass die Anatomie bei der Arthrose-Behandlung ein wichtiger Therapiebaustein ist und bleibt, aber nicht der einzige – vor allem dann, wenn die Betroffenen über einen längeren Zeitraum unter Schmerzen leiden.

Es gibt nicht die eine Ursache für Arthrose und damit auch nicht die eine Behandlung.

DAS BIOPSYCHOSOZIALE MODELL

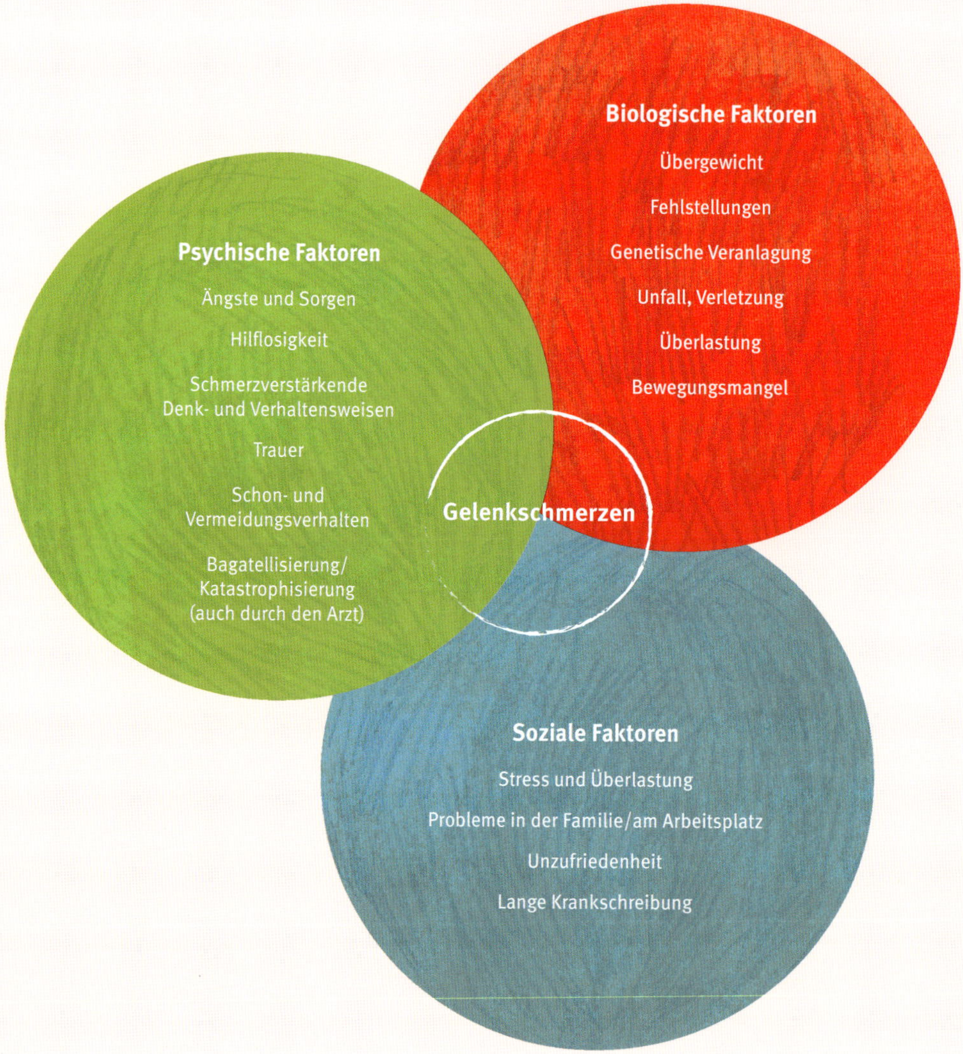

Wenn chronische Gelenkschmerzen einem das Leben zur Hölle machen oder Verschleiß- und Leidensgrad stark differieren, empfiehlt es sich, das Schmerzgeschehen unter vielfältigen Gesichtspunkten zu betrachten. Eine genaue Klärung liefert hier wichtige Anhaltspunkte. Folgende Fragen helfen dabei weiter:

- Fokussiere ich mich zu sehr auf den Schmerz?
- Inwieweit tragen Sorgen und Ängste dazu bei, dass es mir schlecht geht?
- Mit welchen Denk- oder Verhaltensweisen befeuere ich unter Umständen meine Schmerzwahrnehmung?
- Was kann ich ändern, um zu mehr Zuversicht und zu mehr Aktivität zu finden?

Oft reagieren die Betroffenen irritiert, wenn wir sie mit der emotionalen Seite des Schmerzes und den psychosozialen Faktoren konfrontieren. »Aber ich habe keine psychischen Probleme«, heißt es dann zum Beispiel. Lassen Sie uns in diesem Zusammenhang eines klarstellen: Sie sind kein »Psycho«! Und auch kein Simulant! Wir wollen Ihnen die Beschwerden nicht ausreden, bloß weil sich beispielsweise im Röntgenbild kein hinreichender Verschleiß zeigt. Ihre Schmerzen sind real, auf physischer Ebene spürbar und im Gehirn nachweisbar. Sowohl Sie als auch Ihr Arzt müssen diese Beschwerden ernst nehmen, damit sie sich nicht verschlimmern. Lassen Sie uns an dieser Stelle noch einmal deutlich sagen: Sich bei der Behandlung chronischer Arthrose-Schmerzen nur auf das mechanische Problem zu konzentrieren und dabei die Einstellung des Betroffenen sowie seinen Umgang mit den Schmerzen außer Acht zu lassen, kann zum Fortschreiten der Beschwerden beitragen. Die gesündere Alternative ist es, ganzheitlich und multimodal vorzugehen, so wie wir es hier anregen.

Arthrose und Depression

Depression ist ebenso wie Arthrose zu einer »Volkskrankheit« geworden. Und durchaus besteht zwischen beiden ein Zusammenhang. In 30 bis 50 Prozent aller Fälle gehen Depressionen nämlich mit chronischen Schmerzerkrankungen einher. Dass insbesondere Menschen mit Gelenkproblemen davon betroffen sind, fand ein Schweizer Forscherteam heraus. Sie untersuchten die Daten aus einer Gesundheitsbefragung von 14 348 Personen und stellten fest, dass etwa 30 Prozent der Befragten, die depressive Symptome zeigten, unter körperlichen Beschwerden litten, und zwar häufig verursacht durch Arthrose oder Arthritis.

Nun stellt sich die Frage, was zuerst da war: die Depression oder das durch den Schmerz bedingte Leid? Haben die Schmerzen den Betroffenen in die Depression getrieben? Oder schlug das zunehmende psychische Leid so sehr auf die Stimmung, dass Bewegung vernachlässigt wurde, was wiederum den Schmerz begünstigte?

Auch wenn der Zusammenhang zwischen Arthrose und Depression durch zukünftige Forschungen noch weiter erschlossen werden muss, sind diese Erkenntnisse aufschlussreich, weil sie einmal mehr belegen: Bei chronischen Arthrose-Schmerzen darf die Psyche nicht vernachlässigt werden. Sie einzubeziehen erhöht die Chance auf Linderung maßgeblich mit.

SELBSTTEST: IHR UMGANG MIT DEN SCHMERZEN

Wie verhalten Sie sich, was denken und empfinden Sie, wenn Sie Schmerzen haben? Kreuzen Sie auf Sie zutreffende Aussagen an:

- ☐ **A** Ich vermeide alles, was meine Gelenke belasten könnte, weil ich Angst vor neuen oder stärkeren Schmerzen habe.
- ☐ **B** Ich beiße die Zähne zusammen und nehme Schmerzmittel. Was bleibt mir auch anderes übrig, ich kann die Arthrose ja nicht rückgängig machen.
- ☐ **C** Ich mache mir große Sorgen, dass sich meine Beschwerden zu einem ernsthaften Problem auswachsen und ich bald ein künstliches Gelenk brauche.
- ☐ **D** Ich habe schon so viel probiert, aber nichts hat wirklich geholfen. Mein Leben dreht sich um die Schmerzen, weil ich oft krankgeschrieben bin und auf vieles, was mir Freude bereitet, verzichten muss.
- ☐ **E** Ich betrachte meine Gelenkschmerzen als Warnsignal und versuche, gemeinsam mit meinem Arzt den Ursachen der Beschwerden auf die Spur zu kommen. So kann ich sie hoffentlich nach und nach abstellen.

AUSWERTUNG

A Sie neigen zu einer inneren und äußeren Schonhaltung, um mehr Schmerzen zu vermeiden. Damit erreichen Sie aber das Gegenteil, denn Stillstand ist schädlich für die Gelenke. Machen Sie körperlich und psychisch mobil, um die Beschwerden in den Griff zu bekommen.

B Sich dem Schmerzerleiden nicht zu ergeben, ist prinzipiell richtig. Aber nur, wenn Sie zeitgleich den Ursachen und Einflussfaktoren der Arthrose auf den Grund gehen und etwas dagegen unternehmen.

C Eine übertriebene Fokussierung auf die Beschwerden und mögliche Schreckensszenarien sind kontraproduktiv. Sie lindern damit weder die Schmerzen, noch verhindern Sie einen weiteren Verschleiß. Inwieweit könnte Ihre ausgeprägte Schmerzhaltung zu den Beschwerden beitragen?

D Resignation bessert Ihren Zustand nicht! Fassen Sie neuen Mut! Nach allem, was Sie bisher gelesen haben, lohnt es sich, noch einmal die Ärmel hochzukrempeln und dem Gelenkverschleiß multimodal Einhalt zu gebieten.

E Aktive Schmerzbewältigung ist der Schlüssel zur Heilung. Mit dieser Einstellung schaffen Sie die nötigen Voraussetzungen dafür, dass Ihr Körper sich mit dem Verschleiß arrangieren kann.

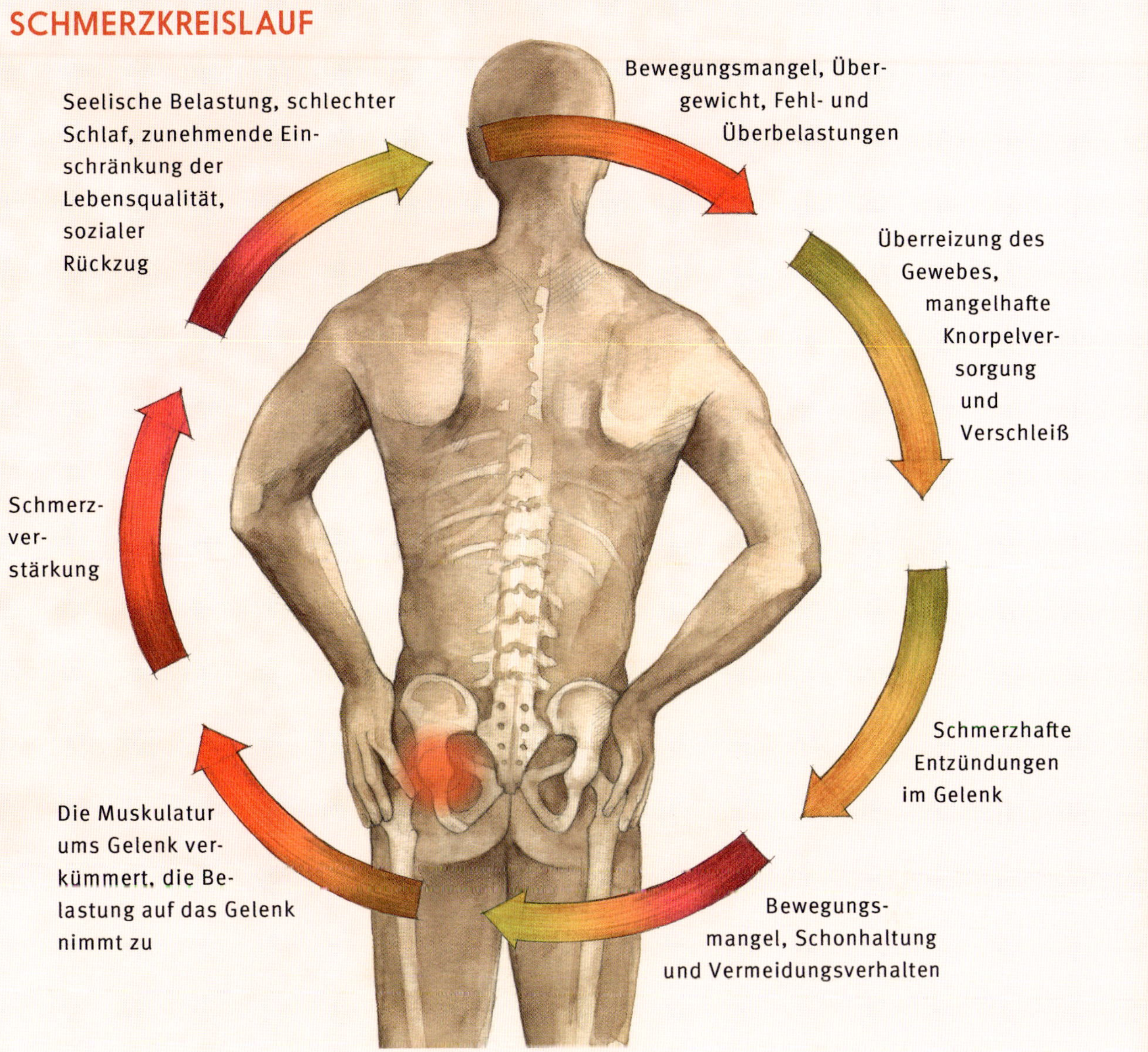

Den teuflischen Schmerzkreislauf durchbrechen

Die gute Nachricht für alle Schmerzgeplagten lautet also: Sie sind dem Schmerz nicht hilflos ausgeliefert. Ihre Gedanken und Gefühle, Einstellungen und Erwartungen tragen maßgeblich dazu bei, wie stark Sie Schmerzen wahrnehmen. Angst, Aufregung, Stress, emotionale wie körperliche Anspannung können die Schmerzschranke öffnen, sodass die Nervenimpulse in die höheren Regionen des Gehirns gelangen. Während Zuversicht, Ruhe, Entspannung, eine positive Einstellung und Aktivität dafür sorgen, dass die Schranke verschlossen bleibt und die körpereigenen Schmerzhemmer ihre Arbeit tun. In dem Maße, wie Sie schmerzverstärkende Denk- und Verhaltensweisen aufdecken und abstellen,

senkt sich auch Ihr Schmerzempfinden.
Und dann geht es Ihnen wieder so gut, dass Sie Ihren Alltag und Ihre Hobbys genießen können. Ein Gelenkersatz wird dann vielleicht überflüssig oder viel später erst nötig, als Sie oder Ihr Arzt bisher annahmen.
Auch wenn sich der Verschleiß (noch) nicht rückgängig machen lässt, können Sie sehr wohl Einfluss auf die Schmerzintensität nehmen und den fatalen Kreislauf an jedem Punkt durchbrechen – sofern Sie bereit sind, daran zu arbeiten! Wie weit fortgeschritten der Verschleiß im Gelenk ist, spielt dabei keine Rolle.
Die folgenden Faktoren, die bei der Wahrnehmung und Verarbeitung von Schmerzen im Gehirn eine Rolle spielen und zu einer Reizverstärkung führen, liefern Ihnen dabei Anhaltspunkte. Sie finden im Buch noch viele praktische Anregungen auch hierfür.

Persönliche Erfahrungen und Erinnerungen • die Ihr Gehirn im Laufe Ihres Lebens abgespeichert hat, wirken sich auf die Schmerzwahrnehmung aus. Das können traumatische Krankheitserfahrungen, spätere nur ungenügend bewältigte Herausforderungen ebenso sein wie gravierende Einschränkungen, die Sie durch die Arthrose erfahren haben.

Negative Erwartungen • senken wie beschrieben die Schmerzschwelle. Die Bewertung eines Schmerzreizes bewirkt das Ausmaß des Leidens. Die Angst vor den Schmerzen kann das Tor im Rückenmark öffnen. Eine zuversichtliche Haltung hingegen sorgt dafür, dass die körpereigene Schmerzhemmung aktiviert wird und die Impulse erst gar nicht bis in die höheren Hirnareale gelangen oder dort nicht so intensiv wirken.

Eine schlechte Gemütsverfassung • kann die Schmerzschwelle ebenfalls senken. Ein Trauerfall in der Familie, Stress am Arbeitsplatz, Ärger mit dem Nachbarn, das alles kann dazu beitragen, dass sich die Schmerzwahrnehmung verstärkt. Das ist auch der Grund, warum Sie sich an manchen Tagen schlechter fühlen als an anderen.

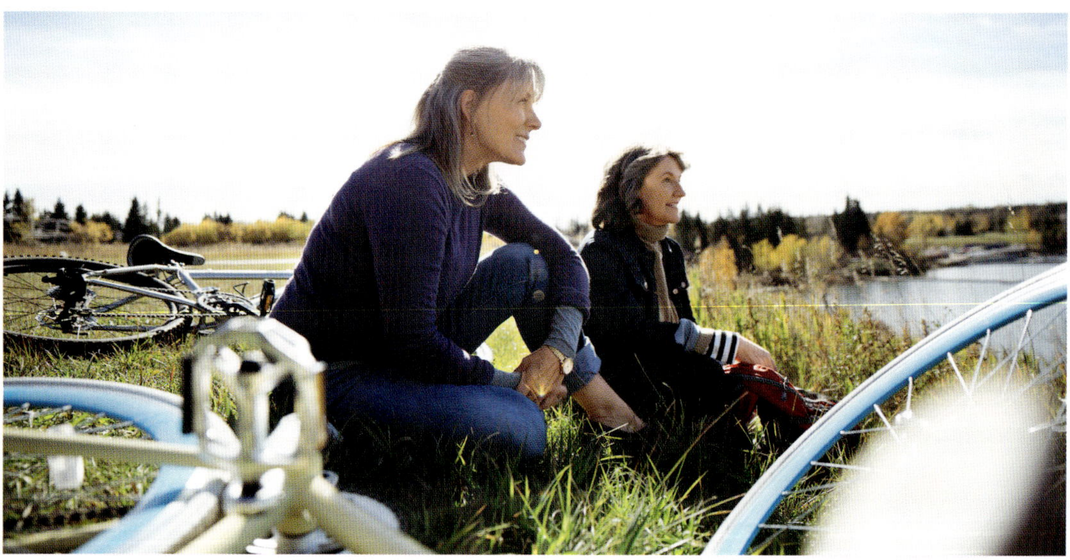

AUS DER PRAXIS

»Eine unserer Patientinnen, eine Dame um die 75, hat seit vielen Jahren Arthrose zweiten Grades in der Hüfte. Sie konsultierte uns in unregelmäßigen Abständen alle ein bis zwei Jahre, wenn sie unter akuten Beschwerden litt. Wir behandelten sie mit Injektionen und Physiotherapie. Danach kehrte sie wieder in ihren Alltag zurück, der sie auf Trab hielt, weil sie ihren kranken Mann pflegte.

Eines Tages jedoch kam sie mit heftigen Schmerzen und sagte, jetzt ginge es wohl nicht mehr anders, sie müsse bestimmt operiert werden. Eine Röntgenaufnahme zeigte keine Veränderung des Verschleißes. Doch warum ging es der Dame auf einmal so viel schlechter? Im Gespräch stellte sich heraus, dass ihr Mann vor Kurzem verstorben war. Sie fühlte sich sehr traurig und ging kaum noch aus dem Haus. Wie Sie bereits wissen, kann die Kombination aus Bewegungsarmut und einem emotional aufgewühlten Zustand fatale Auswirkungen haben – auch auf das Schmerzgeschehen. Wir erklärten der Patientin die Tücken der Schmerzwahrnehmung und empfahlen ihr, sich Rat bei einem Psychotherapeuten zu suchen, um zu einem besseren Umgang mit den Schmerzen zu finden und zu verhindern, dass sie sich im Kopf festsetzten. Dazu verordneten wir ihr regelmäßige Bewegung in Form eines speziellen Kräftigungstrainings sowie tägliche Spaziergänge an der frischen Luft. Keine dieser Maßnahmen kann unserer Patientin den Ehemann zurückgeben. Trauer lässt sich nicht einfach so durch Bewegung oder eine Gesprächstherapie wegmachen. Aber sie sorgen für Aktivität und Ablenkung, beides elementar bei der Überwindung von Schmerzen.

Der individuelle Therapiemix zeigte innerhalb von sechs Wochen Wirkung: Die Beschwerden verringerten sich, weil die Dame wieder in Bewegung kam, ihre Aufmerksamkeit wurde durch die Gespräche mit dem Therapeuten weg von den Schmerzen hin zum Genesungsprozess gerichtet. Sie akzeptierte zum einen den Zusammenhang zwischen Schmerz und persönlicher Befindlichkeit und entwickelte im Laufe der Zeit ein neues Verständnis im Umgang mit den Beschwerden. Sie trainierte dreimal pro Woche die gelenknahe Muskulatur und ging täglich 6000 Schritte. Dazu hat sie sich sogar einen Schrittzähler zugelegt, der sie motiviert und ihr bestätigt, wenn sie ihr Tagesziel geschafft hat.

Heute, sechs Monate später, ist sie wieder so fit wie vor dem Tod ihres Mannes. Wir alle wissen, dass die Lücke, die ein Partner hinterlässt, riesengroß ist. Dieser Schmerz wird auch nicht so schnell vergehen.
Aber wir freuen uns sehr, dass es in dieser schwierigen Zeit wenigstens gelungen ist, die Beschwerden in der Hüfte in den Griff zu bekommen.«

DR. MED. CHRISTIAN ETZER

Facharzt für Psychosomatische Medizin und Psychotherapie; Facharzt für Allgemeinmedizin, Stellvertretender Ärztlicher Direktor in der Privatklinik Jägerwinkel am Tegernsee

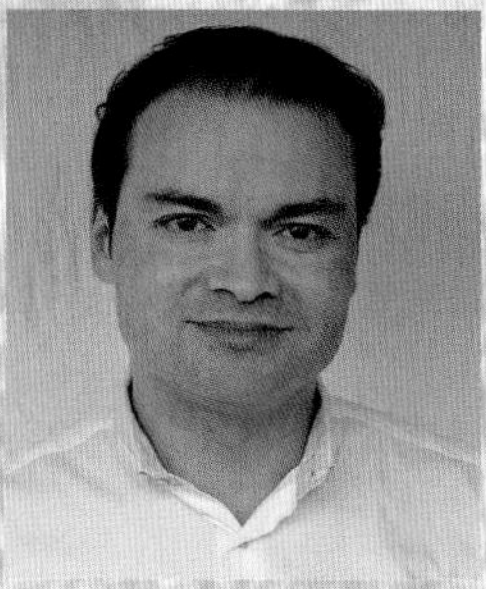

WARUM HAT MAN MAL MEHR UND MAL WENIGER SCHMERZEN?

Die klinische Beobachtung zeigt, dass das Auftreten von psychosomatischen Symptomen mit den Energiereserven des Menschen zusammenhängt. Deshalb lohnt es sich, den »Energieräubern« besonderes Augenmerk zu schenken und sich Klarheit über die Auswirkungen von Stress und Druck auf die Funktionsmechanismen des Organismus zu verschaffen.

Jeder Mensch hat seine individuelle Sollbruchstelle: Der eine tendiert unter Belastung zu Herzrasen, der andere zu Magen-Darm-Beschwerden, der Dritte wird plötzlich seine Halswirbelsäule oder sein Gelenk merken. Dabei ist sehr wahrscheinlich an dem Tag, an dem der Betroffene seine Arthrose im Knie spürt, nicht mehr »kaputt« als am Tag davor, wo er beschwerdefrei oder zumindest beschwerdearm war. Was aber war an dem »Schmerztag« anders? Man kann annehmen, dass das vegetative Nervensystem durch einen individuellen Stressor aktiviert wurde, was die Schmerzwahrnehmung intensivierte.

WIE HILFT EIN PSYCHOTHERAPEUTISCHER ANSATZ BEI ARTHROSE?

Die Basis stellt das biopsychosoziale Krankheitsmodell dar (ab Seite 55). Dem ärztlichen oder psychologischen Therapeuten obliegt die Aufgabe, psychosoziale Belastungsfaktoren zu erkennen, die Beschwerden aufrechterhalten oder verstärken, sowie etwaige Therapieansätze aufzuzeigen. Innere Konflikte können dazu beitragen, dass das Symptom der Arthrose – der Schmerz – verstärkt empfunden wird. Man erlebt Schmerz ja auf seelischer Ebene, deshalb korreliert er nicht zwangsläufig mit der radiologisch festgestellten Abnutzung. Vielmehr beobachten wir immer wieder Zusammenhänge mit der Bewertung der Gesamtlebenssituation.

Ein Therapieansatz kann es sein, dass man sich als Betroffener fragt: »Was brauche ich, um wieder zu mehr Zufriedenheit zu gelangen?« Auch das Fachpersonal sollte dem Patienten solche Fragen stellen.

Eine moderate Grundeinstellung führt zur Reduktion von Stress und Schmerzen. Deshalb schaut sich der Therapeut auch die Überzeugungen und Bewertungen des Patienten an und überprüft, inwieweit überzogene oder verzerrte Anschauungen, die gleichzeitig Denkfallen darstellen, vorliegen. Im Anschluss daran versucht er, gemeinsam mit dem Patienten Relativierungen seiner Überzeugungen zu erarbeiten.

Den Schmerz ver-lernen

Wie überwindet man ein Angst- und Schonverhalten? Wie weist man den Schmerz in seine Schranken und gewinnt die Kontrolle über das eigene Leben zurück? Wie findet man zu einer gelenkfreundlichen Einstellung? Die Antwort lautet: A. Ja, genau: A wie Anti-Schmerz-Strategien.
Ihr Körper, Ihr Nervensystem, Ihre Psyche sind keine getrennten Bereiche, sondern eine dynamische Einheit. Unterstützen Sie Ihren Organismus darin, dass alle Player wieder zusammenspielen, um den Kampf gegen die Schmerzen aufzunehmen – und zu gewinnen. Schmerzbewältigung bedeutet auch, ein Gegengewicht zum Leiden herzustellen. Die sieben großen As weisen Ihnen den Weg.

1. Aufklärung • Wissen ist Macht! Die Erkenntnis, dass Sie dem Verschleiß nicht hilflos ausgeliefert sind, hat bereits eine heilsame Wirkung. Wer sich die vielfältigen Arthrose-Einflussfaktoren sowie die Komplexität der Schmerzverarbeitung vergegenwärtigt, erhält neue Perspektiven und Therapiemöglichkeiten, um die Kontrolle über den eigenen Körper zurückzugewinnen und die Lebensqualität wiederherzustellen. Genau deswegen haben wir versucht, in diesem Buch vieles sehr ausführlich und genau darzustellen.

2. Akzeptanz • Es ist, wie es ist. Den Gelenkverschleiß zu bagatellisieren, ist genauso wenig hilfreich, wie ihn zu katastrophisieren. Die Diagnose Arthrose ist kein Todesurteil! Sie müssen die Schmerzen auch nicht bis zum Lebensende ertragen. Akzeptieren Sie, was ist, und verwenden Sie Ihre wertvolle Energie darauf, die geeigneten Maßnahmen zu ergreifen, um schmerzfrei zu werden und einem weiteren Verschleiß entgegenzuwirken.

Neue Erfahrungen für Ihr Gehirn

Um die Schmerzwahrnehmung auf emotionaler Ebene zu beeinflussen, müssen Sie auf Gehirnebene ein Gegengewicht zu den negativen Schmerzerfahrungen schaffen. Das geht am besten mit neuen Erfahrungen. Es ist ein umgekehrter Lernprozess: Ihr Gehirn muss gewissermaßen verlernen, was es vorher gelernt hat. Konkret geht es darum, mithilfe der Informationen und Übungen des im zweiten Teil des Buches vorgestellten Programms positive Erfahrungen mit Ihren Gelenken zu machen. Außerdem werden Sie Denk- und Verhaltensweisen etablieren, die Ihnen ermöglichen, mit dem Schmerz besser zurechtzukommen.

3. Auslöschung • Die Entzündung muss weg! Deshalb müssen Sie zusammen mit dem Arzt den Ursachen des Verschleißes auf den Grund gehen und den Entzündungsherd bekämpfen. Und zwar so lange, bis auch die letzte Glut erloschen ist. Die medikamentöse Schmerztherapie verfügt dazu über einen breiten Maßnahmenkatalog (ab Seite 96).

4. Änderung • Sie haben es in der Hand! Die individuellen Ursachen und Einflussfaktoren der Arthrose aufzudecken ist ein wesentlicher Baustein auf Ihrem Heilungsweg. Doch Wissen allein führt nicht zu einer Besserung der Schmerzen. Erst wenn Sie die gelenkschädigenden Parameter ausschalten, kann Heilung stattfinden. In dem Maße, wie Sie etwas ändern, verändern – also bessern – sich auch Ihre Beschwerden. Und es gibt viele Ebenen, auf denen Sie ansetzen können.

5. Aktivität • In Bewegung kommen! Ein bewegtes Leben weckt die Lebens- und Regenerationsgeister Ihres Körpers. Bewegung ist ein wahres Wundermittel! Mit dem Stabilitätstraining ab Seite 126 und dem Kräftigungsprogramm ab Seite 170 bringen Sie die einzelnen Player im Team Gelenk wieder in Form und Sie machen positive Erfahrungen dank einer neuen Belastbarkeit. Mit den verhaltensmedizinischen Maßnahmen ab Seite 154 stellen Sie zudem gelenkschädigende Gewohnheiten und Verhaltensweisen ab. Und gezielte Entspannung (ab Seite 112) lässt auch das Schmerzempfinden abklingen.

6. Achtsamkeit • Ihre innere Haltung entscheidet! Beobachten Sie aufmerksam die Veränderungen, die in Ihrem Körper passieren – ohne sie zu bewerten. Entwickeln Sie ein neues, achtsames Körperbewusstsein und versuchen Sie, den Schmerz wahrzunehmen, ohne sich davon vereinnahmen zu lassen. Mithilfe dieser Achtsamkeit können Sie Ihre Empfindungen und Gedanken sowie die Schmerzwahrnehmung besser steuern.

7. Ablenkung • Den Fokus ändern! Chronische Schmerzen laben sich an Ihrer Aufmerksamkeit, weil eine Konzentration auf die Beschwerden die Kontrollschranke offen hält und die Schmerzimpulse ungehindert in die höheren Regionen des Gehirns wandern können. Ablenkung hingegen schließt die Schranke. Lenken Sie sich also vom Leid ab. Auch hier helfen wieder Bewegung und Entspannung (ab den Seiten 112, 126 und 170).

AUS DER PRAXIS

»Ein heute 78-jähriger europäischer Aikido-Großmeister hatte in beiden Knien Arthrose im fortgeschrittenen Stadium und dicke Ergüsse, als er mich in den 1990er-Jahren das erste Mal konsultierte. Ein Gelenkersatz schien die einzige Lösung, um seinen Schmerzen ein Ende zu setzen. Als ich ihn damit konfrontierte, dass eine Prothese seine Beweglichkeit einschränken könne, sagte der Mann: ›Dann kommt eine OP für mich nicht infrage!‹ Aikido verlange ein hohes Maß an Körperbeherrschung und Flexibilität, deshalb war ihm das Risiko, nach dem Eingriff seinen geliebten Sport nicht mehr auf seinem Niveau ausüben zu können, zu groß. Sein Argument klang plausibel: ›Es könnte doch auch sein, dass ich nach der OP wieder zu Ihnen muss, weil die Schmerzen nicht ganz weg sind oder wiederkommen. Dann kann ich doch genauso gut auch jetzt kommen, sobald es mir nicht so gut geht. Oder?‹

Offen gesagt war ich damals skeptisch. Doch mein Patient belehrte mich eines Besseren: Er macht heute – 20 Jahre später und ohne OP – immer noch Aikido mit seinen verschlissenen Knien. In Schmerzphasen kommt er zu mir zum Spritzen und Punktieren. Das allerdings ist höchstens ein- bis zweimal pro Jahr nötig. Dank seiner mentalen Einstellung hat er es geschafft, die Beschwerden in den Griff zu bekommen und sein Leben nach seiner Façon zu führen. Das nenne ich gelungenes Schmerzmanagement.«

Dr. Martin Marianowicz

DAS WICHTIGSTE IM ÜBERBLICK

Viele Ärzte im gegenwärtigen Medizinsystem sehen in der Arthrose ein rein mechanisches Problem, dem sie meist entsprechend eindimensional beizukommen versuchen.

→ Die herkömmliche Arthrose-Therapie konzentriert sich neben der Verordnung von schonenden Maßnahmen – von Physio- und Kräftigungstherapie über Hilfsmittel wie Einlagen bis hin zu Medikamenten – auf den Gelenkersatz.

→ Es wird oft zu früh operiert, obwohl nicht alle konservativen therapeutischen Maßnahmen ausgenutzt wurden.

→ Auch wenn eine Endoprothese den Beschwerden oftmals ein Ende setzen kann, birgt ein operativer Eingriff viele Risiken. Zudem hat der Gelenkersatz nur eine begrenzte Haltbarkeit.

→ Mit den heute üblichen Mitteln lässt sich dem komplexen Schmerzgeschehen, mit dem sich Menschen mit chronischen Gelenkschmerzen konfrontiert sehen, nicht beikommen.

Was gebraucht wird

- ein ganzheitlicher und auf den neusten Erkenntnissen der Schmerzforschung beruhender Therapieansatz
- Zusammenarbeit von Experten mehrerer Fachrichtungen mit dem Betroffenen
- Beachtung des komplexen Schmerzgeschehens, auch unter Einbezug der Psyche und des Phänomens des Schmerzgedächtnisses
- Die aktive Mitarbeit des Betroffenen in Sachen Bewegung, Entspannung, optimiertem Umgang mit dem Schmerz, Lebensführung und Ernährung

↓

Das multimodale Gelenkprogramm

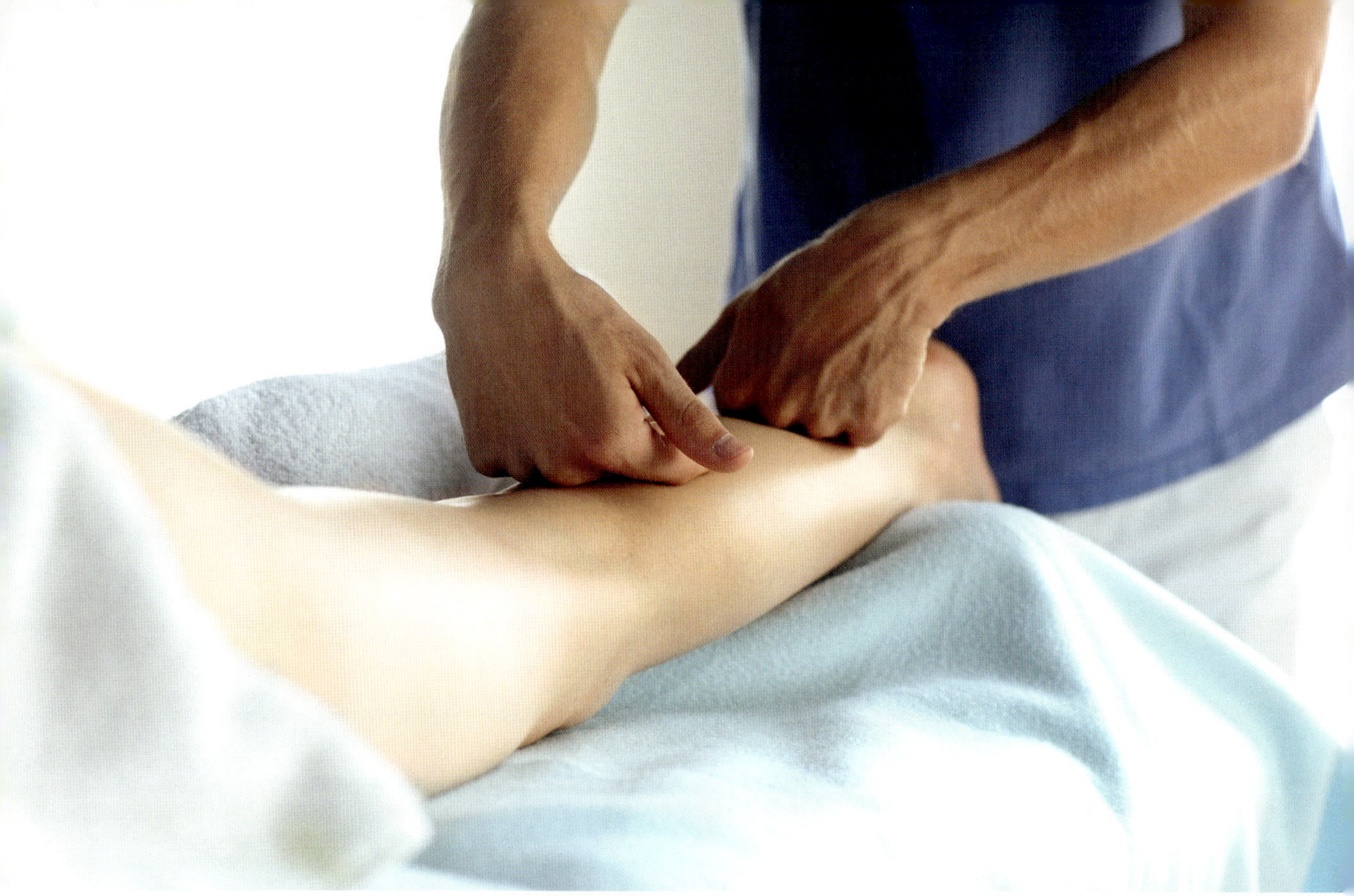

GEZIELTE VIELFALT ALS HEILUNGSKONZEPT

Arthrose ist ein multifaktorielles Geschehen. Auch wenn Ihre Schmerzen einen mechanischen Auslöser haben, braucht es deshalb einen ganzheitlichen Ansatz, um sie wieder loszuwerden.

Chronische Schmerzen betreffen den Menschen in seiner Ganzheit, weil das Leid sein Leben sowohl auf körperlicher als auch auf seelischer Ebene beeinträchtigt. Wie also lässt sich gegen die Arthrose vorgehen – vorbeugend, bei leichten sowie auch bei schweren Symptomen und Schmerzen? Die Antwort ist aus unserer Sicht eindeutig ein ganzheitlicher Ansatz, der den vielfältigen Ursachen und Einflussfaktoren des Beschwerdebildes Rechnung trägt. Der Maßnahmenkatalog des multimodalen Gelenkprogramms stellt daher eine gelenkschonende Lebensweise in den Mittelpunkt, mit dem Ziel, dass sich der Körper bis ins hohe Alter mit der Degeneration arrangieren kann. Dieses Programm wirkt präventiv ebenso wie bei chronischen Beschwerden. Und Sie können – und müssen – darin selbst aktiv werden.

DER MULTIMODALE ANSATZ

Drei Viertel aller Patienten, die für einen Gelenkersatz vorgeschlagen sind, können wir erfolgreich mit unserem ganzheitlichen Therapieansatz behandeln und dank individueller konservativer Maßnahmen eine Operation hinauszögern und oft sogar umgehen. Leider ist diese positive Aussicht noch nicht bis zu allen Behandlern und betroffenen Patienten durchgedrungen.

Das liegt sicher auch daran, dass es bisher keine einheitlichen Leitlinien zur Behandlung von Gelenkbeschwerden gibt. Es ist uns wichtig, auf diesen Umstand etwas genauer einzugehen. Denn nur so sind Sie umfassend informiert, um Aussagen Ihres Arztes richtig einordnen und eigenverantwortlich entscheiden zu können, wie Sie bei der Behandlung Ihrer Beschwerden vorgehen wollen.

Es fehlen einheitliche Behandlungsleitlinien

Die Leitlinien zu Arthrose in Hüfte oder Knien, die Sie bei Recherchen im Internet finden, sind in der Regel geprägt von der Philosophie ihrer Verfasser. Die Pharmaindustrie fokussiert sich verständlicherweise eher auf die medikamentöse Behandlung, während eine chirurgische Gesellschaft mehr die operativen Verfahren im Blick hat. Zudem beziehen sie keine schmerztherapeutischen Aspekte in die Behandlung ein. Was fehlt, ist eine übergeordnete Leitlinie einer unabhängigen Kommission.

Die Bundesärztekammer, die Kassenärztliche Vereinigung und die Arbeitsgemeinschaft der wissenschaftlichen medizinischen Fachgesellschaften geben eine medizinische Empfehlung zur Behandlung diverser Beschwerde- und Krankheitsbilder heraus: die sogenannte Nationale Versorgungsleitlinie (NVL). Eine Vielzahl von Experten unterschiedlicher wissenschaftlicher Fachrichtungen arbeitet dabei an der »Entwicklung und Implementierung versorgungsbereichsübergreifender Leitlinien zu ausgesuchten Erkrankungen hoher Prävalenz unter Berücksichtigung der Methoden der evidenzbasierten Medizin«, wie es dort heißt. Ziel der Leitlinien, die seit ihrem Entstehen regelmäßig überarbeitet werden, ist es unter anderem, Ärzten und Betroffenen eine umfassende Empfehlung zur Versorgung zu geben sowie Möglichkeiten und Ablauf der Therapien aufzuzeigen. Die Qualitätskriterien basieren auf aktuellen Forschungserkenntnissen und fachlichem Know-how und entstehen im Austausch mit einem internationalen Expertennetzwerk. Die Kommission hat klare Empfehlungen zu Asthma, Diabetes, Herzinsuffizienz oder Kreuzschmerz veröffentlicht, aber bisher keine für Arthrose.

Warum eigentlich nicht? Eine einheitliche und vor allem übergreifende Empfehlung einer übergeordneten Expertenkommission wäre doch gerade bei einem multifaktoriellen Geschehen wie Arthrose dringend notwendig, um Ärzten und Betroffenen Orientierung zu geben, was das Spektrum der Therapiemöglichkeiten angeht. Da diese Klarheit fehlt, wird zahlreichen Patienten nicht auf die Weise geholfen, wie es nötig wäre.

Eine Arthrose-Leitlinie kann auch dabei helfen, unnötige OPs zu vermeiden, weil die Alternativen bekannter würden.

Degeneration und Schmerz – zwei Steuerungsgrößen

Aufgrund des Wissens um die vielfältigen Ursachen und Einflussfaktoren von Gelenkverschleiß sowie der jüngsten Forschungsergebnisse zur Arthrose- und Schmerztherapie fordern wir eine übergreifende nationale Leitlinie, die neben den empirisch belegbaren erfolgreichen konservativen Verfahren auch die Methoden der Schmerztherapie – ambulant wie stationär – für chronische Arthrose-Patienten berücksichtigt. Eine moderne Arthrose-Leitlinie muss aus unserer Sicht zwei Steuerungsgrößen berücksichtigen, über die sich Einfluss auf das Beschwerdebild nehmen lässt: die Degeneration und den Schmerz. Eine rein mechanische Betrachtungsweise des Gelenkverschleißes mag im Rahmen einer Prophylaxe oder bei einer beginnenden Arthrose ausreichen, solange der Knorpel noch kaum Abnutzungserscheinungen aufweist.
Bei einer lang anhaltenden Schmerzhistorie sowie im fortgeschrittenen Arthrose-Stadium kann eine einseitige Betrachtungsweise den teuflischen Schmerzkreislauf im schlimmsten Fall noch weiter beschleunigen, statt ihn zu unterbrechen. Dann braucht es einen ganzheitlichen, multimodalen Maßnahmenkatalog, der Degeneration und Schmerz auf allen Ebenen entgegenwirkt.

DIE ZWEI STEUERUNGSGRÖSSEN ZUR THERAPIERUNG VON ARTHROSE

	Degeneration	Schmerz
Aufgabenstellung	Kompensation, Anpassung	Regulation, Bewältigung
Therapieziel	Den Verschleiß stoppen oder zumindest verlangsamen	Den Schmerz lindern oder ganz abstellen
Ansatzpunkt	• Gelenk	• Entzündungsherd im Gelenk bei akuten Schmerzen • Gehirn bei chronischen Schmerzen
Maßnahmen	• Stabilisation und Kräftigung des Gelenks durch Bewegungstherapie • Medikamente zur Entzündungshemmung • orthopädische Hilfsmittel • Gewichtsreduktion • Ernährungsumstellung	• Entspannung • schmerzlindernde Medikamente • verhaltensmedizinische Maßnahmen zur Verbesserung des Schmerzmanagements

Fachübergreifend und Hand in Hand

Genau diese Empfehlungen setzt das multimodale Gelenkprogramm bereits um. Der Begriff »multimodal« (aus dem Lateinischen übersetzt in etwa »auf vielfältige Weise«) bringt den Gedanken der Vielfalt zum Ausdruck: Wir betrachten Ihre individuellen Beschwerden gleichzeitig aus verschiedenen Perspektiven und berücksichtigen dabei alle Einflussfaktoren, die zum Fortscheiten des Verschleißes und einer Verschlimmerung Ihres Schmerzzustands beitragen können. Unsere Arbeit in der Praxis zeigt immer wieder, wie schwierig es ist, Betroffene für die Fokussierung auf die beiden Steuerungsgrößen Degeneration und Schmerz zu gewinnen. Deshalb möchten wir an dieser Stelle noch einmal betonen: Wenn man sich bei der Behandlung chronischer Arthrose-Schmerzen nur auf das mechanische Problem konzentriert und dabei die Einstellung des Betroffenen sowie seinen Umgang mit den Schmerzen außer Acht lässt, trägt man zum Fortschreiten des Verschleißes und zur Chronifizierung der Beschwerden bei.

Außerdem ist Teambildung nötig. Was nützt es, wenn der Hausarzt ein Konzept verfolgt und der Orthopäde oder Physiotherapeut ein anderes? Was hilft es, wenn sich die Behandler nicht einig sind, sich nicht untereinander absprechen

Wichtige Aspekte für eine Arthrose-Leitlinie

Eine Leitlinie, welche sich an den neuesten Forschungserkenntnissen ausrichtet, sollte die folgenden Empfehlungen berücksichtigen:

- Diagnosefindung: Hier sollte es eine umfassende Untersuchung geben, die sich nicht auf die bildgebenden Verfahren fokussiert.
- Therapie von Degeneration und Schmerz: Das Spektrum moderner konservativer Verfahren sollte komplett ausgenutzt werden.
- Fragwürdige Verfahren wie die Arthroskopie sollten ausgeschlossen werden.
- Behandlungsabfolge: Es sollte von schonend bis minimal-invasiv vorgegangen werden. Der Gelenkersatz sollte ausdrücklich an letzter Stelle stehen und nur dann in Erwägung gezogen werden, wenn alle konservativen Maßnahmen erfolgt sind, jedoch versagt haben.
- Es besteht die Verpflichtung, im Falle einer Operationsempfehlung eine Zweitmeinung einzuholen, bevor tatsächlich operiert wird. Das erwähnte Vorgehen der Techniker Krankenkasse (Seite 32), nämlich ein unabhängiges schmerztherapeutisch ausgebildetes Team zurate zu ziehen, weist bereits in die richtige Richtung.
- Die Anwendung der multimodalen Therapie (ambulant wie stationär) sollte angeraten werden, wenn die Beschwerden länger als drei Monate anhalten oder immer wiederkehren.

und den Patienten mit widersprüchlichen Aussagen verunsichern? Was bringt es, wenn die Arthrose-Geplagten von Arzt zu Arzt rennen, ohne dass ihnen nachhaltig geholfen wird? Im schlimmsten Fall verschlechtert sich ihr Zustand, weil die Degeneration ebenso zunimmt wie die Schmerzen.
Eine interdisziplinäre und ganzheitliche Vorgehensweise, die Einzelmethoden gezielt kombiniert und individuell auf den Betroffenen abstimmt, unterscheidet das multimodale Gelenkprogramm von herkömmlichen monokausalen Behandlungskonzepten, die sich ausschließlich auf die Anatomie konzentrieren.

Das Team rund um den Patienten

Im gegenwärtigen Gesundheitssystem gibt es häufig keinen, der die Ergebnisse einzelner Untersuchungen und Therapien zusammenführt, auswertet und mit dem Betroffenen durchspricht. Daher können medizinische Maßnahmen auseinanderlaufen. Das ist im multimodalen Modell anders: Der fachübergreifende Ansatz misst dem intensiven Austausch der einzelnen Experten eine große Bedeutung bei. Im multimodalen Team arbeiten die Beteiligten bewusst zusammen. In unserem Praxisteam gibt es Therapiebesprechungen, wo die Experten gemeinsam mit dem Patienten die individuelle Vorgehensweise bei der Behandlung festlegen und die einzelnen Maßnahmen erläutern.
Sie können das genauso machen. Sie erwählen eine Fachperson zum Experten Ihres Vertrauens – ob Hausarzt, Orthopäde oder Physiotherapeut. Dieser Ansprechpartner ist ein wichtiger Begleiter in den nächsten Monaten. Er unterstützt Sie dabei, die Schmerzphasen durchzustehen, und coacht Sie, bis Ihr Körper den Anpassungsprozess vollzogen hat. Dazu holen Sie gemeinsam die anderen Experten ins Team, in dem sich alle untereinander abstimmen. Die folgenden Personen sind am multimodalen Prozess beteiligt:

Der Betroffene • ist der Hauptakteur im multimodalen Gelenkprogramm. Auch wenn Ihnen bei den einzelnen Maßnahmen Experten zur Seite stehen, geht es nicht ohne Ihre aktive Mitwirkung: Sie müssen überzeugt davon sein, dass Sie Ihr »Schicksal in die Hand nehmen« können. Sie müssen aktiv werden und durchhalten. Alle im Buch enthaltenen Informationen und Übungen nützen nichts ohne Ihre engagierte und verbindliche Teilhabe.

Der Hausarzt • nimmt in der Regel die Erstversorgung vor: Physiotherapie sowie Medikamente gegen die Entzündung und Schmerzen. Er überprüft die Blutwerte, um ursächliche Erkrankungen wie Diabetes, Kortisonüberproduktion, Schilddrüsenüber- oder Unterfunktion, Überschuss respektive Mangel an Testosteron oder Östrogen (Wechseljahre) auszuschließen. Bessert sich der Zustand nicht innerhalb von ein bis zwei Wochen, sollte er Sie zu einem Spezialisten überweisen. Da der Hausarzt seinen Patienten oft am längsten und besten kennt, ist seine begleitende Arbeit nicht zu unterschätzen: Im multimodalen Gelenkprogramm kann ihm daher die Rolle des Ansprechpartners und kompetenten Koordinators zufallen, was die Kommunikation mit anderen Fachbereichen betrifft.

Der Orthopäde • hat als erste Aufgabe die des Feuerwehrmanns: Er löscht den Entzündungsherd im Gelenk und lindert die Schmerzen. Außerdem fungiert er als Gelenkcoach und berät den Patienten bei der spezifischen Auswahl und Zusammenstellung der diversen orthopädischen Therapieoptionen.

Wir möchten Ihnen in diesem Zusammenhang raten, sich einen Behandler zu suchen, der Ihre Bedürfnisse berücksichtigt. Wenn Sie sich nicht operieren lassen wollen, sollten Sie einen möglichst großen Bogen um orthopädische Chirurgen machen. Bei der Therapierung chronischer Beschwerden sollte der Orthopäde zudem über moderne schmerztherapeutische Kenntnisse verfügen, um der Vielschichtigkeit des Leidens gerecht zu werden. Sie erkennen einen solchen Arzt daran, dass er sich nicht nur auf ein Behandlungskonzept beschränkt, sondern Ihnen ein auf Sie zugeschnittenes Programm angedeihen lässt.

Der Radiologe • leistet mit bildgebenden Verfahren wie Röntgen und Kernspin einen Beitrag zur Diagnose, die der Orthopäde erstellt. Er wird in der Regel zur Bestätigung der klinischen Untersuchung hinzugezogen. Wie bereits beschrieben setzt sich eine Diagnose aus vielen Untersuchungselementen zusammen. Ein Bild ist eines davon und rechtfertigt deshalb allein noch keine Therapie. Sollten sich in einem bildgebenden Verfahren Auffälligkeiten zeigen, Sie aber keine Schmerzen haben, ist Prävention durch eine gelenkfreundliche Lebensweise die beste Strategie.

Der Funktionsanalytiker • nimmt mithilfe einer 4-D-Vermessung der Wirbelsäule sowie des Gangbildes eine dynamische Darstellung Ihrer Bewegungsabläufe vor. Er überprüft dabei sämtliche Parameter der funktionellen Kette: von den Füßen über die Beine und die Hüfte bis zur Wirbelsäule. Hat der Orthopäde Entzündung und Schmerzen in den Griff bekommen, macht sich der Funktionsanalytiker an die Arbeit, um herauszufinden, welche mechanischen Problemstellungen (zum Beispiel O- oder X-Beine) zum Verschleiß des Gelenks beigetragen haben. Seine Ergebnisse sind die Basis, um Fehlbelastungen mit Hilfsmitteln wie Einlagen oder Orthesen auszugleichen.

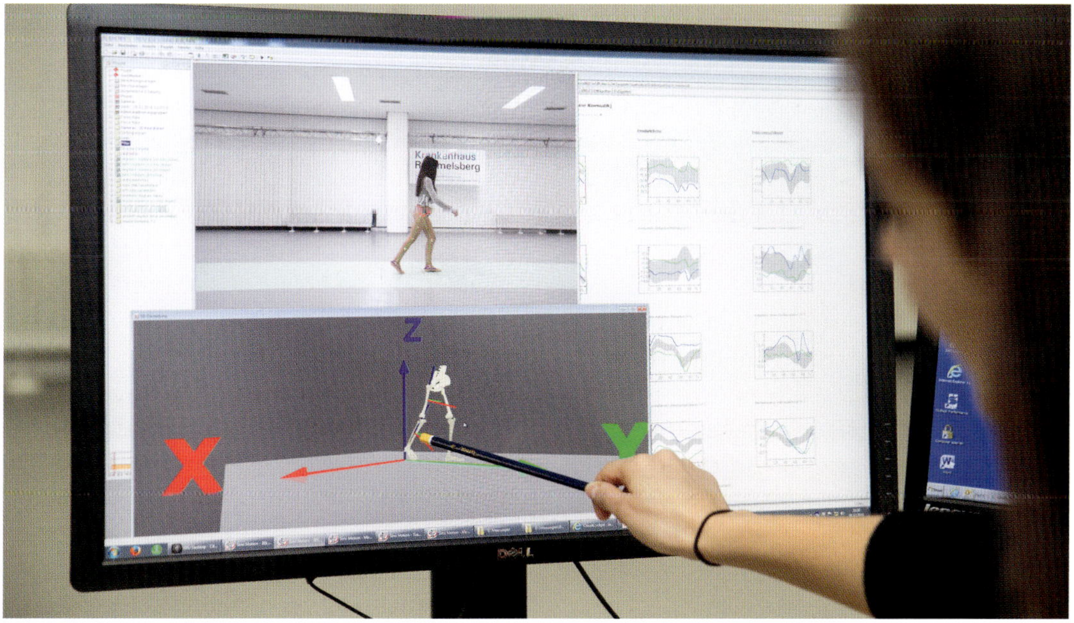

Der Physiotherapeut • arbeitet mit Ihnen daran, die funktionellen Einschränkungen und Dysbalancen des Gelenks zu vermindern oder zu beheben. Mit geeigneten Übungen und Triggertechniken mobilisiert und lockert er die versteiften Gelenke sowie die angrenzenden Muskelketten. Darüber hinaus schult er Sie in der Anwendung orthopädischer Hilfsmittel wie Bandagen und berät Sie dabei, Bewegungsstrategien beim Treppensteigen, beim schweren Heben, am Arbeitsplatz, beim Sport oder allgemein für einen gelenkschonenden Alltag zu entwickeln.

Der Sportlehrer/Sportwissenschaftler • stellt ein computergesteuertes Trainingsprogramm an Geräten zusammen, das zur Kräftigung der gelenkstabilisierenden Muskulatur dient. Darüber hinaus zeigt er Ihnen Dehnungsübungen und erarbeitet ein individualisiertes Trainingsprogramm, das Sie dann zu Hause absolvieren.

Der Psychotherapeut • beleuchtet zusammen mit Ihnen die psychosozialen Einflussfaktoren, die das Schmerzgeschehen befeuern. Im ersten Schritt ist der Psychotherapeut ein Mitdiagnostiker, weil er ungünstige Denk- und Verhaltensmuster aufdeckt. Im zweiten Schritt schult er Sie, innere Schonhaltungen aufzugeben und zu einem besseren Schmerzmanagement zu finden.

Alternative Therapeuten • können zu jedem Zeitpunkt innerhalb des multimodalen Gelenkprogramms zur seelischen und körperlichen Entspannung und Schmerzlinderung beitragen. Die folgenden Bereiche bieten sich an: Homöopathie, Traditionelle Chinesische Medizin, insbesondere Akupunktur, Massage, Thermalbäder, Osteopathie.

DAS MULTIMODALE GELENKPROGRAMM IM ÜBERBLICK

Das multimodale Gelenkprogramm ist eine Kombination aus der Teamarbeit mehrerer Experten, die für Ihre Genesung sorgen, sowie Ihrem eigenen Aktivwerden. Der Prozess ist in zwei Phasen eingeteilt, die wir Ihnen im Praxisteil des Buches genauer vorstellen.

Primärphase: Den akuten Schmerz bekämpfen und Verschleißursachen abstellen

In der ersten Phase (ab Seite 96) beseitigen Sie den Entzündungsherd, damit der Körper in Ruhe seine Anpassungsarbeit leisten kann. Mit Medikamenten und Entspannungsverfahren reduzieren Sie die Schmerzen. Und mit Physiotherapie und einem Stabilitätsprogramm bringen Sie Ihre Gelenke wieder in Bewegung. Ihr Ärzteteam hat in dieser Phase die Aufgabe, gegen die Entzündung und den Schmerz zu kämpfen, Sie bei den einzelnen Maßnahmen zu begleiten sowie dafür zu sorgen, die Dysbalancen in Ihrer Körperstatik mit geeigneten orthopädischen Hilfsmitteln auszugleichen.

Sekundärphase: Die Schmerzen bewältigen und wieder aktiv werden

Haben die akuten Schmerzen nachgelassen, geht es in der zweiten Phase (ab Seite 154) darum, ungünstiges Schmerzmanagement aufzudecken, um die wiedergewonnene Lebensqualität langfristig zu erhalten. Im Mittelpunkt steht dabei die Frage: Inwieweit tragen Sie mit bestimmten Denk- und Verhaltensweisen dazu bei, dass das Schmerzgeschehen nicht besser wird oder sich sogar noch verstärkt? Ein Kräftigungsprogramm für den muskulären Halteapparat sorgt dafür, die Belastbarkeit der Gelenke nachhaltig zu erhöhen. Tipps zu Gewichtsmanagement sowie eine entzün-

Was Sie erwartet

Multimodalität (also Therapievielfalt) ist ein wesentlicher Erfolgsfaktor für Ihre Gelenkgesundheit. Dies ist die zentrale Botschaft, für die wir Sie gewinnen möchten – Ihren Gelenken und Ihrer Lebensqualität zuliebe. Auf Basis des biopsychosozialen Modells und unter Berücksichtigung eines interdisziplinären Vorgehens ergeben sich die folgenden Programmbausteine, die Sie gemeinsam mit Ihrem Arzt in den Fokus nehmen sollten:

- Neueste Erkenntnisse aus der Arthrose- und Schmerzforschung, die Sie zur Aufklärung und Schulung im Umgang mit dem Beschwerdebild benötigen.
- Gezielte Stabilitäts- und Kräftigungsprogramme für die an der Bewegung beteiligten Gelenkpartner.
- Modernste medikamentöse Verfahren zur Entzündungsbekämpfung und Schmerzlinderung.
- Entspannungsübungen, um die Schmerzwahrnehmung spürbar zu reduzieren.
- Anleitungen und Übungen, um schmerzerhaltende oder -verstärkende Denk- und Verhaltensweisen abzustellen.
- Tipps und Empfehlungen für eine nährstoffreiche und entzündungshemmende Ernährungsweise, die auch zum Optimalgewicht führt.
- Anregungen für einen gelenkschonenden Alltag.

dungshemmende Ernährung runden diese Phase ab. Leider wird die Arthrose trotz aller Forschungserkenntnisse in der Öffentlichkeit nicht als Schmerzkrankheit wahrgenommen. In der Folge hat sich der multimodale Therapieansatz bei Ärzten wie Patienten noch nicht durchgesetzt. Ein Blick ins Internet zeigt ein enges und oft einseitiges Behandlungsspektrum für ein erwiesenermaßen multifaktorielles Problem: Bewegung und Medikamente bei leichten bis mittleren Beschwerden und Operationen, wenn die Schmerzen zunehmen oder immer wiederkommen. Jenseits davon verfügen Ärzte in Deutschland häufig noch über kein klares Konzept zur Behandlung chronischer Arthrose oder keine ausreichenden schmerztherapeutischen Kenntnisse. Dazu muss man wissen, dass die Berufsbezeichnung Schmerztherapeut in Deutschland nicht über eine Facharztausbildung, sondern über eine berufsbegleitende Zusatzqualifikation erworben wird.

Stationär oder ambulant

Die multimodale Therapie lässt sich ambulant oder stationär durchführen. Verfügt Ihr Arzt über fachübergreifende Strukturen, um mit einem Expertenpool ganzheitlich zusammenzuwirken, kann eine ambulante Behandlung ausreichen. Falls Ihre Gelenkschmerzen sehr stark chronifiziert sind, mag eine stationäre Therapie in einer Schmerzklinik angezeigt sein. Dann braucht es eine intensivere Betreuung, um die Verursacher und Verstärker der Beschwerden zu erkennen und zu beseitigen. Die Überweisung zur stationären Therapie basiert vor allem auf den folgenden Kriterien: Sie haben länger als drei Monate Schmerzen. Der Schmerzgrad liegt auf der Skala bei etwa 8 (Seite 99) und eine ambulante Behandlung hat stattgefunden, aber der Schmerz ist schnell wiedergekommen.

Stimmt der Patient einer stationären Behandlung zu, überweist der Arzt gesetzlich Versicherte an ein entsprechendes Zentrum. Für Privatversicherte muss er einen Antrag an die Krankenversicherung stellen.
Eine stationäre multimodale Gelenktherapie kostet für acht bis neun Tage etwa 3500 Euro. Innerhalb dieses Zeitraums gelingt es in der Regel, mit verschiedenen Verfahren den Initialschmerz zu lösen und erste Strategien hin zu einem günstigeren Schmerzmanagement zu erlernen. Wir wissen, dass die interdisziplinären Maßnahmen nicht nur genauso effektiv sind, sie stehen auch in keinem Verhältnis zu den Kosten für einen Gelenkersatz, der im Vergleich dazu viermal so hoch ist und überdies zahlreiche Risiken birgt. Die Behandlungskosten sinken darüber hinaus in den Folgejahren, weil die multimodale Therapie dem Leitgedanken der Nachhaltigkeit folgt und die Patienten auf allen Ebenen zu einer gelenkschonenden Lebensweise anleitet.

Endlich umdenken

Leider tragen die bereits angesprochenen finanziellen und zeitlichen Zwänge in unserem Medizinsystem dazu bei, dass Betroffenen eine nur unzureichende ambulante Behandlung angeboten wird. Ist das oft enge Spektrum von Behandlern ausgereizt, kommt es vorschnell zu einer Operation. Aus diesem Grund ist ein Umdenken seitens der Betroffenen, der Ärzte und der Versicherer gefragt. Einige Krankenversicherungen, wie zum Beispiel die TKK mit ihrer Zweitmeinungspolitik, sind zukunftsweisend. Dennoch wünschen wir uns gerade seitens der gesetzlichen wie auch der privaten Versicherer noch viel mehr Unterstützung zum Wohle der Beitragszahler, die ein Anrecht auf eine möglichst schonende und zugleich effiziente Behandlung haben.

NATUR UND ZEIT – IHRE VERBÜNDETEN

»Der Arzt behandelt, die Natur heilt«, so ein Zitat, das Hippokrates, dem berühmten griechischen Arzt des Altertums, zugeschrieben wird. Besser könnte man die Philosophie dieses Buches nicht zum Ausdruck bringen: Als Orthopäden sehen wir unsere Aufgabe darin, die natürlichen Selbstheilungsmechanismen des Körpers zu unterstützen und ihn gegebenenfalls, wenn er den Regenerationsprozess nicht (mehr) von allein schafft, mit geeigneten therapeutischen Maßnahmen bei seiner Aufgabe zu unterstützen. Im Vordergrund steht dabei immer die Bekämpfung der Entzündung und die Schmerzlinderung, damit Sie schnellstmöglich wieder aktiv werden. Zu lange Krankschreibung und Schonverhalten sind Gift für Ihre Gelenke. Ruhigstellung bei Gelenkbeschwerden, hieß es früher in der Medizin. Doch diese Ansage ist längst überholt! Schonung ist zwar in der Akutphase wichtig, aber nur für ein paar Tage. Danach gilt es, auf allen Ebenen in Maßen in Bewegung zu kommen. Sie sollten sich nicht ins Bett legen, sondern im wahrsten Sinne der Worte so schnell wie möglich wieder auf die Beine kommen.

Gut Ding will Weile haben

Auf der Zeitachse sind wir als Orthopäden erfahrungsgemäß fast immer erfolgreich, weil die aufeinander abgestimmten Bausteine des multimodalen Gelenkprogramms – von Medikamenten über Bewegung und Ernährung bis hin zu verhaltensmedizinischen Maßnahmen – über kurz oder lang dazu beitragen, Ihr Wohlbefinden wiederherzustellen. Da sich die Arthrose, abgesehen von den Chancen der Stammzellentherapie (ab Seite 39), nicht rückgängig machen lässt, muss Ihr Körper lernen, mit dem Verschleiß zu leben und sich mithilfe

Vertrauen Sie Ihrem Körper

Arthrose ist keine Krankheit, gegen die Sie machtlos sind, sondern eine Verschleißerscheinung, der jeder Mensch im Laufe seines Lebens unterliegt. Ihr Körper kann sich damit arrangieren. Er ist gewissermaßen ein Wunderheiler. Die regenerativen Prozesse, die sich im Verborgenen in Ihrem Organismus abspielen, sind nicht zu unterschätzen. Drei von vier Patienten finden unserer Erfahrung nach wieder zu einer guten Lebensqualität, auch wenn sie die Operation ablehnen, die ihnen bereits angeraten wurde.

der körpereigenen Mechanismen daran anzupassen. In anderen Worten: Damit die Natur ihre Wirkung zeigen kann, braucht sie Zeit. Lassen Sie es uns noch einmal wiederholen: Heilung bedeutet in der Orthopädie Anpassung und Schmerzlinderung. Ist ein Betroffener geheilt, wenn er ein »gutes« Röntgenbild, aber trotzdem Schmerzen hat? Nein! Heilung hat stattgefunden – und das gilt für die Gelenke genauso wie für die Wirbelsäule –, wenn der Betroffene sagt: »So kann ich wieder gut leben.« Aus unserer Sicht spielt es keine Rolle, ob die Arthrose landläufig als unheilbar gilt, solange wir mit den uns zur Verfügung stehenden Mitteln dafür Sorge tragen, den Körper bei seiner Kompensationsarbeit zu unterstützen und den Patienten die Schmerzen zu nehmen. Die Schmerzmedizin kann dabei heutzutage auf zahlreiche therapeutische Möglichkeiten zurückgreifen, wie Sie noch lesen werden.

Auch wenn sich die Degeneration nicht rückgängig machen lassen mag, ist Arthrose keine tödliche Krankheit. Der Verschleiß im Gelenk bedroht zu keinem Zeitpunkt Ihr Leben, wie es bei einem Herzinfarkt, einem Hirnschlag oder einem Tumor der Fall sein kann. Es handelt sich vielmehr um ein mechanisches Problem, das uns früher oder später alle trifft. Man kann nicht davon ausgehen, dass die Gelenke eines 70-Jährigen so intakt sind wie bei einem jungen Menschen. Eine gewisse Abnutzung im Laufe des Lebens ist normal und muss nicht unbedingt Schmerzen nach sich ziehen.

Der Kernpunkt: OP oder nicht

Es bleibt die zentrale Frage, die wir deswegen hier so häufig ansprechen – in der Hoffnung, Ihnen dieses in der Arthrose-Therapie innovative multimodale Herangehen ans Herz zu legen. Nicht selten kommen Patienten zu uns mit der Frage, ob sie sich – wie von einem anderen Arzt vorgeschlagen – operieren lassen sollen. Überprüfen wir dann die konservativen Maßnahmen, die bereits erfolgt sind, stellt sich in einem Großteil der Fälle heraus, dass nicht alles, was der modernen Schmerztherapie zur Verfügung steht, versucht worden ist. Sei es, dass der Patient zwar medikamentös behandelt wurde, aber eine nachhaltige muskuläre Stabilisierung und Kräftigung ausblieb. Sei es, dass er nur eine einmalige Injektion bekam, die aber keine dauerhafte Wirkung zeigte. Sei es, dass mehrere konzeptlos vermischte Therapiemodule fruchtlos blieben.
Die Wahrnehmung der Arthrose ist der Schmerz – und der entsteht im Kopf. Wenn Ihr Arzt nicht sofort zum Messer greift und Sie bereit sind, aktiv zu werden, dann stehen Ihnen mehr Möglichkeiten zur Verfügung, um auf das Schmerzgeschehen Einfluss zu nehmen, als Sie vielleicht glauben. Sind Sie bereit?

Richten Sie Ihre Aufmerksamkeit auf die Fortschritte, die Sie machen. Und erfreuen Sie sich daran.

Kurz-, mittel- und langfristig

In unserer schnelllebigen Zeit fällt es vielen schwer, den Kräften der Natur beim Wirken zuzuschauen. Sicher, es ist nicht leicht auszuhalten, dass es im Genesungsprozess mal besser und mal schlechter vorangeht. In den nächsten Wochen bis Monaten werden sich beschwerdefreie Phasen mit Intervallen abwechseln, in denen Ihnen Ihre Gelenke zu schaffen machen. Lassen Sie sich davon nicht entmutigen! Entscheidend ist, dass sich die schmerzarmen oder völlig beschwerdefreien Phasen ausdehnen. Haben Sie Geduld mit Ihrem Körper und bleiben Sie am Ball! Durchhalten zahlt sich aus!

Das multimodale Gelenkprogramm besteht aus kurz-, mittel- und langfristigen Maßnahmen, die so zusammengestellt sind, dass Sie »bei der Stange« bleiben, denn nicht alle Ihre Bemühungen zeitigen sofortigen Erfolg. Mit Injektionen, Physiotherapie und dem Stabilitätsprogramm ab Seite 126 lassen sich die Schmerzen spürbar schnell lindern, während Gewichtsverlust, Muskelkräftigung oder eine Ernährungsumstellung über einen gewissen Zeitraum erarbeitet werden müssen, um den gewünschten Effekt zu erreichen. Ein Fußballspiel entscheidet sich nicht in zwei, sondern in 90 Minuten. Es geht darum, die volle Spielzeit

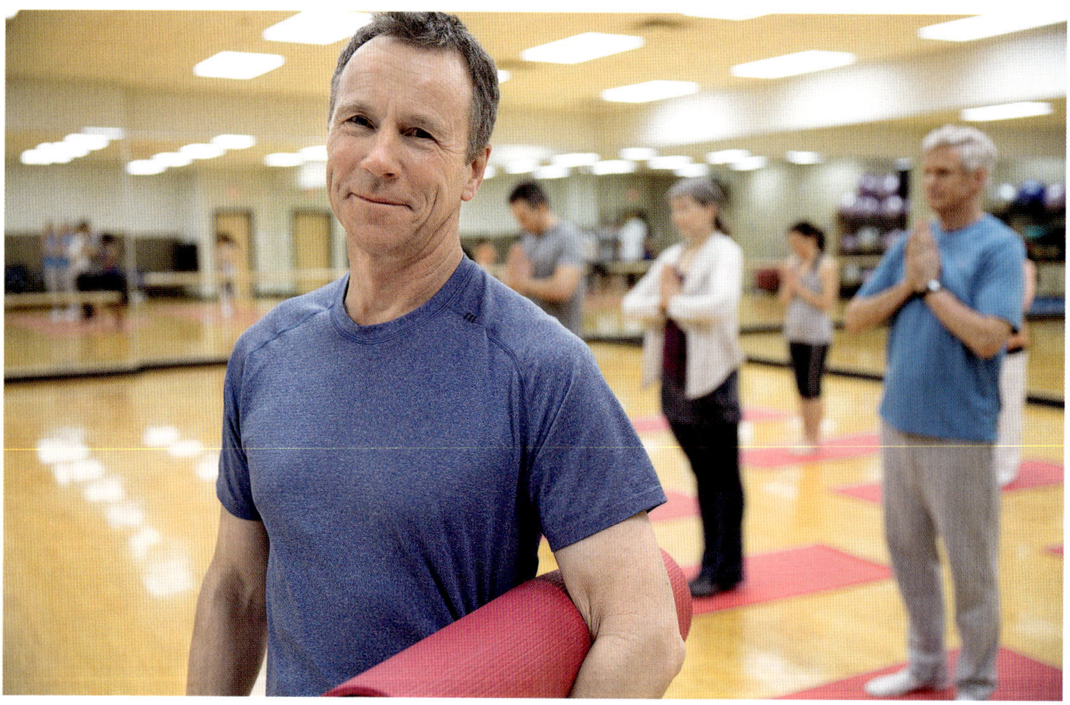

durchzuhalten – und manchmal braucht es sogar eine Verlängerung. Konzentrieren Sie sich immer wieder darauf, dass Sie etwas Gutes für sich tun und Ihre Gesundheit aktiv in die Hand nehmen. Positive Gefühle begünstigen den Genesungsprozess, weil sie schmerzlindernd wirken. Und sie tragen Sie über schwierige Zeiten hinweg, die es im Laufe des Programms ebenfalls geben wird. Genießen Sie jeden noch so kleinen Erfolg!

Was hilft, ist richtig

Wie bereits gesagt gibt es keine einheitlichen Leitlinien bei der Therapie von Arthrose. Häufig verfügen die behandelnden Ärzte weder über ein klares Behandlungskonzept für chronische Gelenkbeschwerden noch über fachübergreifende Strukturen, die einen multimodalen Austausch mit Experten anderer Fachrichtungen gewährleisten. Die OP-Lastigkeit sowie die ungünstigen Abrechnungsverfahren in unserem Gesundheitssystem erschweren es den Betroffenen, sich im Therapiedschungel zurechtzufinden. Wir wollen hier weder Ärzte noch Behandlungsmethoden anprangern. Unsere Aufgabe bei der Therapie von Gelenkbeschwerden ist es einerseits, Sie für die breite Palette von Möglichkeiten jenseits eines operativen Eingriffs zu sensibilisieren – und zwar auch noch in einem fortgeschrittenen Stadium des Verschleißes. Ihr Wohlbefinden ist daher der Gradmesser im multimodalen Programm. Wir sind der tiefen Überzeugung: Was hilft, ist richtig. Was nicht hilft, ist nicht richtig. Und nur Sie allein merken den Unterschied. Andererseits möchten wir Ihnen vor Augen führen, dass Ihr Beschwerdebild individuell ist und sich nicht mit dem anderer uber einen Kamm scheren lässt. Wie schnell die Anpassungsfähigkeit Ihres Körpers vorangeht, hängt von vielen Komponenten ab: von Ihrem Gesamtzustand ebenso wie von Ihrem Engagement während des Programms und Ihrer Einstellung. Deshalb kann man Behandlungserfolge auch nicht eins zu eins vergleichen. Lassen Sie sich nicht von anderen verunsichern. Was Ihnen guttut, ist entscheidend. Konzentrieren Sie sich am besten auf Ihre eigenen Erfahrungen und Fortschritte. Kein Mensch gleicht dem anderen, jeder hat eine individuelle Gesundheits- und Krankheitsgeschichte, die in den Therapieprozess mit einbezogen werden muss – und das geht am besten mit einem interdisziplinären und multimodalen Ansatz sowie mit sehr viel Einfühlungsvermögen auf allen Seiten.

AUS DER PRAXIS

»In meiner Zeit als Assistenzarzt im Krankenhaus kam es manchmal vor, dass mehrere Patienten, die am selben Tag den gleichen Gelenkersatz, zum Beispiel in der Hüfte, bekommen hatten, in einem Krankenzimmer lagen. Diese Menschen verglichen dann ihre Fortschritte untereinander und jeder wollte so sein wie der, dem es bereits kurz nach dem Eingriff am besten ging. Das ist jedoch kontraproduktiv, weil jeder Mensch eine individuelle Beschwerdegeschichte und Schmerzwahrnehmung hat und sich dementsprechend auch der Genesungsprozess individuell gestaltet. In der Folge muteten sich die einen zu viel zu, die anderen beklagten sich oder forderten mehr Medikamente ein. Bitte lassen Sie sich nicht von anderen verunsichern und setzen Sie sich auch nicht mit zu hohen Erwartungen zusätzlich unter Druck. Nehmen Sie sich die Zeit, die Ihr Körper braucht.«

Dr. Willibald Walter

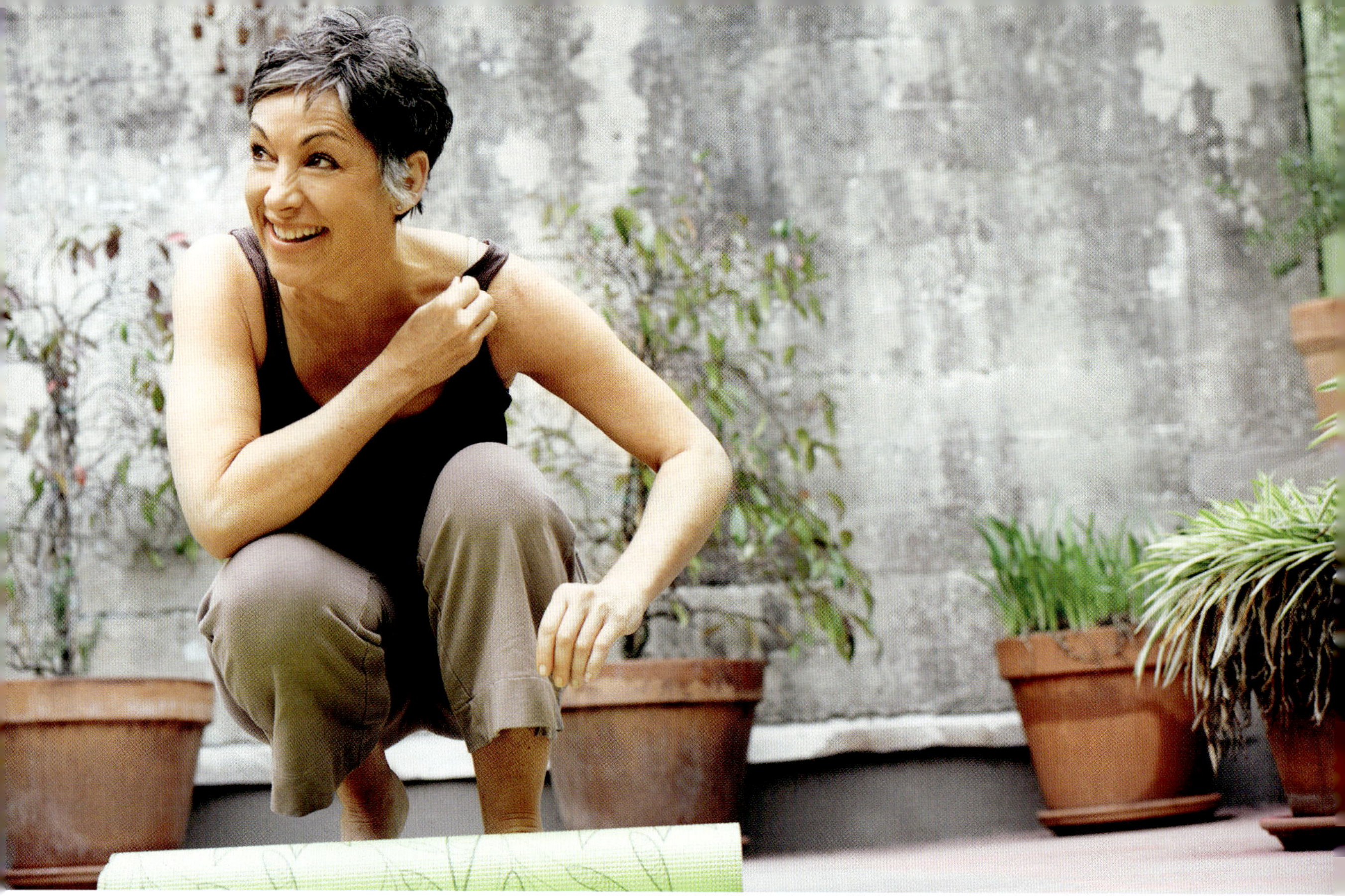

ERFOLGSFAKTOR SELBSTWIRKSAMKEIT

Sie sind der wichtigste Beteiligte im multimodalen Gelenkprogramm. Wenn Sie auf allen Ebenen in Bewegung kommen, kann der Anpassungs- und Regenerationsprozess des Körpers erfolgen.

Menschen mit chronischen Arthrose-Beschwerden berichten immer wieder, wie schrecklich sie den zunehmenden Kontrollverlust über ihren Körper empfinden. Das ist nicht verwunderlich, weil die schmerz- und funktionsbedingten Einschränkungen das Selbstbild eines aktiven Menschen erschüttern. Die Gelenke machen immer weniger mit, man bewältigt den Alltag nicht mehr so wie früher und muss sich vielleicht auch noch helfen lassen. So etwas sorgt für Verunsicherung, Unzufriedenheit, Gereiztheit, Ängste und manchmal sogar Depressionen – Emotionen, die, wie Sie mittlerweile wissen, die Schmerzwahrnehmung verstärken.

Menschen, die lange oder immer wieder unter Gelenkschmerzen leiden, fühlen sich oft hilflos und glauben, machtlos gegen die Schmerzen zu sein. Die Psychologie kennt dafür den Begriff »externale Kontrollüberzeugung«. Während der schmerzfreie Mensch davon ausgeht, dass er sein Leben selbst steuern kann, denken Schmerzkranke, diese Kontrolle sei ihnen entzogen und nur die Medikamente, der richtige Arzt oder Physiotherapeut könnten positiven Einfluss auf den Schmerz nehmen – wenn überhaupt.

DIE KONTROLLE ZURÜCKGEWINNEN

Ihr Arzt kann die Schmerzen medikamentös beseitigen und Ihren Körper dabei unterstützen, die Entzündung zu besiegen und sich an die Degeneration im Gelenk anzupassen. Danach kommt alles auf Sie an: Denn nur Sie können gelenkschädigende Lebensgewohnheiten abstellen. Nur Sie können schmerzverstärkende Denk- und Verhaltensweisen verändern, die den Verschleiß und die Schmerzen begünstigen. Nur Sie können mit Aktivität auf allen Ebenen verhindern, dass sich der Schmerz im Kopf festsetzt und Sie auf Dauer lähmt.
Die Art und Weise, wie Sie mitarbeiten, sowie die Konsequenz, mit der Sie die einzelnen Therapiebausteine befolgen, ist für den Erfolg des Programms entscheidend. Es braucht Ihre aktive Mitwirkung. Sie können, ja Sie müssen ganz viel selbst tun, um den Verschleiß zu stoppen und den Schmerz zu bewältigen. Es ist vor allem Ihre Aufgabe.
Mit dem multimodalen Gelenkprogramm wollen wir Ihnen auf der Basis des Expertenwissens aus unterschiedlichen Disziplinen eine Anleitung zur Selbsthilfe geben. Der Arzt ist in dieser Zeit Ihr Verbündeter, der die Entzündung im Gelenk bekämpft und Ihnen mit Fachwissen, Rat und Tat zur Seite steht. Aber Sie tragen die Verantwortung für Ihre Gelenkgesundheit und bleiben deshalb zu jedem Zeitpunkt der Chef: Sie entscheiden, was Ihren Gelenken guttut und was nicht. Sie legen fest, inwieweit Sie Ihre Komfortzone verlassen können und wie weit Sie dabei gehen wollen. Dabei können Sie sich bei jedem Schritt auch Expertenhilfe von außen holen. Außerdem leitet Sie dieses Buch bei allen Therapiebausteinen detailliert an.

SELBSTTEST: GEWISSENSFRAGE

Sind Sie bereit, im Rahmen des multimodalen Gelenkprogramms die nötigen Schritte einzuleiten, um Ihre Gelenke optimal zu unterstützen? Nehmen Sie sich ein bisschen Zeit, um in sich hineinzuhorchen, bevor Sie diese Frage beantworten.

☐ Ja
☐ Nein

Sie haben Ja angekreuzt? Sehr gut, dann lesen Sie am besten gleich weiter und starten die ersten Maßnahmen im Therapieprogramm.

Sie haben Nein angekreuzt? Dann gehen Sie noch einmal in sich mit den folgenden Fragen: Ist Ihnen das Therapieprogramm vielleicht zu aufwendig, weil die vielfältigen Maßnahmen nicht im Verhältnis zu Ihren Beschwerden stehen? Sollte das der Fall sein, bedenken Sie, dass Prävention die beste Medizin für Ihre Gelenke ist. Alles, was Sie jetzt tun, stoppt den Verschleiß und sorgt für mehr Beweglichkeit sowie weniger Schmerzen in der Zukunft. Überlegen Sie, ob Sie sich das wert sein wollen.

Ihr Arzt, Ihr Partner

Auch wenn Sie der Hauptakteur bei der Bewältigung Ihrer Beschwerden sind, heißt das nicht, dass Sie alles allein machen müssen. Der Arzt ist im multimodalen Programm Ihr Partner.
Im ersten Schritt bekämpft er den Entzündungsherd im Gelenk. In der anschließenden fachübergreifenden Analyse der vielfältigen Faktoren, die zu dem Gelenkverschleiß geführt haben oder die Schmerzen verursachen, ist er Ihr Berater, der Sie gegebenenfalls mit Experten aus anderen Fachrichtungen verknüpft. Dabei behalten Sie zu jeder Zeit die Fäden in der Hand.
Für das Gelingen des multimodalen Programms gehört deshalb auch die Entscheidung für oder gegen einen Arzt. Informieren Sie sich, welcher Behandlungsphilosophie der von Ihnen ausgewählte Arzt folgt. Propagiert er bereits auf der Homepage oder im Erstgespräch chirurgische Maßnahmen, ist er vielleicht nicht der ideale Begleiter bei einer multimodalen Vorgehensweise.

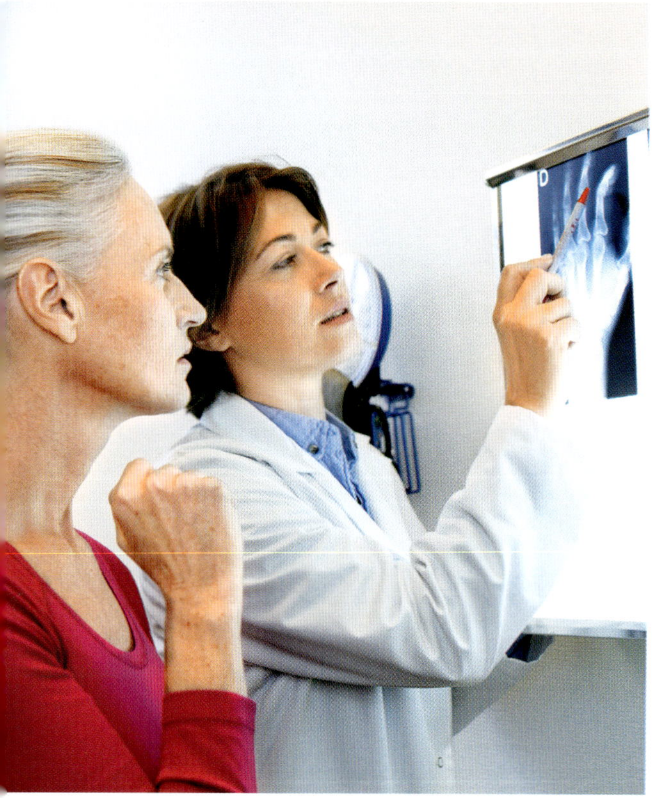

Notieren Sie sich vor dem Arztgespräch in Stichpunkten, welche Fragen, Sorgen und Ängste Sie beschäftigen. Manche unserer Patienten sagen bereits beim Kennenlernen: »Ich will auf keinen Fall operiert werden!« Wir können diese Entschlossenheit nur begrüßen. Mit einem eindeutigen Standpunkt schaffen Sie von vornherein Klarheit. Auch vor dem Hintergrund, dass sich 75 Prozent der Operationen zum Gelenkersatz mit dem multimodalen Programm sehr viel länger, als Sie oder Ihr Arzt meinen, hinauszögern oder im besten Fall ganz vermeiden lassen.
Ein guter Arzt hört auf Sie und berücksichtigt Ihre Wünsche und Bedürfnisse. Er weiß, wie wichtig die aktive Mitwirkung des Patienten im Therapieprozess ist, und schafft neben den fachlichen auch die emotionalen Voraussetzungen dafür, dass Sie sich wohlfühlen und zu jeder Zeit Eigenverantwortung übernehmen können. Er will gemeinsam mit Ihnen entscheiden, was richtig und gut für Sie ist.
Nehmen Sie die Arztsuche also wichtig und finden Sie jemanden, dem Sie vertrauen – und der Sie auf multimodaler Ebene unterstützt.
Er will nicht etwas an Ihrer Anatomie verändern, sondern mit den Mitteln der modernen Schmerztherapie die Selbstheilungskräfte des Körpers aktivieren oder, falls das nicht gelingt, sie medikamentös reproduzieren. Das heißt konkret:

- die Durchblutung verbessern, damit die Entzündungsstoffe im Gelenk abfließen,
- das Gewebe zum Abschwellen bringen,
- die Schmerzen beseitigen.

SELBSTTEST: DEN PASSENDEN ARZT AUSWÄHLEN

Mit dem Kauf dieses Buches haben Sie sich entschieden, den konservativen Methoden eine Chance zu geben, um Ihr Wohlbefinden wieder zu steigern und einen Gelenkersatz zu umgehen. Den richtigen Experten dazu zu finden, ist nicht immer leicht. Ihr Genesungsprozess ist gefährdet, wenn Sie Ihrem Arzt misstrauen. Mit den folgenden zehn Fragen finden Sie heraus, ob Sie an der richtigen Adresse sind. Kreuzen Sie das Zutreffende an. Haben Sie weniger als neun Kreuzchen gemacht, sollten Sie Ihre Arztwahl im Hinblick auf eine Begleitung beim multimodalen Gelenkprogramm noch einmal überdenken.

- ☐ Mein Arzt geht davon aus, dass Gelenkverschleiß vielfältige Ursachen und Einflussfaktoren haben kann.
- ☐ Er weiß um die Selbstheilungs- und Anpassungsfähigkeit des Körpers, deshalb liegt der Schwerpunkt seines Wirkens auf einer ganzheitlichen und individuellen Schmerztherapie.
- ☐ Ich fühle mich in der Praxis und während der Behandlung wohl.
- ☐ Der Arzt nimmt sich ausreichend Zeit für das Gespräch und die Untersuchung.
- ☐ Ich fühle mich von ihm ernst genommen in meinen Beschwerden.
- ☐ Die bildgebenden Verfahren sind ein Bestandteil der Diagnose, aber nicht der einzige.
- ☐ Mein Arzt verfolgt ein klares Therapiekonzept, über das er mich aufklärt.
- ☐ Ich kann das Therapiekonzept nachvollziehen und stehe voll hinter der Vorgehensweise.
- ☐ Die Behandlung ist individuell und spezifisch auf meine persönlichen Bedürfnisse abgestimmt.
- ☐ Mein Arzt verfügt über ein Netz aus Spezialisten, mit denen er sich im Rahmen der Ursachenaufdeckung austauscht.

Wo finde ich einen passenden Arzt?

Diese Frage lässt sich nicht leicht beantworten. Recherchieren Sie im Internet, überprüfen Sie die Angebotspalette des Arztes auf seiner Homepage, stellen Sie kritische Fragen bereits beim Erstgespräch und gehen Sie wieder, wenn Ihr Bauchgefühl sagt, dass Sie dort nicht die Behandlung finden, die Sie wünschen.
Sie können sich auch mit Ihrer Versicherung beraten. Einige Versicherer bieten ja bereits einen Zweitmeinungsservice an, vielleicht kann man Ihnen auch eine Empfehlung für das multimodale Modell geben. Ob Ihr Hausarzt über eine diesbezügliche Expertise verfügt, hängt davon ab, welche Aus- und Fortbildungen er absolviert hat. Sie finden in diesem Buch viele Informationen und Anregungen, um Aussagen des Arztes kritisch zu hinterfragen und auf dem Genesungsweg eigenverantwortlich Entscheidungen zu treffen. Wichtig ist, dass Sie nicht bei einem Arzt bleiben, bei dem Sie sich nicht wohl oder in Ihren Bedürfnissen nicht ernst genommen fühlen.

Die wichtigsten Diagnosemethoden im Überblick

Um den Ursachen und Einflussfaktoren der Arthrose auf den Grund zu gehen, stehen Ihrem Arzt und den Experten im multimodalen Team eine Reihe von diagnostischen Möglich-

Klingt Ihnen all das sehr aufwendig? Wenn Sie genesen wollen, müssen Sie die Gelenkgesundheit zu Ihrem Projekt machen. Es lohnt sich!

keiten zur Verfügung. Aus ärztlicher Sicht sind folgende Schritte zu empfehlen, mit denen sich das individuelle Beschwerdebild vollständig verstehen lässt und auf Sie zugeschnittene Maßnahmen abgeleitet werden können.

Das Gespräch • Der persönliche und offene Dialog zwischen Patient und Arzt ist ein wichtiger Bestandteil der Diagnosefindung. Mit gezielten Fragen versucht der Arzt, das multifaktorielle Beschwerdebild einzukreisen: Unter welchen Symptomen leidet der Betroffene? Wo genau tut es weh? Schmerzen die Gelenke morgens beim Anlaufen? Werden die Beschwerden besser durch Wärme oder Kälte? Wie lange bestehen die Schmerzen bereits? Gibt es Fälle von Arthrose in der Familie? Inwieweit könnte die Lebensweise auf die Beschwerden Einfluss nehmen?
Eine gute Therapie kennt kein Schwarz-Weiß-Denken! Im Gespräch fügen sich die Ergebnisse aus Informationen vom Patienten selbst, aus Untersuchungen und bildgebenden Verfahren zu einem Gesamtbild zusammen.

Die körperliche Untersuchung • Auf das Erstgespräch folgt die körperliche Untersuchung. Der Arzt schaut sich die Haltung sowie das Bewegungsbild des Patienten an: Wie geht und steht er? Wie beweglich ist er? Wie bückt er sich? Wie weit kann er in die Knie gehen? Zudem tastet er die markanten Knochenpunkte, das Gelenk, die umliegenden Muskeln und Sehnen ab. Der an bestimmten Stellen entstehende Druckschmerz liefert ihm Aufschluss darüber, ob beispielsweise ein Gelenkerguss oder Schwellungen in den Weichteilen vorliegen. Außerdem nimmt er einige funktionelle Tests vor, um Flexibilität, Muskelkraft, Reflexe und Sensibilität der Haut zu überprüfen. Aus all dem kann der Experte wesentliche Schlüsse auf die geeigneten Therapiemaßnahmen ziehen, die ein bildgebendes Verfahren nicht abdecken würde.

Sonografie • Ultraschall ist das Diagnosemittel der Wahl, um einen Erguss im Gelenk festzustellen. Ein Verschleiß am Knorpel lässt sich damit allerdings nicht erkennen. Aber die Methode ist hervorragend geeignet im Schulterbereich, weil das oberflächlich liegende Gewebe mit der Sonografie sehr gut beurteilt werden kann und dort bei der Schmerzentstehung nicht der Knorpel und die Knochen im Vordergrund stehen.

Röntgenuntersuchung • Auf einem Röntgenbild sind nur Schädigungen in den knöchernen Strukturen zu erkennen, sei es die Verschmälerung des Gelenkspalts oder Formveränderungen, eine Verdichtung des Knochengewebes, Wucherungen (Osteophyten), kleine mit Gelenkflüssigkeit gefüllte Hohlräume, Zysten am Knochen oder Einlagerungen von Stoffwechselendprodukten wie Harnsäure. Nicht zu erkennen ist mit diesem Verfahren der arthrosespezifische Knorpelabrieb, da dieses Gewebe anders als die Knochen durchlässig für die Röntgenstrahlung ist.

Kernspin-/Magnetresonanztomografie • Die MRT-Untersuchung ist das einzige diagnostische Medium zur Abbildung von Knorpel, Weichteilen, Bändern, Sehnen, Muskeln und lokalen Entzündungsreaktionen. Zur noch besseren Darstellung eignet sich mitunter die Gabe von Kontrastmittel.
Dieses bildgebende Verfahren ist unschädlich, weil es im Gegensatz zum CT, der Computertomografie, ganz ohne Röntgenstrahlen auskommt.
Sie liegen während der 20- bis 40-minütigen Untersuchung auf einer beweglichen Bahre, die in eine Magnetröhre geschoben wird. Wegen der lauten Geräusche und der Enge innerhalb der Röhre empfinden manche Menschen diese Untersuchung als unangenehm.

Die Kunst der Bildinterpretation

Die bildgebenden Verfahren sind immer nur so gut wie der Arzt, der sie auswertet. Röntgen- und MRT-Aufnahmen sind nur ein einziger Bestandteil des Untersuchungsprozesses. Es ist die Aufgabe des Arztes, die einzelnen Untersuchungsergebnisse zu einem Gesamtbild zusammenzufügen, mit dessen Hilfe er die wichtigen von den unwichtigen Befunden trennt und zu einer passgenauen Therapie findet. Fokussiert er sich ausschließlich auf das Röntgen- oder MRT-Bild, liegt die Gefahr nahe, dass er am Problem vorbei behandelt.

Funktionsanalyse • Um funktionelle Beschwerdeursachen wie Beckenschiefstand, Beinlängenunterschiede oder Gelenksblockierungen aufzudecken, lässt sich die Haltung des Patienten mit einer Gang- und Laufbildanalyse aus verschiedenen Perspektiven per Video analysieren. State of the Art ist die sogenannte 4-D-Vermessung der Wirbelsäule, auch Video-Raster-Stereografie (VRS) genannt, die eine vierdimensionale Abklärung von anatomischen Veränderungen und Dysbalancen ermöglicht.

Laboruntersuchung • Der degenerative Gelenkverschleiß an sich lässt sich nicht über Laborwerte ermitteln. Es lässt sich aber über die Entzündungswerte erkennen, ob die Arthrose akut ist. Eine Diagnostik via Blut- oder Urinuntersuchungen dient zudem zur Abgrenzung von Infektionen und Krankheiten wie Osteoporose, rheumatoider Arthritis oder auch Gicht.

Psychotherapeutische Maßnahmen • Stehen Schmerz und Arthrose-Grad nicht in einem passenden Verhältnis, stellt sich die Frage, inwieweit ein gestörtes Schmerzmanagement die Beschwerden verstärkt und ob der Betroffene aufgrund seines lang anhaltenden Leidens eventuell ein Schmerzgedächtnis ausgebildet hat. Sollte das der Fall sein, kommt ein psychotherapeutischer Partner zum Einsatz, der den Patienten über schmerzverstärkende Denk- und Verhaltensweisen aufklärt und ihn dabei unterstützt, individuelle Bewältigungsstrategien zu entwickeln, die die Schmerzwahrnehmung eindämmen.

SELBSTTEST: IHRE EINSTELLUNG ZUM THERAPIEERFOLG

Wie groß ist Ihre Bereitschaft für das multimodale Gelenkprogramm? Kreuzen Sie von den folgenden Aussagen die an, die auf Sie am ehesten zutrifft:

- ☐ **A** Ich kann und will dazu beitragen, dass mein Körper sich mit dem Verschleiß arrangiert und sich die Schmerzen deutlich bessern.
- ☐ **B** Ich glaube fest daran, dass ich die Schmerzen überwinden kann.
- ☐ **C** Ich bin skeptisch, dass es für meine Arthrose überhaupt eine Aussicht auf Besserung gibt.
- ☐ **D** Ich glaube nicht, dass ich selbst etwas zu meiner Gelenkgesundheit beitragen kann.
- ☐ **E** Ich fürchte, dass meine Beschwerden immer schlimmer werden.
- ☐ **F** Ich denke, dass ich nicht um ein künstliches Gelenk herumkomme.

Auswertung

A und B: Gratulation! Sie sind von Ihrer Eigenverantwortung und Selbstwirksamkeit überzeugt. Das ist die ideale Voraussetzung, um die Therapiemaßnahmen konsequent umzusetzen und Ihre Schmerzwahrnehmung positiv zu beeinflussen. Bitte behalten Sie diese zuversichtliche Einstellung bei und helfen Sie damit möglichst auch anderen Betroffenen, indem Sie Ihre Erfahrungen kommunizieren.

C oder D: Woran liegt es, dass Sie die neuesten Erkenntnisse zur Arthrose- und Schmerzforschung, die Ihnen dieses Buch darlegt, nicht überzeugen können? Hinterfragen Sie Ihre Zweifel und tauschen Sie sich möglichst mit Betroffenen aus, die gute Erfahrungen mit der ganzheitlichen Behandlung von chronischen Gelenkschmerzen gemacht haben. Suchen Sie sich außerdem einen Arzt, der die letzten Zweifel ausräumt und Sie kompetent auf Ihrem Weg begleitet.

E oder F: Geben Sie den schonenden Verfahren eine Chance. Was haben Sie zu verlieren? Ihre Gelenke werden es Ihnen danken! Ihre kritische Haltung birgt zugleich den größten Aha-Effekt, wenn Sie die Erfahrung machen, dass Sie Ihre Beschwerden positiv beeinflussen können.

ZUVERSICHT UND VERTRAUEN SIND DIE BESTE MEDIZIN

Der Glaube versetzt Berge, heißt es im Volksmund. Das können wir als Ärzte nur bestätigen. Ihre Erwartungshaltung trägt entscheidend zum Therapieerfolg bei. Ob Sie sich den Beschwerden hilflos ausgeliefert fühlen oder Handlungsspielraum sehen, um eine Verbesserung Ihres Gesundheitszustandes herbeizuführen – Ihre Einstellung kann den Heilungsprozess stören oder begünstigen. Sie haben die Wahl.

Den Placeboeffekt nutzen

Erinnern Sie sich noch an Dr. Bruce Moseleys Versuch mit der Scheinoperation (ab Seite 33)? Allein der Glaube, eine Arthroskopie erhalten

zu haben, bewirkte bei seinen Patienten eine deutliche Besserung ihrer Beschwerden, die sogar Jahre danach noch anhielt.
Tim Perez, einer von ihnen, der vor dem vermeintlichen Eingriff nur am Stock gehen konnte, sagte in einem Interview, als man ihm nach zwei Jahren mitteilte, dass an seinem Knie gar nichts gemacht worden war: »Im Leben ist alles möglich, wenn du dein Denken darauf ausrichtest. Ich weiß jetzt, dass die richtige Einstellung Wunder bewirken kann.« Das Wissen um den Placebo-Eingriff änderte bei ihm nichts mehr am Ergebnis. Er brauche seinen Stock nicht mehr, bestätigte er, und könne wieder tanzen, schwimmen und alles tun, was er will, weil er keine Schmerzen mehr habe.
Ob Pillen oder Operationen – allein die Aussicht auf Linderung der Schmerzen hat eine heilsame Wirkung. Wie ist das möglich? Bei der Beantwortung dieser Frage hilft erneut ein Blick ins Gehirn: Eine zuversichtliche und vertrauensvolle Einstellung bewirkt, dass körpereigene Glücksbotenstoffe freigesetzt werden und die natürlichen Schmerzhemmungssysteme auf den Plan bringen. Skepsis und Verzweiflung hingegen sabotieren den Prozess, wie Sie bereits wissen, weil sie eine Aktivität in den Gehirnarealen befeuern, die für eine negative Schmerzverarbeitung zuständig sind. Ihre Einstellung zum multimodalen Gelenkprogramm sowie Ihre Erwartungen an die Ergebnisse sind also sehr machtvolle Instrumente im Prozess, die Sie unbedingt aktiv einbeziehen sollten.

Der Arzt muss ebenfalls überzeugt sein

Dr. Moseleys Placebo-Experiment belegt noch ein weiteres Phänomen: die Wichtigkeit der Einstellung und Überzeugungskraft des Arztes. Seine Patienten vertrauten ihm und folgten der von ihm anempfohlenen Behandlung. Denn er musste ja auch bei denen, die keine Operation erhalten hatten, gute Miene machen. Mit Erfolg, da es allen nachher besser ging! Seine zuversichtliche Ausstrahlung half den Patienten offenbar auch.
Sätze wie »Das wird nichts mehr mit Ihrem Knie!« oder »In einem Jahr sehen wir uns zur Operation« oder »Wie können Sie mit der Hüfte überhaupt noch gehen?« sind hingegen kontraproduktiv. Diese negativen Aussichten sind machtvoll, weil sie im Kopf des Betroffenen ein Schreckensszenario entstehen lassen, das die Selbstheilungskräfte des Körpers sabotiert. Sie kennen die Negativformel bereits: Katastrophisierung macht Angst. Und Angst verstärkt die Schmerzwahrnehmung. Glaubt Ihr Behandler nicht an die Kraft konservativer Methoden und die Anpassungsfähigkeit Ihrer Gelenke, ist er im Rahmen eines multimodalen Prozesses möglicherweise nicht der ideale ärztliche Begleiter. Drängt er Sie zu einer Operation, die Sie aber nicht wollen, dann wäre es an der Zeit, den Therapeuten zu wechseln.

NEUE GEWOHNHEITEN ETABLIEREN

Vom Großteil unserer Patienten wissen wir, dass der Wille zur Veränderung stark ist – vor allem wenn die Schmerzen intensiv und die Ängste vor einer Operation groß sind. Anfangs sind die Betroffenen daher natürlich mit Elan bei der Sache. Haben sie eine erste Besserung ihres Zustands herbeigeführt, stellt sich allerdings oft eine gewisse Nachlässigkeit bei der Durchführung der therapeutischen Maßnahmen ein. Oder aber die Übungen werden nach Abschluss der Physiotherapie erst gar nicht zu Hause fortgesetzt. Dann kommt es vor, dass die Patienten wiederkommen und sagen: »Herr Doktor, das Programm funktioniert doch

nicht.« Haken wir nach, stellt sich heraus, dass die alten Gewohnheiten stärker als die guten Vorsätze waren. Die Betroffenen haben das tägliche Stabilitätstraining schleifen lassen oder ein paar Kilos zugelegt statt verloren.
Unsere Aufgabe ist es, die Entzündung zu beseitigen und Mittel und Wege aufzuzeigen, wie Sie die Degeneration entschleunigen oder stoppen und den Schmerz bewältigen können. Ihre Aufgabe ist es, dafür Sorge zu tragen, dass das auch geschieht. Die Motivation kommt idealerweise aus der Erkenntnis, dass Sie mit der Arthrose leben müssen und nicht der Arzt. Wir können Sie nicht zu Physiotherapie, Sport oder einer Ernährungsumstellung überreden. Genauso wenig können wir Ihr Schmerzmanagement übernehmen. Deshalb ist das Ergebnis einer Therapie nur so gut wie die eigenverantwortliche Teilnahme des Betroffenen. Die Mediziner kennen dafür einen Ausdruck: Compliance, oder Adhärenz, zu Deutsch »Therapietreue«. Wir verstehen darunter das kooperative Verhalten eines Patienten sowie seine Bereitschaft, den ärztlichen Ratschlägen zu folgen, bis zum Ende der Maßnahmen mitzuwirken und auch danach eigenverantwortlich aktiv zu bleiben.

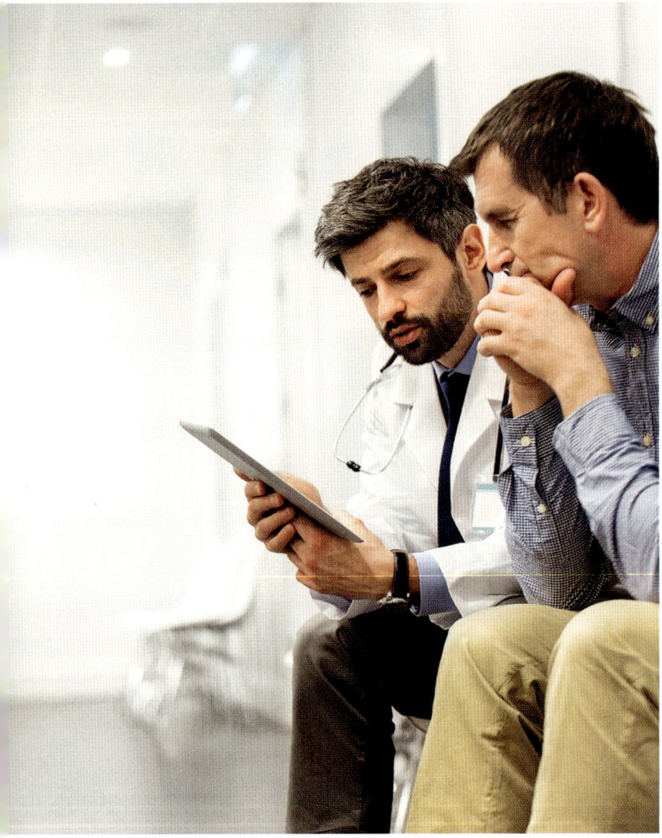

Die Kraft der Nachhaltigkeit

Lassen Sie uns der Realität ins Auge sehen: Ihre Gelenke sind ab jetzt eine lebenslange Aufgabe. Sie erfordern nicht nur in der nächsten Zeit verstärkt Ihre Aufmerksamkeit, sondern sie sind ein Langzeitprojekt. Das soll nicht heißen, dass Sie den ganzen Tag mit Ihrer Gesundheit beschäftigt sein müssen. Nach Ablauf des Programms sollten Sie einen Gelenkstatus erreicht haben, den Sie mit einem überschaubaren Aufwand erhalten können. Aber jetzt und für die nächsten Monate braucht es Ihr regelmäßiges und kontinuierliches Engagement, um die Lebensqualität wiederherzustellen.
Über Ihre Lebensweise haben Sie großen Einfluss auf Ihre Gelenkgesundheit. Faktoren wie Bewegung, Ernährung, Übergewicht oder persönliches Schmerzmanagement können dazu beitragen, dass sich Schmerzen und Verschleiß bessern – vorausgesetzt, es gelingt Ihnen, gelenkschädigende Gewohnheiten abzustellen und dauerhaft durch neue, deutlich bessere und gesündere zu ersetzen.
Neue Gewohnheiten zu etablieren ist ein Lernprozess: Es erfordert Zeit und Übung, um aus seiner Komfortzone zu kommen und bequeme, lieb gewonnene Gewohnheiten gegen neue auszutauschen. Die ersten Tage und Wochen müssen Sie sich konzentrieren und

disziplinieren, um beispielsweise Ihr tägliches Pensum an Bewegung zu erfüllen. Nach ein paar Wochen ist es zur Gewohnheit geworden. Und je länger Sie am Ball bleiben, desto mehr geht es in Fleisch und Blut über. Doch bis Sie sich an einen neuen Lebensstil gewöhnt haben, hat das multimodale Gelenkprogramm einen Feind: Ihren inneren Schweinehund. Er will, dass alles so bleibt wie immer. Der Geist ist willig, aber das Fleisch ist schwach, lautet sein Motto. Wenn Sie ihn nicht zähmen, wird er täglich aufs Neue versuchen, Ihr Vorhaben zu durchkreuzen. Damit es nicht so weit kommt, präsentieren wir Ihnen nachfolgend einige Tricks, mit denen Sie den inneren Schweinehund in Schach halten.

Nehmen Sie sich nicht zu viel auf einmal vor! • Der innere Schweinehund ist kein Multitasker. Um eine neue Gewohnheit zu etablieren, muss man in der Regel etwas Liebgewonnenes aufgeben. Wenn Sie vorher in Ihrer Freizeit gern stundenlang auf dem Sofa gelesen haben, bedeutet eine Erhöhung des Bewegungspensums einen großen Einschnitt. Dann auch noch abzuspecken ist zu viel auf einmal. Das kann schnell einen demotivierenden Effekt haben.
Das Programm ist so ausgerichtet, dass Sie nach und nach alte Gewohnheiten ablegen beziehungsweise neue in Ihr Leben aufnehmen können. Sobald Sie sich an das Bewegungsprogramm gewöhnt haben, können Sie beispielsweise das Thema Übergewicht angehen.

Machen Sie kleine Schritte! • Der innere Schweinehund hat keinen langen Atem. Wer stets das finale Ziel vor Augen hat, überfordert sich schnell, weil der Weg dorthin sehr weit erscheint. Legen Sie Teilziele fest, die Ihr Vorhaben in kleine Abschnitte unterteilen. Und konzentrieren Sie sich nur auf das jeweilige Wegstück. Aus diesem Grund verzichten wir bewusst auf Zeitangaben, damit Sie die Veränderungsprozesse Ihrem individuellen Ausgangszustand und Ihrem Tempo gemäß vollziehen können.

Vereinfachen Sie sich das Leben! • Der innere Schweinehund wehrt sich gegen Kompliziertheit. Sorgen Sie dafür, dass die Veränderungen Ihr Leben nicht unnötig schwer machen: Wer ins Fitnessstudio gehen will, sollte keinen allzu langen Fahrtweg in Kauf nehmen müssen. Wer seine Ernährung umstellen möchte, kann das auch so organisieren, dass er nicht stundenlang in der Küche stehen und Zutaten verarbeiten muss, die er bislang gar nicht kannte. Suchen Sie in allen Bereichen nach Lösungen, die schnell und einfach umsetzbar sind.

Schaffen Sie Routinen! • Der innere Schweinehund hasst alles Neue. Mit festen Zeitplänen und Ritualen geben Sie den Maßnahmen des Gelenkprogramms eine feste Struktur und Planung. Sie überwinden innere Widerstände deutlich leichter, wenn Sie beispielsweise täglich zur selben Zeit Ihre Bewegungsübungen machen.

Setzen Sie Signale! • Ihr innerer Schweinehund braucht Halt. Stellen Sie die Weckfunktion Ihres Handys so ein, dass Sie ans Training erinnert werden. Machen Sie Ihre Übungen immer zu einer bestimmten Musik. Hängen Sie ein Bild von sich an den Kühlschrank, das Sie in einer aktiven Situation oder etwas schlanker zeigt, um sich regelmäßig daran zu erinnern, was Sie sich vorgenommen haben. Mit solchen mentalen Ankern gewöhnen Sie sich sehr viel leichter um.

Zeigen Sie vollen Einsatz! • Wenn Sie begeistert sind, macht auch Ihr innerer Schweinehund lieber mit. Eine halbherzige Teilnahme am Programm bringt nichts. Es geht hier darum, einen Änderungsprozess zu vollziehen, in dessen Verlauf Ihre Gelenke wieder einsatzfähig werden. Deshalb brauchen Sie bei allem, was Sie tun, Ihr ganzes Engagement.

Suchen Sie sich Verbündete! • Gegen doppelte Kraft hat Ihr innerer Schweinehund keine Chance. Informieren Sie Familie und Freunde über Ihr Vorhaben und bitten Sie um Unterstützung. Sie können sich auch mit einem Sparringspartner zusammentun. Gemeinsam überwinden sich Therapietiefs leichter und schneller, weil nur im seltensten Fall beide gleichzeitig einen Hänger haben. Geht es Ihnen gut, können Sie Ihren Teampartner motivieren. Fühlen hingegen Sie sich schlecht, kann der andere Sie aufbauen.

Halten Sie durch! • Gegen Willensstärke kommt der innere Schweinehund nicht an. Ihre Beschwerden sind nicht von heute auf morgen weg. Das wäre schön, ist aber nicht realistisch. Im Verlauf des Programms werden sich gute und schlechte Phasen abwechseln, Sie werden mal mehr und mal weniger Schmerzen haben, weil die einzelnen Maßnahmen zum Teil erst nach Monaten ihre volle Wirkung entfalten. Das ist wie bei einem Marathon: Sie müssen nicht beim Loslaufen ganz vorn dabei sein, sondern einen so langen Atem haben, dass Sie nach gut 42 Kilometern durchs Ziel kommen.

Stellen Sie sich eine Belohnung in Aussicht! • Der innere Schweinehund ist empfänglich für Geschenke. Mit einem Anreiz lassen sich neue Gewohnheiten viel leichter etablieren. Haken Sie Etappenziele ab und belohnen Sie sich für Ihr Durchhaltevermögen mit etwas Schönem.

Dokumentieren Sie Ihre Erfolge! • Der innere Schweinehund glaubt nur, was er schwarz auf weiß sieht. Halten Sie Ihre Trainingseinheiten und Essgewohnheiten in einem Gelenktagebuch (Seite 90) schriftlich fest. Und schreiben Sie auf, welche Erfolge Sie Woche für Woche erzielen.

Man kann nur realistische Ziele erreichen

Eine übersteigerte Erwartungshaltung an sich selbst, an Ihren Arzt oder das Programm bewirkt, dass Sie aus Enttäuschung mögliche Erfolge sabotieren. Deshalb ist es wichtig, sich im Voraus Gedanken darüber zu machen, was Sie erreichen wollen und können. Die Kernfrage lautet: Was ist wirklich machbar?
Niemand kann Ihnen totale Schmerzfreiheit garantieren. Schließlich weist jeder Arthrose-Geplagte ein individuelles Beschwerdebild auf, jeder empfindet Schmerzen anders und hat eine unterschiedliche Vorstellung von Gesundheit. Was alle eint, ist die Sehnsucht, wieder voll einsatzfähig zu sein und sich rundum wohl in der eigenen Haut zu fühlen.
Und genau darum geht es uns: Wir wollen Ihnen die Autonomie über Ihr Leben zu-

Wer engagiert in allen Bereichen des Programms mitwirkt, wird seine Gelenkgesundheit um ein Vielfaches steigern.

SELBSTTEST: KONKRETE ZIELE

Kreuzen Sie ein oder mehrere der nachstehenden Ziele an. Sie können diese Liste auch kopieren und an einem gut sichtbaren Platz anbringen, um Ihr Vorhaben täglich vor Augen zu haben. Was wollen Sie erreichen?

- ☐ die Schmerzen um einen bestimmten Prozentsatz reduzieren
- ☐ den Gelenkverschleiß verlangsamen oder stoppen
- ☐ einen besseren Umgang mit Schmerzen finden
- ☐ die Beweglichkeit verbessern
- ☐ die Belastbarkeit erhöhen
- ☐ eine Verschlimmerung des Schmerzgeschehens verhindern
- ☐ die Verschleißursachen aufdecken und abstellen
- ☐ durch Gewichtsreduktion die Gelenke entlasten
- ☐ die schmerzfreien Phasen ausdehnen
- ☐ die Lebensqualität steigern

rückgeben. Wir wollen, dass Sie im Laufe des multimodalen Programms die Erfahrung machen, dass der Schmerz Sie nicht im Würgegriff hat, dass Sie gut trotz und mit Arthrose leben können. Wir wollen dazu beitragen, dass Sie im Sinne der Definition der Weltgesundheitsorganisation WHO einen »Zustand vollständigen körperlichen, geistigen und sozialen Wohlbefindens und nicht nur des Freiseins von Krankheit und Gebrechen« erreichen. Für die einen bedeutet das, wieder einen Marathon laufen zu können, für die anderen, zum Tanztee zu gehen, und für wieder andere, endlich eine halbe Stunde am Stück spazieren gehen oder nachts wieder durchschlafen zu können.
Bei jemandem, der das erste Mal Gelenkschmerzen hat, stehen die Chancen gut, dass er sehr schnell wieder auf die Beine kommt. Die therapeutischen Maßnahmen sind in einem frühen Stadium etwas weniger umfangreich. Anders verhält es sich bei chronischen Gelenkschmerzen. Dann hat das Gehirn sehr viele Schmerzerfahrungen gespeichert, die – selbst wenn der Knorpel nicht allzu abgenutzt ist – mehr Einsatz und therapeutische Maßnahmen erfordern, um das Schmerzgeschehen zu regulieren. Da jeder Mensch wie gesagt anders ist, können wir keine exakten Angaben machen, bis wann es Ihnen um wie viel Prozent besser gehen wird. Was wir aber sagen können: Ihr Körper ist ein Wunderheiler, er kann sich an den Verschleiß anpassen – aber Sie müssen ihn durch Ihre kontinuierliche und konsequente Mitarbeit dabei unterstützen.

Selbstwirksamkeitshelfer

Da unser Schmerzempfinden subjektiv und von Mensch zu Mensch unterschiedlich ist, müssen auch die Therapiemaßnahmen individuell zugeschnitten sein. Die Selbstbeobachtung und -analyse ist in diesem Zusammenhang ein wesentliches Instrument. Schreiben Sie deshalb täglich Ihre Erfahrungen in einem Gelenktagebuch auf. Wir haben uns bewusst für den Begriff Gelenktagebuch entschieden, weil wir Sie an die Gesundheit Ihrer Gelenke und nicht an die Arthrose erinnern wollen.
Kaufen Sie sich ein Notizheft oder ein Ringbuch, ganz wie es Ihnen gefällt. Wesentlich ist, dass das Tagebuch für die Dauer des multimo-

Das Führen eines Gelenktagebuchs macht Fortschritte sichtbar und lässt Sie dranbleiben.

dalen Gelenkprogramms zum Einsatz kommt. Indem Sie gelenkbelastende Momente und Gewohnheiten sowie Maßnahmen zur Linderung Ihrer Schmerzen genau protokollieren, gewinnen Sie hilfreiche Erkenntnisse im Hinblick auf die Einflussfaktoren, die für Ihre Beschwerden in unterschiedlichem Maße verantwortlich sind. Die Fragen, Tests und Übungen, die Sie im Verlauf der Lektüre bearbeiten, dienen Ihnen als Hilfestellung, um tiefer zu schürfen. Beobachten Sie Ihr Schmerzverhalten genau und notieren Sie alles, was Ihnen auffällt. Die tägliche Dokumentation hat viele Vorteile:

- Mit dem Akt des Aufschreibens verankern Sie Ihre Erfahrungen und Erkenntnisse. Das verstärkt die Wirksamkeit der Therapie!
- Sie erhalten ein klares Bild davon, unter welchen Umständen Sie Schmerzen haben und wann nicht. Das entlarvt mögliches ungünstiges Verhalten!
- Sie protokollieren kontinuierlich Ihre Aktivitäten. Das schafft Verbindlichkeit!
- Schreiben schult die Beobachtungsgabe und regt die Fähigkeit zur Selbstreflexion an. Das erhöht die Aufmerksamkeit!
- Sie können in der Rückschau die positiven Erfahrungen und Fortschritte überprüfen. Das sorgt für Motivation!
- Sie sammeln im Genesungsprozess wertvolle Informationen für Ihren Arzt. Das optimiert die Zusammenarbeit und erleichtert sein wirksames Handeln!

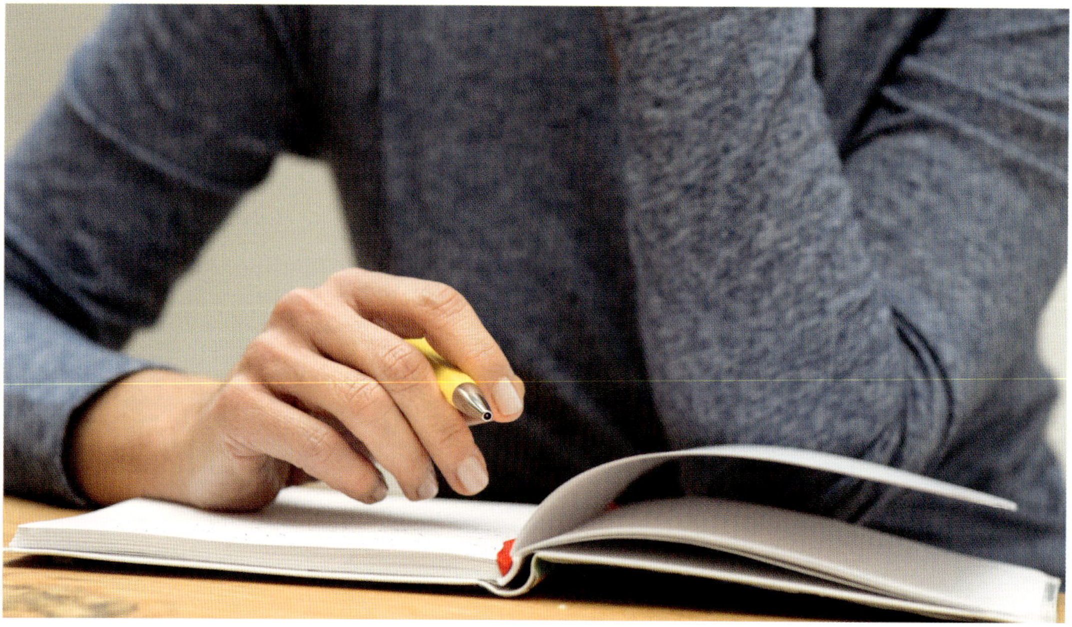

SELBSTTEST: IHR STATUS QUO ZUM THERAPIESTART

Bewerten Sie die folgenden Lebensfelder, um herauszufinden, wie Ihr gegenwärtiger Zustand ist: Wie steht es jetzt – vor Beginn des Programms – um Ihr körperliches und seelisches Wohlbefinden? Tragen Sie jeweils eine Prozentzahl zwischen 0 und 100 ein und hinterfragen Sie, warum die schwach abschneidenden Lebensbereiche gestört sind.

Bewegungsfreiheit: ________ Prozent

Warum: ____

Ungestörter Nachtschlaf: ____ Prozent

Warum: ____

Aufgaben im Haushalt: _____ Prozent

Warum: ____

Alltagsbewältigung: _______ Prozent

Warum: ____

Familienleben: ___________ Prozent

Warum: ____

Freunde/soziales Leben: ____ Prozent

Warum: ____

Fitness: ____ Prozent

Warum: ____

Berufliche Belastbarkeit: ____ Prozent

Warum: ____

Partnerschaft und Sexualität: __ Prozent

Warum: ____

Hobbys: ____ Prozent

Warum: ____

Regelmäßig und ehrlich Bilanz ziehen

Damit das Tagebuch seine volle Wirkung entfalten kann, ist absolute Selbstehrlichkeit erforderlich. Es nützt nichts, wenn Sie Angaben zu Schmerzmittelgebrauch oder Trainingseinheiten, zu denen wir Sie im Praxisteil anregen, nicht wahrheitsgemäß aufschreiben. Schummeln ist dem Genesungsprozess abträglich! Seien Sie so transparent wie möglich: Ganz egal, ob Sie ein paar Tage mit dem Stabilitätsprogramm ausgesetzt haben, eine Woche lang Ibuprofen genommen haben oder in der Vorweihnachtszeit sehr gelenkungesund gegessen haben – seien Sie aufrichtig mit dem, was Sie tun oder lassen. Nur mit maximaler Offenheit schöpfen Sie die Vorteile des Gelenktagebuchs vollumfänglich aus.

Verantwortung zu übernehmen ist der erste entscheidende Schritt, um wieder in Bewegung zu kommen. Das folgende Gelenkversprechen dient als Absichtserklärung, um Ihr Vorhaben zu manifestieren. Bitte unterschreiben Sie erst, wenn Sie wirklich bereit sind, die darin formulierten Ziele erreichen zu wollen. Wer Zweifel hat oder sich innerlich sträubt, geht in der Regel halbherzig an Vorhaben heran. Und das wäre kontraproduktiv, denn Ihre Gelenke brauchen Ihr ganzes Engagement! Kopieren Sie diese Seite und kleben Sie sie in Ihr Gelenktagebuch. So erinnert Sie das Versprechen täglich daran, dass Sie Ihren Gelenken die Hilfe zugesichert haben, die sie brauchen.

!

Einmal wöchentlich

Das multimodale Gelenkprogramm lindert Ihre Beschwerden nicht von heute auf morgen. Einige der Maßnahmen wie Schmerzmittel greifen sofort, andere, zum Beispiel Schmerzstiller aus der Natur, benötigen etwas Zeit, um ihre volle Wirkung zu entfalten. Ziehen Sie einmal pro Woche, am besten immer am gleichen Wochentag, ein schriftliches Resümee, wie sich Ihre Selbstheilungsaktivitäten entwickeln. Die folgenden Fragen helfen Ihnen dabei und geben Ihnen eine Orientierung in Ihrem Wochenresümee:

- Über welche Erfolge freuen Sie sich in dieser Woche am meisten?
- In welchen Bereichen hat sich Ihre Lebensqualität verbessert im Vergleich zum Status quo, den Sie auf Seite 91 festgestellt hatten?
- Welche Erkenntnisse haben Sie über Ihre Gelenke gewonnen?
- Wie zufrieden sind Sie mit dem Verlauf des Programms?
- Was brauchen Sie, damit es Ihnen noch besser geht?
- Welches Ziel wollen Sie als Nächstes erreichen?
- Was könnten Sie besser machen?

Was Sie schriftlich festhalten, hat mehr Gewicht im Kampf mit dem inneren Schweinehund.

IHR GELENKVERSPRECHEN

Auch wenn Sie kompetente Experten an Ihrer Seite haben, sind Sie der wichtigste Beteiligte in der multimodalen Gelenktherapie. Ohne Sie geht es nicht! Der vor Ihnen liegende Prozess braucht seine Zeit. Er wird geprägt sein von Höhen, aber auch von Tiefen. Sie werden sich im Verlauf des Programms motiviert und stark fühlen, aber auch mal antriebslos und schwach. Das ist ganz normal. Hinzu kommt, dass die im Praxisteil des Buches ab Seite 95 vorgestellten Maßnahmen nicht alle sofort Wirkung zeigen. Machen Sie sich täglich bewusst, dass am Ende alles besser sein wird als zu Beginn – trotz der anfänglichen Schwankungen. Hauptsache, Sie schreiten kontinuierlich und konsequent voran.

MEIN GELENKVERSPRECHEN

Ich ______________________________ (Vorname, Name)
trage die Verantwortung für meine Gelenkgesundheit und werde im Rahmen des multimodalen Programms alles in meiner Macht Stehende unternehmen, um den Ursachen und Einflussfaktoren meiner Arthrose-Beschwerden auf allen Ebenen auf den Grund zu gehen und sie so weit wie möglich zu beseitigen. Ich weiß, dass meine aktive Mitwirkung für den Schmerzbewältigungsprozess entscheidend ist. Selbst wenn es mir an manchen Tagen schlechter gehen sollte, bleibe ich zuversichtlich und geduldig. Denn ich habe mich entschieden, meine Gelenkschmerzen unter Zuhilfenahme aller dafür notwendigen Maßnahmen zu überwinden.

____

(Datum, Unterschrift)

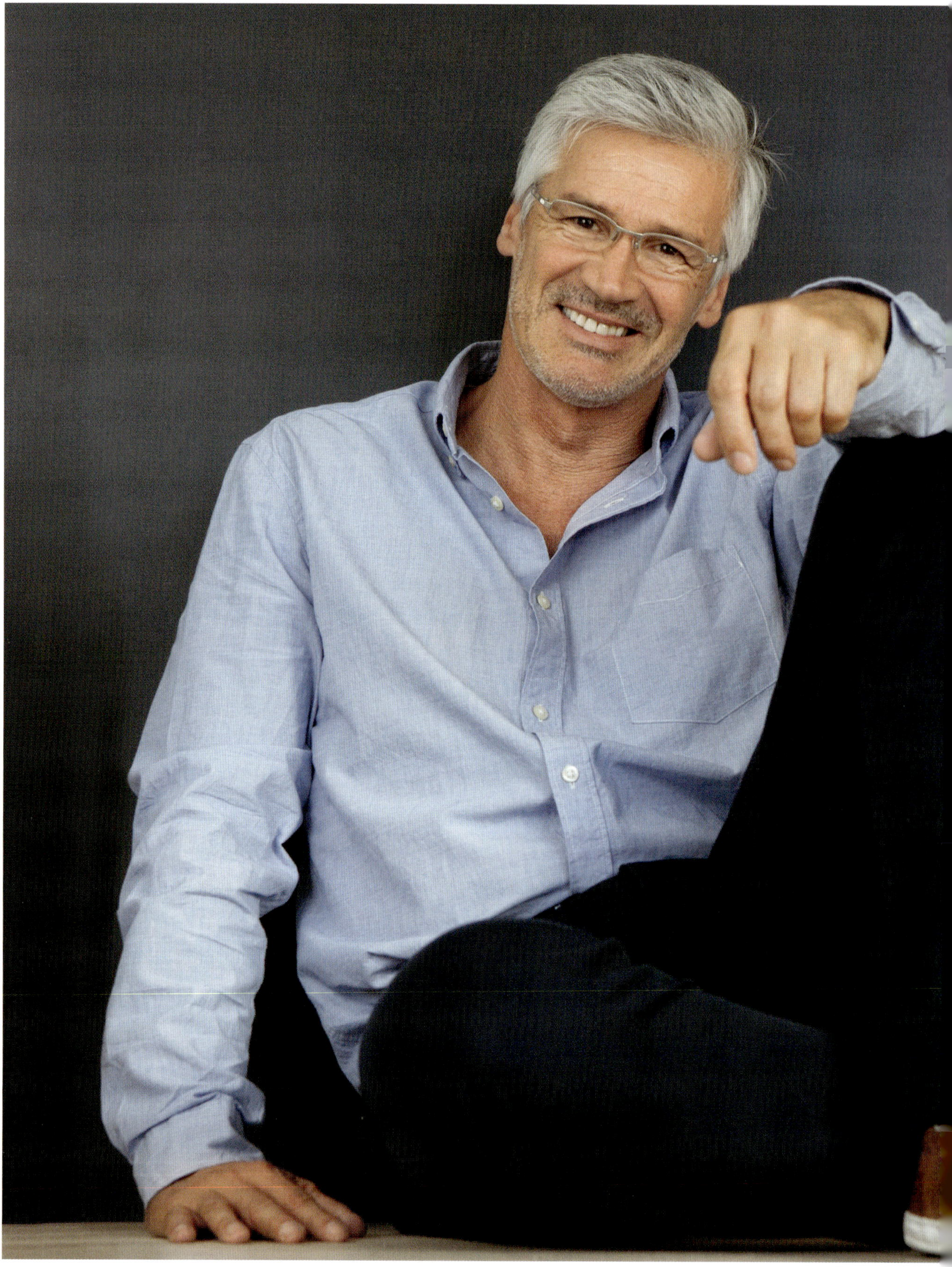

DAS MULTIMODALE GELENKPROGRAMM

Ergreifen Sie die Initiative! Unterstützen Sie den Körper in seiner Heilungs- und Anpassungsarbeit. So stoppen Sie den Verschleiß, bauen Schmerzen ab und finden zu neuer Lebensqualität.

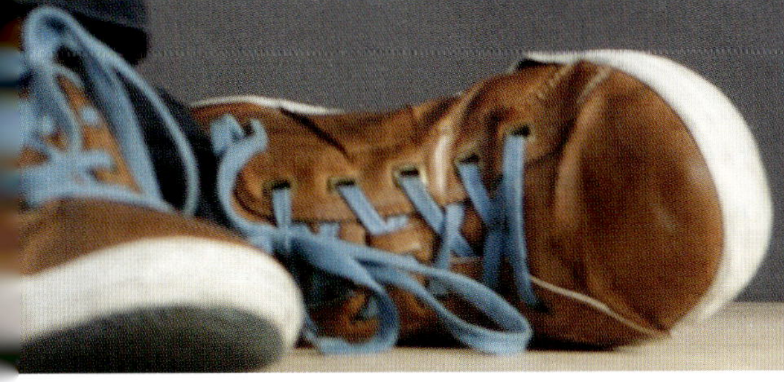

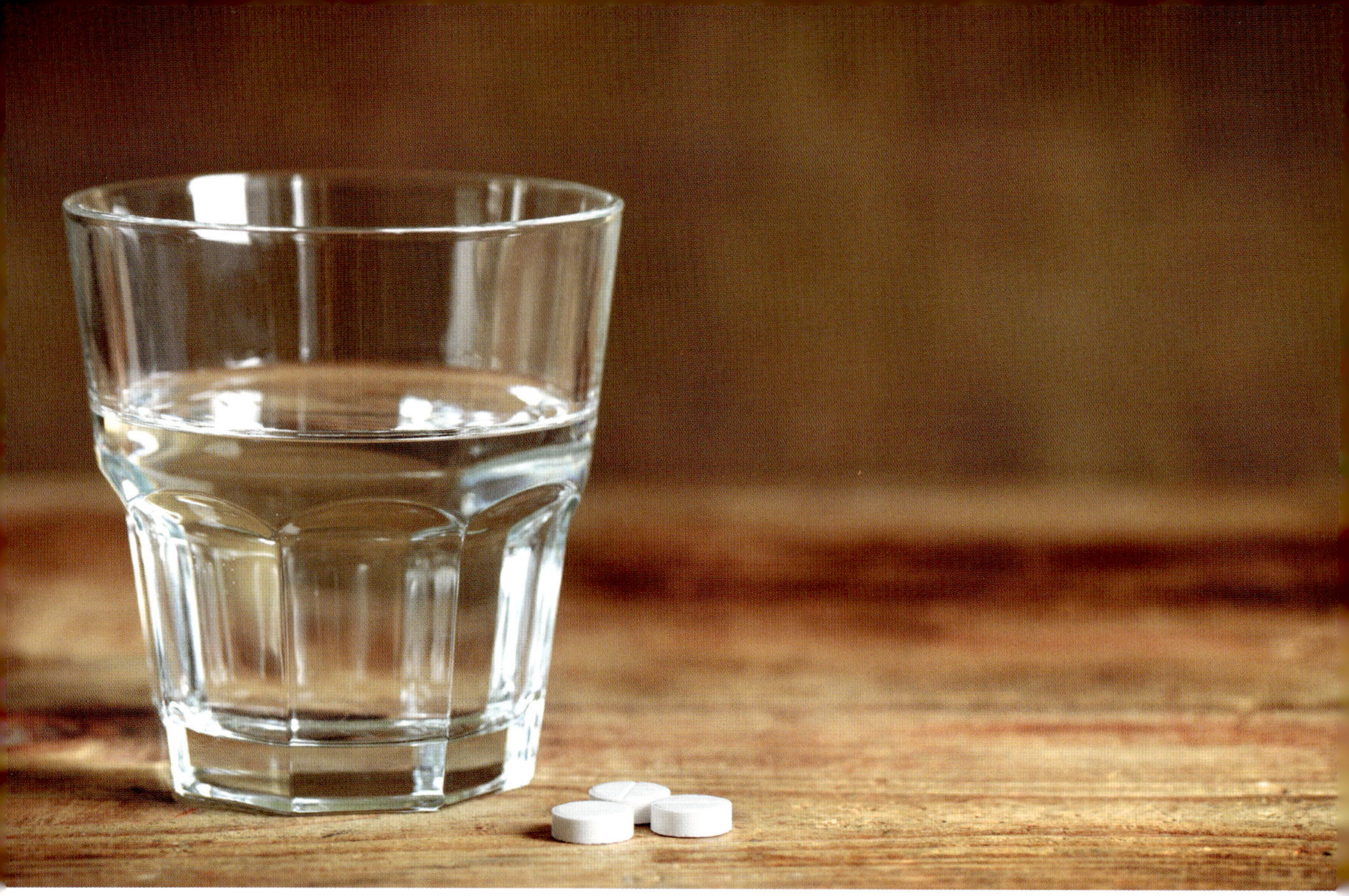

DIE ENTZÜNDUNG BEKÄMPFEN

Das multimodale Gelenkprogramm will den akuten Schmerz je nach Intensität mit einer gezielten Medikation schnellstmöglich beseitigen, damit Sie wieder aktiv werden können.

Im ersten Schritt des multimodalen Gelenkprogramms konzentrieren wir uns darauf, die Entzündung im Gelenk zu beseitigen, und zwar aus mehreren Gründen: Zum einen gilt es zu verhindern, dass der Schmerz chronisch wird und sich im Gehirn festsetzt. Und zum anderen muss die Entzündung schnellstens weg, weil Schonung Gift für den Körper ist, jede zu starke Belastung den akuten Entzündungsherd aber noch verschlimmert. Ihre Gelenke brauchen schonende Bewegung, um den Verschleiß kompensieren zu können. Wenn Sie nur leichte Beschwerden haben, können Sie zunächst versuchen, diese ohne oder mit leichten Mitteln und physiotherapeutischen Maßnahmen in den Griff zu bekommen. Aus ärztlicher Sicht ist gegen eine gelegentliche Einnahme von Schmerzmitteln nichts einzuwenden. Gehen die Beschwerden aber nicht zurück oder kommen sie immer wieder, ist es ratsam, mithilfe eines Arztes gezielt dagegen anzugehen.

SO WENIG WIE MÖGLICH, SO VIEL WIE NÖTIG

Nicht der Verschleiß verursacht die Schmerzen, sondern die Entzündung. Deshalb ist es die vorrangige Aufgabe des Arztes, den Entzündungsherd im Gelenk zu beseitigen. Dabei stehen ihm verschiedene Mittel zur Verfügung von Tabletten bis Injektionen. Seine Maxime sollte dabei stets lauten: So wenig wie möglich, so viel wie nötig.

Leider kann es in der Kassenmedizin vorkommen, dass Patienten mit Tabletten »abgespeist« werden, die aber die Entzündung nicht vollständig auslöschen und damit dem Leidensdruck auch kein Ende setzen. Dann nehmen Schmerzen und Frust mit der Zeit zu. Wir sprechen in diesem Zusammenhang von einer Untertherapierung mit oft fatalen Folgen. Weil die Schmerzen nicht aufhören, heißt es irgendwann: »In einem Jahr liegen Sie bei mir auf dem OP-Tisch!«

Lassen Sie sich von solchen Schreckensszenarien nicht verunsichern. Erstens ist ein Arzt kein Orakel – kein Mensch kann die Notwendigkeit eines Eingriffs vorhersagen. Und zweitens reichen Tabletten oft nicht aus, um einen gravierenden Entzündungsherd vollständig zu beseitigen. Lassen Sie sich von den sozioökonomischen Bedingungen des Medizinsystems nicht in eine Operation treiben, solange der Maßnahmenkatalog der medikamentösen Schmerztherapie noch nicht voll zum Einsatz kam. Bei chronischen Arthrose-Beschwerden sind es fein aufeinander abgestimmte Therapiebausteine und eine individuell auf das Beschwerdebild abgestimmte Medikamentengabe, die den Behandlungserfolg ausmachen.

Simulant?

Wir haben bereits mehrfach angesprochen, dass Schmerzintensität und Abnutzungsgrad oft nicht übereinstimmen. Was tun, wenn Sie heftig leiden und der Schaden am Knorpel den Schmerz nicht erklärt? Vergessen Sie nicht: Sie sind kein Simulant! Sie leiden und das muss ernst genommen werden. Aber: Wenn die Gelenkbeschwerden chronisch geworden sind, lassen Sie Umsicht walten bei der Einnahme von schmerzstillenden Mitteln, sonst laufen Sie Gefahr, die Dosis immer weiter erhöhen zu müssen. Chronische Schmerzen lassen sich unter Umständen nicht mehr allein mit Medikamenten beheben. Falls das Leid also größer ist als der Befund, sollte überprüft werden, inwieweit Sie mit einem ungünstigen Schmerzmanagement zur Verstärkung der Beschwerden beitragen. Ein Gespräch mit dem Arzt oder gegebenenfalls einem Psychotherapeuten (Seite 55) kann weiterhelfen.

DIE SCHMERZEN REGULIEREN

Schmerzfreiheit ist ein großes Wort. Manchmal beklagen sich bereits gut therapierte Patienten, dass es ihnen noch ab und zu im Knie oder der Hüfte wehtut. Doch jeder Mensch hat mal

Zipperlein. Schmerz gehört immer wieder mal zum Leben dazu, das muss man akzeptieren. Bitte verstehen Sie uns richtig: Jemandem, der ständig leidet, muss geholfen werden. Wer mit über 70 noch skifahren und bergwandern gehen kann, sollte sich freuen. Falls Sie es dabei übertrieben haben und Ihre Gelenke sich bemerkbar machen, ist das ein Problem auf hohem Niveau, dem Sie auf medikamentöse wie auch auf Trainingsebene begegnen können. Sie kennen die Formel bereits: Je fitter Sie sind, desto mehr Belastung halten Ihre Gelenke aus. Die Wahrscheinlichkeit, dass die Beschwerden mit geeigneten Maßnahmen wieder abklingen, ist erwiesenermaßen sehr hoch. Wir haben Patienten, die selbst in hohem Alter trotz Arthrose noch ein sehr aktives Leben führen.

Das Leid verringern

Das Ziel der medikamentösen Therapie kann es nicht sein, dauerhaft hundertprozentige Schmerzfreiheit zu garantieren. Wir machen es uns zur Aufgabe, so schnell wie möglich den Leidensgrad des Patienten zu lindern, damit er wieder aktiv werden kann. Dabei ist unsere Maßgabe: maximale Wirkung bei minimalem Aufwand. Wenn bei Ihnen zu Hause eine Tür quietscht, beobachten Sie das zwei, drei Tage lang. Hört das Geräusch nicht auf, kaufen Sie nicht gleich eine neue Tür, sondern Sie geben etwas Öl ins Scharnier.

Weil die Art und Dosierung von Schmerzmitteln vom Beschwerdegrad abhängt, gilt es als Erstes herauszufinden, wie schlecht es Ihnen tatsächlich geht. Wie Sie bereits aus Teil eins des Buches wissen, ist Schmerz keine objektiv messbare Größe, sondern ein sehr subjektives Ereignis, das jeder Mensch anders empfindet. Kein Mensch ist wie der andere, deshalb muss auch die Medikation individuell und maßgeschneidert sein.

Die Grenzen der Selbstmedikation

Arthrose-Schmerzen treten oft schubweise auf und haben einen wellenförmigen Verlauf, wobei die Welle ohne Behandlung mit der Zeit immer größer wird. Demzufolge steigert sich auch der Medikamentenkonsum. Und ehe man sich versieht, hat man sich an eine regelmäßige Einnahme vor allem in Belastungsphasen gewöhnt. Deshalb ist Vorsicht vor zu vielen Medikamenten geboten, die Sie auf eigene Faust nehmen. Jeder Mensch reagiert anders auf die unterschiedlichen Mittel, bei dem einen schlagen sie stärker an, bei dem anderen gar nicht. Verbessern die Medikamente bei akuter Symptomatik die Beschwerden nicht, sollten Sie nicht einfach die Dosis erhöhen. Sobald Sie nach der dritten Woche feststellen, dass Ihr Schmerzmittelkonsum einer Regelmäßigkeit folgt, konsultieren Sie unbedingt einen Arzt.

Es kann vorkommen, dass Medikamente nach langer Einnahme keine Wirkung mehr zeigen. Das heißt dann nicht zwangsläufig, dass sich Ihre Beschwerden verschlimmert haben oder der Verschleiß fortgeschritten ist. Es kann genauso gut sein, dass einfach das Medikament nicht die richtige Wahl ist.

Je länger Sie unter Schmerzen leiden, desto komplexer gestaltet sich die medikamentöse Behandlung. Wer aufgrund eines langjährigen Schmerzgeschehens ein Schmerzgedächtnis ausgebildet hat, benötigt andere Medikamente als jemand, dem die Gelenke zum ersten Mal Probleme bereiten. So etwas kann aber nur der Profi abklären, der hier unbedingt einbezogen werden sollte.

Für uns als Ärzte ist es ein Warnsignal, wenn ein Patient beim Erstbesuch erzählt, dass er nicht nur stärkste Medikamente, sondern auch viele verschiedene Wirkstoffe gegen Schmerzen einnimmt. Dann ist der erste Schritt für uns, zu überprüfen, ob der Betroffene schon alle scho-

SELBSTTEST: IHR SCHMERZMITTELKONSUM

Mit der folgenden Schmerzskala verschaffen Sie sich einen Überblick über das Ausmaß Ihrer Schmerzen. Machen Sie dazu den Zahnschmerz-Test: Sie haben bestimmt schon mal nachts so heftige Zahnschmerzen gehabt, dass es bis in den Kopf klopfte und pochte. Trotz Schmerzmittel quälten Sie sich durch die Nacht und sehnten den nächsten Tag herbei, um sofort zum Zahnarzt zu gehen. Dieser Schmerz entspricht auf der nachstehenden Schmerzskala einer 7. Wo würden Sie dementsprechend Ihre Gelenkschmerzen ansiedeln?

DIE SCHMERZSKALA

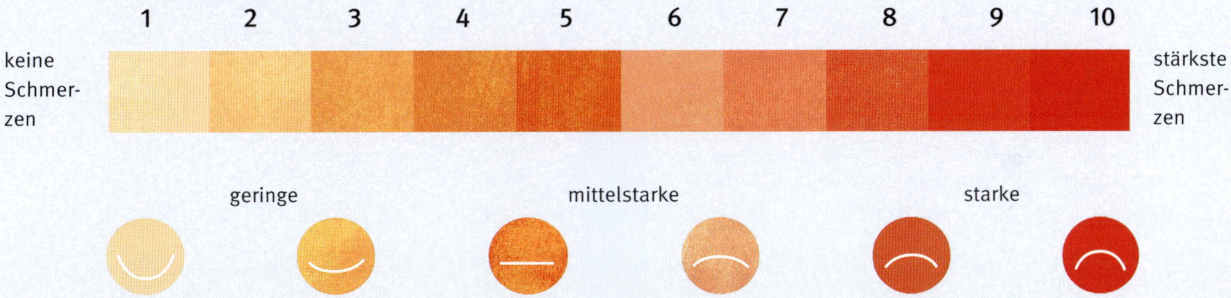

Dokumentieren Sie außerdem täglich in Stichpunkten Ihren Schmerzmittelkonsum mithilfe der folgenden Wochenübersicht, die Sie auch in Ihr Gelenktagebuch übertragen können. Die folgenden Fragen helfen Ihnen beim Ausfüllen: Wie stark ist der Schmerz in den einzelnen Tagesabschnitten auf der Schmerzskala? Bleibt er gleich oder verändert er sich? Welche Präparate nehmen Sie in welcher Dosierung ein?

WOCHENÜBERSICHT SCHMERZEN

Woche:

Tag	7 bis 13 Uhr	13 bis 18 Uhr	18 bis 1 Uhr	1 bis 7 Uhr
1				
2				
3				
4				
5				
6				
7				

Gehen Sie auf jeden Fall zum Arzt …

… nach einem Unfall, einem Sturz oder einer Sportverletzung.

… bei akut auftretenden Schmerzen, die Sie in Bewegung und Lebensqualität einschränken.

… wenn die Schmerzen trotz Einnahme von Medikamenten über einen Zeitraum von etwa einer Woche nicht besser oder sogar noch stärker werden.

… bei Schwellungen, die mit einer Rötung, einer Überwärmung und zunehmender Bewegungseinschränkung einhergehen.

… wenn Sie bei Ihrem Kind über mehrere Tage ein auffälliges Schonhinken bemerken, auch wenn es nicht über Schmerzen klagt. So beugen Sie der Arthrose vor.

nenden Therapiemöglichkeiten genutzt hat. Ein Zuschütten mit Medikamenten mag für einen Arzt oftmals der schnellste und einfachste Behandlungsweg sein. Für den Betroffenen jedoch kann es den Beginn eines längeren Leidensweges bedeuten, weil nur das Symptom gedämpft wurde, statt die Entzündung gezielt zu beseitigen.
Manche Menschen gehen von Arzt zu Arzt und lassen sich starke Schmerzmittel verschreiben, die sie dann nach Gutdünken zu persönlichen »Medikamenten-Cocktails« mixen. Das kann gravierende Neben- und Wechselwirkungen haben und die Beschwerden sogar noch verschlimmern!

Schonung im Akutfall

Medikamente nehmen den Schmerz und bekämpfen die Entzündung. Aber selbst das beste Mittel nützt nichts, wenn Sie Ihr Gelenk weiterhin strapazieren. In der Akutphase, die je nach Symptomatik nicht länger als ein paar Tage dauern sollte, ist Schonung angesagt. Ihr Körper sagt Ihnen mit dem Schmerz, dass Sie sich nur in dem Maße bewegen dürfen, wie Sie keine Beschwerden haben. Klingen die Schmerzen nicht bald spürbar ab, raten wir Ihnen dringend, einen Arzt aufzusuchen.
Sie sind im Skiurlaub gestürzt und haben Knieschmerzen, es ist aber kein Arzt verfügbar? Auch dann sollten Sie nicht den Helden spielen: Nehmen Sie lieber Ibuprofen in einer Dosierung von 600 Milligramm bis zu viermal täglich, als lange zu leiden. Bereits am nächsten Tag sollten die Beschwerden deutlich besser sein. Ist das nicht der Fall, braucht es ärztlichen Rat. Mit der PECH-Regel vermeiden Sie zudem in der Akutphase eine weitere Schädigung des Gelenks und/oder des umgebenden Gewebes:

Pause • Stellen Sie das Gelenk ruhig und versuchen Sie, es so wenig wie möglich zu belasten. Kein Sport!

Eis • Die Kühlung des Gelenks durch Eis verengt unmittelbar nach einer Verletzung oder Überbelastung die Blutgefäße und wirkt einer Schwellung entgegen.

Compression • Auch ein Druckverband verhindert nach der Kühlung das Anschwellen.

Hochlegen • Legen Sie die Füße hoch, ein paar Grad reichen, dass sich der Rückfluss des Blutes im gesamten Körper verbessert. Eine Richtlinie ist: über Herzhöhe. Oft hilft es schon, über Nacht ein Kissen unter die Beine zu legen.

DIE EINZELNEN MEDIKAMENTE IM ÜBERBLICK

Beim Gelenkschmerz setzt der Arzt in der Regel auf Medikamente, die in der Peripherie wirken, das heißt am Gelenk, wo sich die schmerzhafte Entzündung befindet. Die nachfolgenden Mittel sind teils freiverkäuflich und teils verschreibungspflichtig. Sie gehören bis auf Metamizol zur Gruppe der sogenannten NSAR-Entzündungshemmer. Sie beinhalten nur Wirkstoffe, die bei vorübergehender Einnahme und unter Einhaltung der empfohlenen Tages- beziehungsweise Höchstdosis keine Schäden oder Suchtgefahr mit sich bringen. Eine solche Medikation ist damit eine Art Initialzündung, die den Körper dabei unterstützen soll, den natürlichen Selbstheilungsprozess einzuleiten.

ASS

Ein Klassiker, der bei leichten bis mittleren Schmerzzuständen hilft. Der Wirkstoff Acetylsalicylsäure (ASS) ist schmerzlindernd und wirkt in höherer Dosis zusätzlich entzündungshemmend.

Nebenwirkungen • ASS hemmt die Bildung von Prostaglandinen. Da diese Gewebehormone auch am Schutz der Magenschleimhaut beteiligt sind, kommt es häufiger zu Magen- und Darmbeschwerden, da diese Funktion durch die Hemmung teilweise aufgehoben wird. Außerdem wirkt ASS blutverdünnend und sollte mindestens eine Woche vor operativen oder zahnärztlichen Eingriffen abgesetzt werden.

Wechselwirkungen • Alkohol, kortisonhaltige Tabletten, aber ebenso Kombinationen mit anderen NSAR-Medikamenten können die magenschädigende Wirkung von ASS noch verstärken.

Dosierung • Nicht verschreibungspflichtig. Die Einzeldosis liegt bei maximal 500 bis 1000 Milligramm, die Tageshöchstdosis bei 3 Gramm.

Paracetamol

Dieses Präparat hemmt die Weiterleitung der Schmerzimpulse im zentralen Nervensystem und eignet sich bei leichten Schmerzen. Gegen Entzündungen ist es weniger gut geeignet, hier sollte auf andere Mittel ausgewichen werden.

Nebenwirkungen • Das Medikament ist in niedrigen Dosen gut verträglich. Bei Menschen, die unter einer Störung der Leber- oder Nierenfunktion leiden, kann allerdings bereits eine geringe Dosis Vergiftungserscheinungen hervorrufen.

Den Magen schützen

Bei einer längeren Einnahme von Schmerzmitteln und Entzündungshemmern empfiehlt es sich, zusätzlich eine Magenschutztablette zu nehmen, zum Beispiel Pantozol in einer Dosis von 20 oder 40 Milligramm einmal täglich. Dieser Wirkstoff schützt die Magenschleimhaut vor einer durch das Schmerzmedikament bedingten Säurebildung. Diese Tablette sollten Sie eine Stunde vor der ersten Mahlzeit einnehmen, damit sie ihre volle Wirkung entfalten kann. Nebenwirkungen oder Wechselwirkungen mit anderen Medikamenten sind hierbei nicht bekannt.

Wechselwirkungen • Die Kombination mit bestimmten Medikamenten gegen Epilepsie oder Tuberkulose kann schädlich für die Leber sein. In solchen Fällen sollte man Paracetamol möglichst gering dosieren.

Dosierung • Paracetamol ist nicht verschreibungspflichtig. Die Einzeldosis liegt bei maximal 500 bis 1000 Milligramm, die Tageshöchstdosis, die nicht überschritten werden darf, bei 4 Gramm.

Ibuprofen/Diclofenac

Dies sind verwandte Substanzen, sie eignen sich gut bei mittleren bis starken Schmerzen, die in Verbindung mit Entzündungen auftreten, da ihre antiinflammatorische Wirkung stärker ist als bei ASS und Paracetamol.

Nebenwirkungen • Relativ häufig kommt es bei einer längerfristigen Einnahme zu Magen-, Leber- oder Nierenproblemen. Wer mit Magen- oder Darmgeschwüren zu kämpfen hat, sollte

Bessere Schmerzreduzierung durch Vitalstoffe

Bei chronischen Gelenkschmerzen ist die Schmerzschwelle aufgrund eines übersensibilisierten Nervensystems herabgesetzt. Vitalstoffe wirken positiv auf die Schmerzwahrnehmung ein und flankieren die natürlichen Regenerationsprozesse des Körpers. Deshalb sind sie ideale Begleiter bei einer medikamentösen Schmerztherapie, um die Dosis der Mittel herabzusetzen.

Beachten Sie, dass Vitalstoffe eine längerfristige Einnahme erfordern, bis sich ein lindernder Effekt einstellt. Zu den einzelnen Präparaten, zur Dosierung und Einnahmedauer im Einzelfall beraten Sie sich am besten mit Ihrem behandelnden Arzt oder dem Apotheker.

Hier ein paar der sehr gut wirksamen Vitalstoffe im Überblick:

- Magnesium hat eine schmerzstillende und muskelentspannende Wirkung. Menschen, die zu Krampfbildung neigen, können sich damit behelfen, um einer spannungsbedingten Fehlhaltung entgegenzuwirken, die das Gelenk belasten würde. Der lindernde Effekt stellt sich allerdings erst nach ein bis zwei Monaten ein. Dosierung: 350 mg pro Tag.
- Vitamin B (B1, B6, B12) ist an der Energieversorgung und dem Schutz der Nervenzellen sowie an der Produktion des körpereigenen Schmerzhemmers Serotonin beteiligt. Vitamin B12 hilft dabei, dass sich die Nerven nach einem Entzündungszustand oder gegebenenfalls nach einer Operation wieder regenerieren können. Dosierung: B1 1,4 mg pro Tag; B6 2 mg pro Tag; B12 1 µg pro Woche.
- Vitamin E ist ein Antioxidans mit schmerz- und entzündungshemmender Wirkung, das den schädlichen Sauerstoffradikalen am Entzündungsherd zu Leibe rückt. Empfohlene Dosierung: 15 mg pro Tag.

auf andere Medikamente ausweichen. Das gilt ebenso für Schwangere und Kinder unter zwölf Jahren. Ibuprofen und Diclofenac/Voltaren haben ein höheres Allergiepotenzial, weshalb Asthmatiker und Allergiker bei der Einnahme vorsichtig sein sollten. Nach unserer Erfahrung hat Ibuprofen die beste Verträglichkeit.

Wechselwirkungen • Blutdrucksenkende Mittel, ACE-Hemmer und Entwässerungsmittel wie Diuretika können diesen Wirkstoff abschwächen. In Kombination mit oral verabreichtem Kortison, anderen NSAR oder selektiven Serotonin-Wiederaufnahmehemmern (SSRI), die zur Behandlung von Depressionen eingesetzt werden, steigert sich das Risiko für Magen-Darm-Geschwüre.

Dosierung Ibuprofen • In niedriger Dosis nicht verschreibungspflichtig. Die Einmaldosis liegt bei maximal 2400 Milligramm, verteilt auf 3 bis 4 Tabletten pro Tag.

Dosierung Diclofenac/Voltaren • In niedriger Dosis nicht verschreibungspflichtig. Die Einmaldosis liegt bei 75 Milligramm, die Tageshöchstdosis bei 150 Milligramm.

COX-2-Hemmer

Der weniger bekannte Wirkstoff hemmt fast nur das Enzym Cyclooxygenase-2, das die Produktion von Entzündungsbotenstoffen fördert, aber nicht COX-1 mit seiner Schutzfunktion für Magen und Nieren. COX-2-Hemmer sind deshalb weniger schädlich für Magen, Darm und Nieren, nach Angaben mancher Patienten aber weniger schmerzlindernd als andere NSAR.

Nebenwirkungen • COX-2-Hemmer begünstigen möglicherweise das Herzinfarktrisiko. Deshalb sollten Arthrose-Betroffene mit kardialen Problemen oder peripheren Durchblutungsstörungen sowie Menschen, die einen Schlaganfall hatten, sie nur nach Rücksprache mit dem Hausarzt nehmen. In seltenen Fällen kann sich der Blutdruck erhöhen.

Wechselwirkungen • COX-2-Hemmer können die Wirkung blutdrucksenkender Mittel abschwächen und in Kombination mit ACE-Hemmern die Nierenfunktion verschlechtern.

Dosierung • Verschreibungspflichtig. Die Einzeldosis liegt bei durchschnittlich 90 Milligramm, maximal 120 Milligramm.

Metamizol

Metamizol zählt nicht zu den NSAR-Entzündungshemmern. Wir listen es als Alternative für Menschen auf, die auf NSAR allergisch reagieren oder sie aus einer medizinischen Indikation heraus nicht einnehmen dürfen. Der Wirkstoff hier hat eine stark schmerzlindernde, fiebersenkende und leicht entzündungshemmende Wirkung. Aufgrund eines anderen Wirkmechanismus kann Metamizol bei stärkeren Schmerzzuständen auch mit NSAR kombiniert werden.

Nebenwirkungen • Metamizol kann zu Agranulozytose führen, das ist eine schnelle Reduzierung einer bestimmten Art von weißen Blutkörperchen, die als »Körperpolizei« fungieren. Schwäche, Fieber, Entzündungen der Schleimhäute oder Blutdruckabfall können die Folge sein.

Wechselwirkungen • Menschen, die unter Asthma, Allergien und Störungen der Blutbildung leiden, sollten Metamizol nur nach Rücksprache mit dem Hausarzt einnehmen.

Schmerzsalben

Bei einer weniger gravierenden Überlastungsreaktion helfen auch rezeptfreie Salben mit den Inhaltsstoffen Diclofenac und Ibuprofen, weil sie einen abschwellenden und entzündungshemmenden Effekt ausüben. Ihre Wirkung ist jedoch weniger stark als die der höher dosierten Schmerztabletten. Doch dafür haben sie auch geringere Nebenwirkungen, da durch das Einreiben weniger Wirkstoff in den Blutkreislauf gelangt.
So wenden Sie eine Salbe richtig an: zwei- bis dreimal pro Tag auf die betroffene Stelle auftragen und einen Verband um das Gelenk anlegen.

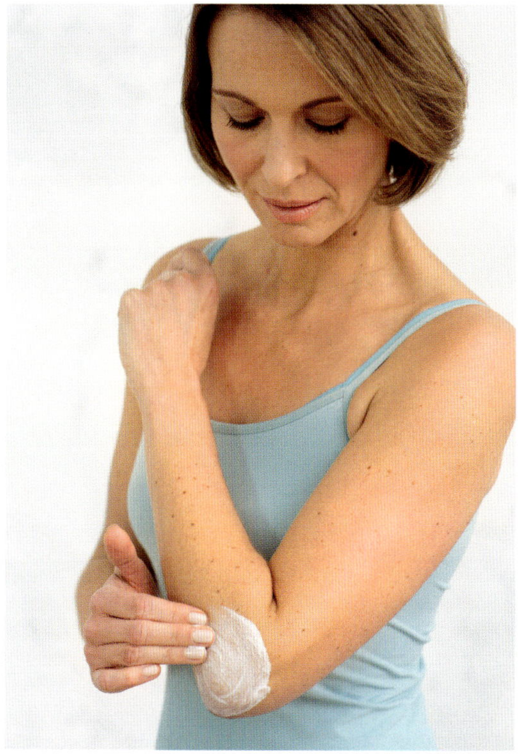

Dosierung • Verschreibungspflichtig. Die Einzeldosis liegt bei maximal 500 bis 1000 Milligramm, die Tageshöchstdosis bei 4 Gramm.

INJEKTIONSTHERAPIEN

Wenn der Leidensdruck auf der Schmerzskala von 1 bis 10 etwa bei 5 ist und Sie über einen Zeitraum von 14 Tagen nicht auf Medikamente angesprochen haben, kann eine Injektionstherapie Abhilfe schaffen. Mit dem Einspritzen hoch dosierter Wirkstoffe ins Gelenk verfolgt der Arzt die gleichen Ziele wie mit der medikamentösen Behandlung: 1. die Entzündung schnellstmöglich und gezielt zu beseitigen, 2. die Schmerzen zu lindern und den Betroffenen für die Physiotherapie mobil zu machen, damit das Stabilitätstraining maximal effizient ist. Allerdings verfügen die Injektionen über eine deutlich stärkere Wirkkraft als Tabletten.

Feuer und Glut

Einen Flächenbrand können Sie nicht mit einer Gießkanne stoppen. Jemand, der durch Überbelastung einen massiven Entzündungsreiz zum Beispiel im Hüftgelenk hat, dem hilft eine Injektion mit einer Mischung aus Kortison und Lokalanästhetikum ins Gelenk erfahrungsgemäß deutlich mehr als viele niedriger dosierte Schmerztabletten. Die Praxis hat gezeigt, dass das Feuer erst dann keinen Schaden mehr anrichtet, wenn auch die Glut gelöscht ist. Je stärker und fortgeschrittener die Entzündung ist, desto nachhaltiger muss der Herd bekämpft werden. Dann reicht es oft nicht, nur eine Injektion zu setzen und den Patienten ein paar

Wochen später zur Kontrolle einzubestellen. Weil sich die Glut in der Zwischenzeit erneut entfachen kann, muss die Entzündung in kurzen Intervallen von vier bis fünf Tagen kontrolliert und gegebenenfalls erneut behandelt werden – bis sie weg ist. Nachhaltigkeit ist das oberste Gebot für den Erfolg! Da wir nicht wissen, wie groß das Feuer ist, müssen wir den Schmerz so lange bekämpfen, bis nicht nur das Feuer, sondern auch der letzte Funken Glut gelöscht ist. Das ist der Grund, warum man Injektionen nicht nur einmal verabreicht, sondern je nach Präparat einige Wochen lang. Nachfolgend finden Sie einen Überblick über die gängigen schmerz- und entzündungshemmenden Wirkstoffe, die alle in das schmerzende Gelenk gespritzt werden. Jede Injektion kann mit einem lokalanästhetischen Zusatz, vergleichbar einer Betäubung beim Zahnarzt, gemischt werden: für eine schnelle Schmerzstillung, die jedoch nur einige Stunden anhält. Die Entzündungshemmer greifen nach einigen Stunden, sodass es einen fließenden Übergang gibt.

Kortison

Der Arzt spritzt das Kortison direkt in das schmerzende Gelenk, wo das Präparat seine entzündungshemmende Wirkung entfaltet. Entscheidend ist eine zielgenaue Behandlung, dann reicht eine niedrige Dosis, die verträglicher ist und weniger Nebenwirkungen hat.

Nebenwirkungen • Sie treten in der Regel nur bei täglicher hoch dosierter Einnahme auf, die sich über einen längeren Zeitraum hinzieht. Das ist bei einer Spritze aber nicht der Fall. Eine lange Einnahme kann Diabetes auslösen oder auch Osteoporose begünstigen. Kurzfristig können Gesichtsrötungen und Unruhezustände auftreten, die sich folgenlos nach wenigen Tagen wieder auflösen.

AUS DER PRAXIS

»Als ehemaliger Tennisprofi habe ich seit mehr als 20 Jahren immer wiederkehrende, zum Teil starke Schmerzen in der Schulter. Schlagen in einer akuten Phase Schmerztabletten nicht sofort an, greife ich auf eine Kortison-Injektion zurück, die meine Beschwerden beseitigt. Das ist aber höchstens einmal im Jahr der Fall. Zudem mache ich dreimal wöchentlich zehn Minuten lang ein muskuläres Kräftigungsprogramm für meine Schulter. Auf diese Weise kann ich sehr gut mit dem Problem leben.«

Dr. Willibald Walter

Wechselwirkungen • In Verbindung mit NSAR-Mitteln können Kortisonpräparate das Risiko für Magengeschwüre erhöhen. Die Wirkung kann sich durch die Einnahme der Antibabypille verstärken, während Thrombosepräparate, blutdruck- und blutzuckersenkende Mittel sie abschwächen.

Applikationsform • In der Regel wird eine Injektion pro Woche über den Verlauf von drei Wochen gesetzt. Im Ausnahmefall, falls die Schmerzen extrem stark sind, kann die Behandlung um zwei Wochen verlängert werden.

Hyaluronsäure

Hyaluronsäure ist ein Bestandteil der Gelenkflüssigkeit, der Schmier- und Stoßdämpffunktion hat. Bei Arthrose ist das Gleichgewicht zwischen Auf- und Abbau von Hyaluronsäure gestört, daher verliert die Gelenkflüssigkeit an Konsistenz und der Knorpel ist nicht mehr ausreichend geschützt. Eine Injektion des synthetisch hergestellten Wirkstoffs in das schmer-

zende Gelenk macht die Gelenkflüssigkeit zäher, entlastet den Knorpel und verlangsamt oder stoppt eine weitere Abnutzung. Bei gezielter Anwendung gehen die Schmerzen zurück und die Gelenkbeweglichkeit erhöht sich.
Es gibt gravierende Qualitätsunterschiede, was die Wirkintensität und -dauer anbelangt. Die Preise schwanken zwischen 20 und 350 Euro.

Nebenwirkungen • Die Verabreichung ist nach unserer Erfahrung nebenwirkungsfrei.

Wechselwirkungen • Es sind keine Interaktionen mit anderen Medikamenten bei einer Injektion ins Gelenk bekannt.

Applikationsform • Je nach Präparat eine, drei oder fünf Injektionen. Die Prozedur ist alle drei bis sechs Monate wiederholbar.

Eigenblutbehandlung (ACP/PRP)

ACP steht für »autologes conditioniertes Plasma«, PRP für »plättchenreiches Plasma«. Beide Abkürzungen bezeichnen eine biologische Therapie, bei der Enzyme und Wachstumsfaktoren aus dem Blut des Patienten gefiltert werden. Das gewonnene und zurückinjizierte Blutplasma tut das, was der Körper aus eigener Kraft gerade nicht schafft: die Entzündung im Gelenk zu dämpfen, die Reparaturprozesse zu fördern und die Schmerzen zu lindern.

Nebenwirkungen • Die Eigenblutbehandlung ist nach unserer Erfahrung nebenwirkungsfrei.

Wechselwirkungen • Keine bekannt.

Applikationsform • Drei bis fünf Injektionen, eine pro Woche. Eine Wiederholung der Kur wird nach Ablauf eines Jahres empfohlen.

!

Zeel – die homöopathische Schmerzspritze

Dieses Komplexmittel aus pflanzlichen und mineralischen Inhaltsstoffen hemmt Enzyme, die an der Entstehung von Entzündungen beteiligt sind. Die Spritzen helfen bei leichten bis mittleren Beschwerden und werden vom Arzt in der Akutphase ein- bis dreimal wöchentlich ins Gelenk injiziert. Im Idealfall kann man so auf Kortison verzichten. Wer gegen die Bestandteile des Präparates (Korbblütler) allergisch ist, sollte vorsichtig sein. Zeel gibt es auch in Tablettenform. Unserer Erfahrung nach zeigt die orale Einnahme jedoch weniger durchgreifenden Erfolg.

Anti-Interleukin-Therapie (Orthokin)

Hierbei handelt es sich ebenfalls um eine biologische Therapie, bei der körpereigene Hemmstoffe aus dem Blut des Patienten gewonnen und ins Gelenk eingespritzt werden. Dort setzen sie sich schützend an der Knorpeloberfläche an, um entzündungsfördernde Botenstoffe abzuwehren und den Verschleiß aufzuhalten.

Nebenwirkungen • Bei dieser Behandlung sind keine Nebenwirkungen bekannt.

Wechselwirkungen • Keine bekannt.

Applikationsform • Sechs bis acht Injektionen innerhalb von vier bis sechs Wochen. Eine Wiederholung nach einem Jahr.

NATÜRLICHE ALTERNATIVEN ZU SCHMERZMITTELN

»Das Zarte ist oft das Starke, das Milde ist oft das Wirkungsvollste, das Sanfte ist oft das Erfolgreichste«, wusste bereits Sebastian Kneipp. Der Satz gilt auch für die Arthrose. Denn Schmerzstiller aus der Natur können Ihre Beschwerden ebenfalls lindern und Entzündungen entgegenwirken. Sie sind vor allem bei leichten bis mittleren Beschwerden eine gute Alternative zu herkömmlichen Schmerzmitteln – ohne Chemie und Nebenwirkungen. Bei mittleren bis starken Schmerzen eignen sie sich als Zusatzgaben, um die Dosis der Medikamente zu reduzieren. Das ist vor allem dann von Vorteil, wenn starke Beschwerden eine etwas längerfristige Schmerzmitteleinnahme erforderlich machen. Die Mittel aus der Apotheke der Natur benötigen meist etwas mehr Zeit, bis eine Wirkung spürbar wird. Dann aber ist sie oft nachhaltig.

Arnika

Diese Heilpflanze gilt seit Jahrhunderten als gut verträgliche, sanfte Helferin bei Gelenkschmerzen, die in unterschiedlichen Formen Anwendung findet. Ihr wird zudem eine beruhigende Wirkung nachgesagt, was gerade in stressigen Schmerzphasen dienlich ist. Die Blüten der Arnika enthalten ätherische Öle, Flavonoide und Kumarin. Das Extrakt ist in Salben- oder Ölform erhältlich. Auf die Gelenke aufgetragen, wirkt Arnika Schmerzen und Steifheit entgegen.
Verschiedene Studien haben die entzündungshemmenden Eigenschaften bereits im Bereich der rheumatischen Gelenkbeschwerden bestätigen können. Da die Pflanze zu der Familie der Korbblütler gehört, sollten Allergiker Vorsicht walten lassen.

Enzyme

Enzyme sind an zahlreichen biochemischen Prozessen unseres Organismus beteiligt. Aus Früchten wie Ananas und Papaya gewonnen, hemmen sie die entzündungsfördernden Botenstoffe und reduzieren Schwellungen und Schmerzen im Gelenk. Zudem stärken sie das Immunsystem und begünstigen den Blutfluss, was zu einer besseren Sauerstoffversorgung und einer damit einhergehenden Reinigung des Gewebes führt. Viele unserer Patienten konnten mithilfe von Enzymen die Dosis von Schmerzmitteln senken. Bei kleineren operativen Eingriffen werden sie auch als Helfer bei der Wundheilung eingesetzt.

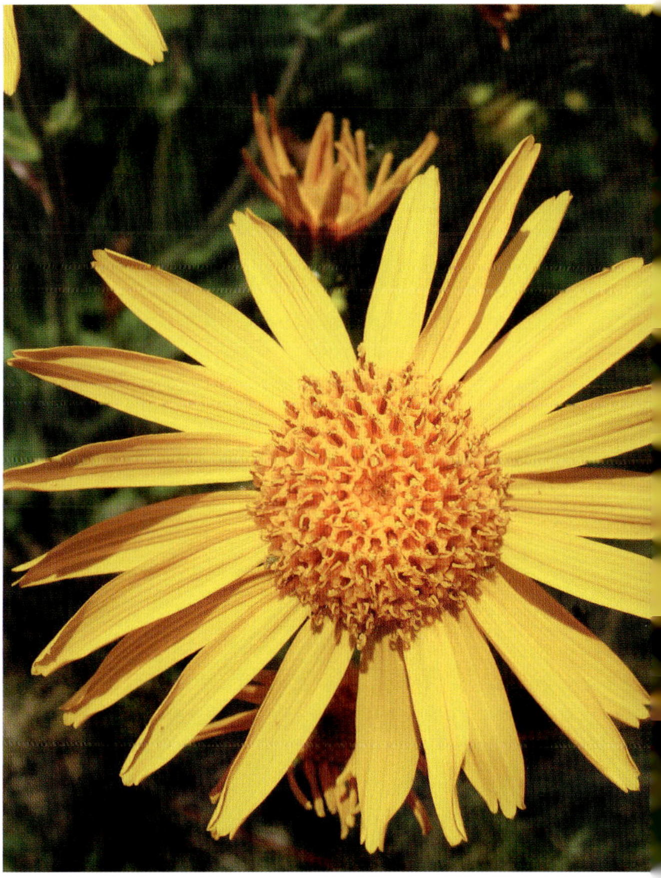

Rezept: Goldene Milch

Kurkuma ist heute in aller Munde. Denn die Heilkraft des intensiv gelb-orangen Gewürzes aus Asien kann sich sehen lassen. Mit dem folgenden Rezept können Sie die heilsamen Wirkstoffe des Kurkuma zu einem festen Bestandteil in Ihrem Ernährungsalltag machen:

Erhitzen Sie eine Viertel Tasse Kurkumapulver mit einer Tasse stillem Wasser aus der Flasche und lassen Sie alles etwa zehn Minuten zu einer dicken Paste einkochen. Sie können etwas Wasser nachgießen, falls die Masse zu schnell fest wird. Die fertige Paste können Sie in einem Glas im Kühlschrank bis zu zwei Wochen aufbewahren. Falls Sie wegen der Haltbarkeit einmal nicht sicher sind, machen Sie den Schnuppertest: Hat die Paste einen metallischen Geruch, bereiten Sie lieber eine neue zu.

Geben Sie dann jeden Abend vor dem Schlafengehen oder tagsüber, wenn Sie Lust darauf haben, einen halben bis einen Teelöffel der Kurkumapaste in eine Tasse heiße Milch – Kuhmilch, Kokosmilch, Hafermilch, was auch immer Sie gut vertragen – und fügen Sie einen Teelöffel Kokosöl hinzu sowie, wenn Sie mögen, etwas Zimt und die Süße von Honig, Ahornsirup oder Stevia. Auch eine Prise Pfeffer ist gut, denn das darin enthaltene Alkaloid Piperin erhöht die Aufnahmefähigkeit des Curcumin um ein Vielfaches.

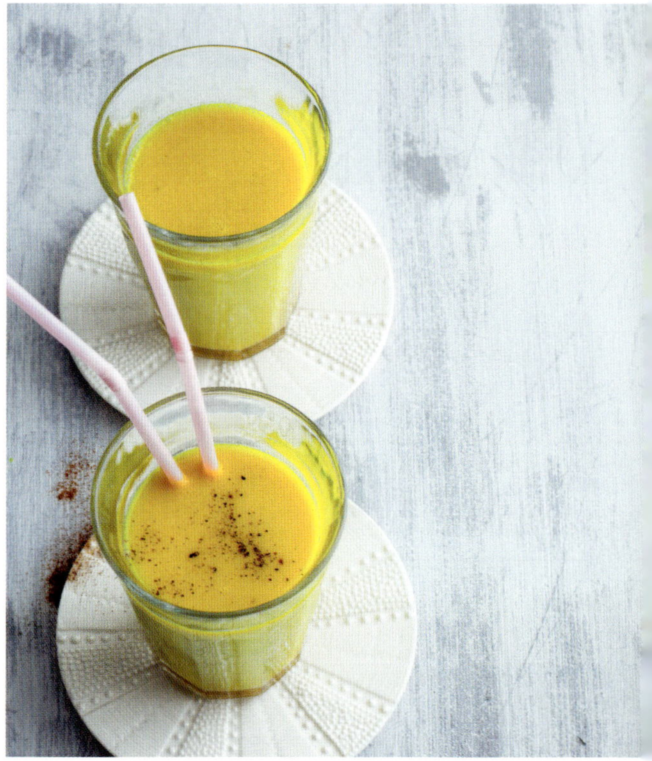

Am besten wirken Enzyme, wenn man sie stoßweise einsetzt. Nehmen Sie dazu über einen Zeitraum von einer Woche täglich eine möglichst hohe Dosis. Diese Art der Anwendung ist effektiver als eine niedrig dosierte, aber dafür längere Therapie. Ansonsten beraten Sie sich am besten in der Apotheke und beachten die genauen Einnahmehinweise auf dem Beipackzettel des jeweiligen Produkts.

Johanniskraut

Das aus den Blüten gewonnene Öl eignet sich sehr gut zur schonenden Behandlung von Gelenkbeschwerden, denn es hat eine entzündungshemmende, schmerzlindernde und entspannende Wirkung. Zudem ist Johanniskraut bekannt als Stimmungsaufheller. Als natürliches Antidepressivum hilft die

Heilpflanze daher besonders gut bei chronischen Schmerzen, die aufs Gemüt schlagen. Zu empfehlen ist dann eine ausreichend hohe Dosis: 900 Milligramm pro Tag, am besten verteilt auf dreimal 300. Beachten Sie, dass durch die Einnahme von Johanniskraut die Haut empfindlicher gegen UV-Strahlung wird. Vermeiden Sie deshalb die Sonne oder tragen Sie einen hohen Lichtschutzfaktor auf, bevor Sie nach draußen gehen.

Kurkuma

Seit Tausenden von Jahren kommt die »heilige Pflanze«, wie sie in Indien bezeichnet wird, in der ayurvedischen Medizin bei vielen Beschwerden zum Einsatz. Der in dem gelben Pulver enthaltene Stoff Curcumin hat eine heilsame Wirkung für Knorpel und Knochen. Mehrere Studien bestätigen ihm eine ebenso gute entzündungshemmende und schmerzlindernde Wirkung wie beispielsweise Diclofenac. Kurkuma kann in der Küche genutzt werden, wo es Speisen kräftig orange färbt, und es wird in Kapselform verabreicht. Die genaue Einnahmemenge können Sie dem Beipackzettel entnehmen. Wenn Sie das Gewürzpulver verwenden, sollten Sie auf eine biologisch reine Herkunftsquelle achten.

Teufelskralle

Die aus Afrika stammende Heilpflanze enthält den Wirkstoff Harpagosid sowie Zimt und Chlorogensäure, die entzündungshemmende, schmerzlindernde, stoffwechselanregende und entgiftende Eigenschaften besitzen und den Körper sanft im Selbstheilungsprozess unterstützen.
Da sich die volle Wirkung der Teufelskralle erst nach bis zu drei Monaten entfaltet, eignet sich dieses natürliche Schmerzmittel eher zur Langzeitbehandlung. Mit Vitamin-E-Gaben von 15 Milligramm pro Tag lässt sich die Wirkkraft noch steigern. Vorsicht ist angezeigt, wenn Sie unter Gallensteinen leiden.

Weidenrinde

Die Rinde der Weide kommt bereits seit der Antike zum Einsatz, um Schmerzen zu lindern, Entzündungen zu bekämpfen und Fieber zu senken. Sie enthält als aktiven Wirkstoff Salicylsäure, die der Acetylsalicylsäure (ASS) in Aspirin ähnelt. Es empfiehlt sich ebenfalls eine längere Einnahmedauer. Weidenrinde gibt es als Tee, Pulver oder Tabletten. Die jeweilige Dosierung des Pulvers entnehmen Sie den Herstellerangaben.

Akupunktur gegen Arthrose

Dieses Verfahren aus der Traditionellen Chinesischen Medizin (TCM) hat jahrtausendelange Tradition und wird erfolgreich als ergänzende Therapie bei Arthrose-Beschwerden eingesetzt. Die Theorie dahinter: Ist der Energiefluss im Körper gebremst, kann es zu Störungen kommen, die sich in Krankheiten manifestieren. Mit feinsten Nadeln, in bestimmte Körperpunkte gesetzt, bringt der Therapeut die blockierte Energie (Qi) in den Leitbahnen des Körpers wieder zum Fließen.
Mit Akupunktur lassen sich unter anderem auch Gelenkschmerzen lindern. Das bestätigen zahlreiche Studien, darunter eine der Plymouth-Universität: Die Forscher wählten über 100 Probanden, die im Schnitt über 70 waren und in einem künstlichen Kniegelenk ihre letzte Hoffnung sahen, weil sie nicht mehr weit laufen konnten und sich als machtlos gegen ihre Schmerzen erlebten. Alle wurden in regelmäßigen Abständen akupunktiert, einen Monat lang wöchentlich und danach in einem sechswöchigen Abstand. Das Ergebnis: Etwa nach sechs Wochen verbesserte sich der

Richtig gewickelt!

Gelenkwickel fördern dank ihrer durchblutungsfördernden, entzündungshemmenden, abschwellenden und schmerzlindernden Wirkung die Reparaturprozesse im Körper. Die folgenden Hausmittel haben sich bei Arthrose bewährt:

Kohl: Zupfen Sie ein paar Blätter vom Weißkohl ab und walzen Sie diese mit einem Nudelholz platt, sodass sie weich werden und der Saft austritt. Bedecken Sie das schmerzende Gelenk mit den Blättern und schlagen Sie ein Tuch zum Schutz darum. Anschließend fixieren Sie das Ganze mit einem elastischen Verband. Lassen Sie den Wickel mindestens zwei Stunden, gern auch länger einwirken. Manche unserer Patienten schwören darauf, das Gelenk zuvor mit Olivenöl einzureiben. Eine Klinik in Essen hat sehr gute Erfahrungen damit gemacht: 81 Patienten, die um die 65 Jahre alt waren und unter Knie-Arthrose im mittleren Stadium mit ähnlicher Schmerzintensität litten, wurden in drei Gruppen aufgeteilt. Die erste machte vier Wochen lang einen Krautwickel, der mindestens zwei Stunden oder sogar über Nacht an der schmerzenden Stelle blieb. Die zweite rieb das Knie mit einem Schmerzgel ein, das Doclofenac enthielt. Und die dritte Gruppe fuhr mit ihrer bisherigen Behandlung fort. Nach vier Wochen hatte die Kohlwickelgruppe die gleiche Schmerzreduktion erreicht wie die Patienten, die ein Schmerzgel aufgetragen hatten. Nach zwölf Wochen hatte sich der Schmerzzustand bei allen drei Gruppen ähnlich verbessert. Allerdings gaben die »Krautwickler« insgesamt die größte Steigerung in Hinblick auf Funktionalität des Knies und Lebensqualität an. Und das auf schonende Weise!

Quark: Streichen Sie den Quark, der Zimmertemperatur haben sollte, etwa fingerdick auf ein dünnes Tuch oder eine Kompresse. Schlagen Sie den Stoff so weit um, dass der Quark nicht mit der Haut in Berührung kommt und dort antrocknet. Legen Sie den Wickel auf die schmerzende Stelle und fixieren Sie ihn mit Handtuch oder Mullbinde. Nach 20 bis 30 Minuten können Sie den Wickel abnehmen. Wiederholen Sie diese Prozedur mehrmals am Tag mit frischem Quark.

Senfmehl: Vermischen Sie drei bis vier Esslöffel Senfmehl mit heißem Wasser. Tragen Sie den Brei auf eine Kompresse auf. Dann bedecken Sie das Ganze mit einer weiteren Kompresse, damit die Haut nicht durch direkte Berührung mit der Senfmasse irritiert wird. Anschließend platzieren Sie die Kompresse auf der Stelle, die wehtut. Schlagen Sie ein Tuch darum und lassen Sie den Wickel je nach Verträglichkeit bis zu 20 Minuten einwirken.

Heilerde: Vermischen Sie ein paar Esslöffel Heilerde mit Wasser oder Kamillentee zu einem Brei, den Sie fingerdick auf die schmerzende Stelle auftragen. Schlagen Sie ein feuchtes Tuch ums Gelenk und wickeln Sie ein Handtuch darum. Lassen Sie den Wickel etwa zwei Stunden auf der Haut, bis die Heilerde trocken ist.

Naturheilkundliche Mittel brauchen etwas länger, bis sie wirken, sind aber dennoch verlässliche Partner bei der Schmerzlinderung.

Gelenkzustand. Durch die regelmäßige Akupunktur konnten 30 Prozent der Teilnehmer bis zu zwei Jahre lang ihre Schmerzen im Knie lindern und die Beweglichkeit des Gelenks erhöhen. Und das, obwohl fast allen Teilnehmern zu einer Operation geraten worden war.
Ein kanadisches Forscherteam belegt den Nutzen mit der Auswertung von zwölf Studien mit 1763 Teilnehmern: Akupunktur reduziert Schmerzen und verbessert die Beweglichkeit. Je länger die Behandlung dauerte (mehr als vier Wochen), desto größer waren die Erfolge.

Was hilft, ist gut • Auch wenn die Wirkung der Nadeln erwiesen ist, wird der Akupunktur immer wieder ein Placeboeffekt nachgesagt. Viele unserer Patienten haben bei Arthrose allerdings sehr gute Erfahrungen damit gemacht. Deshalb gilt unser Credo: Was hilft, ist richtig. Was spricht dagegen, wenn Ihnen die Nadeln Linderung verschaffen, einen mit Risiken behafteten operativen Eingriff vermeiden und eine für das Medizinsystem wesentlich kostengünstigere Alternative darstellen? Einen Versuch sollte es Ihnen wert sein.

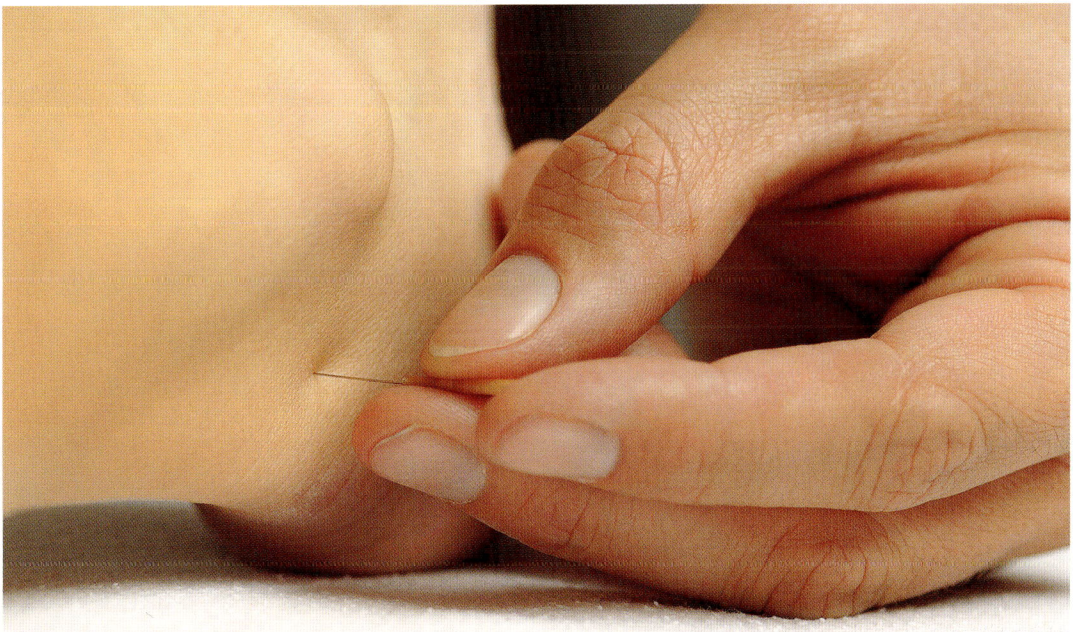

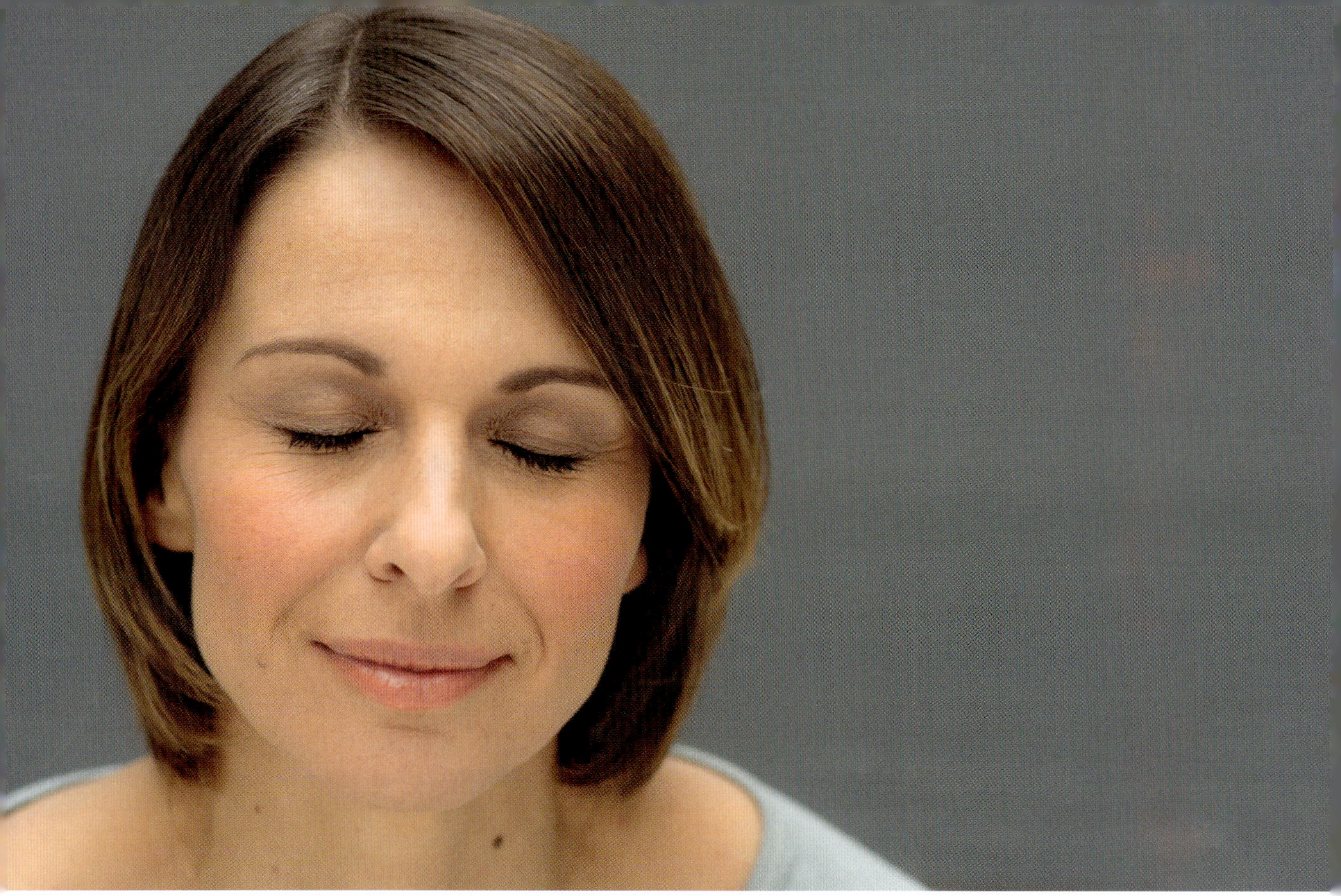

MIT ENTSPANNUNG DIE SCHMERZWAHRNEHMUNG REGULIEREN

Gelenkbeschwerden schlagen auf die Stimmung. Eine angespannte Psyche senkt die Schmerzschwelle, was stärkere Schmerzen zur Folge hat. Entspannungsverfahren stoppen diese Wechselwirkung.

Erst der Schmerz macht Arthrose zur Krankheit. Er beherrscht im schlimmsten Fall das Denken und wirkt sich auf den gesamten Alltag aus. Rufen wir uns noch einmal in Erinnerung: Schmerzen, die länger als drei bis sechs Monate anhalten, werden chronisch. Dann ist auch das Nervensystem betroffen, das aufgrund der ständigen Überreizung Alarm schlägt. Ein Schmerzkreislauf tritt in Kraft, der auf Dauer die Selbstheilungskräfte des Körpers sabotiert und sich mit Medikamenten allein nur schwer durchbrechen lässt. Entspannung ist in der ersten Phase des multimodalen Gelenkprogramms eine wichtige Säule, weil über die Beruhigung von Körper und Gehirn die Schmerzwahrnehmung reduziert wird. Leider nutzen Ärzte dieses Wissen noch viel zu selten bei der Behandlung von chronifizierten Arthrose-Schmerzen.

EINE AUSZEIT VOM SCHMERZ NEHMEN

Die Gedanken Arthrose-Geplagter kommen kaum mehr zur Ruhe. Irgendwann dreht sich alles nur noch um den Schmerz. Viele unserer Patienten berichten, dass besonders die unerwarteten Schmerzattacken ihr Leben beeinflussen: Sie müssen dann von einem Moment auf den anderen ihre Pläne ändern oder auf geliebte Aktivitäten verzichten. Das stresst Körper und Seele! Die Folge: Hilflosigkeit, Gereiztheit, Ärger, Wut, Enttäuschung, Hoffnungslosigkeit, Traurigkeit – Emotionen, die, wie wir wissen, das Schmerzgeschehen befeuern und bis in die Depression führen können. Es ist wichtig, aus einem solchen Kreislauf wieder auszusteigen. Und das schnellstmöglich und zugleich mit der nötigen Gelassenheit.

Schmerzreduzierung auf Gehirnebene

»Probleme kann man niemals mit derselben Denkweise lösen, durch die sie entstanden sind.« Dieses Zitat von Albert Einstein gilt in eigentlich allen Lebensbereichen – und es bringt auch den Ansatz von Entspannungsverfahren bei der Schmerztherapie auf den Punkt. Die Fokussierung auf den Schmerz beseitigt ihn nämlich nicht. Das genaue Gegenteil ist der Fall: Wer immer an die Schmerzen denkt, senkt die Schmerzschwelle noch weiter und verschlimmert seinen Zustand letztlich.
In stressigen Momenten ist die Schmerzempfindlichkeit deutlich erhöht. Diese Erfahrung haben Sie vielleicht selbst schon gemacht. Im entspannten Zustand hingegen nimmt die Überaktivität der Nervenzellen ab und das Gehirn kann die Impulse besser verarbeiten. Sie fühlen sich nicht nur insgesamt viel wohler, sondern haben auch weniger Schmerzen.
Genau dieser Zusammenhang lässt sich direkt in konkreten Übungen nutzen. Indem Sie während einer Entspannungsübung Ihre Aufmerksamkeit auf das reine Spüren und Erleben des gegenwärtigen Moments richten, schaffen Sie eine gewisse Distanz zum Schmerz. Entspannung ist zudem eine wichtige Voraussetzung für die Schmerzbewältigung (ab Seite 154), weil Sie nur mit dem nötigen Abstand zu sich selbst schmerzverstärkende Denk- und Verhaltensweisen aufdecken und verändern können.

Die Körperheilung begünstigen

Die emotionalen Wechselbäder, denen Menschen mit ständigen Arthrose-Schmerzen ausgesetzt sind, stören die harmonischen Abläufe im vegetativen Nervensystem, das lebenswichtige Körperfunktionen wie Atmung, Herzschlag, Blutdruck, Verdauung, Stoffwechsel, Schweißbildung regelt – und damit Einfluss auf das Gleichgewicht des gesamten Organismus nimmt. Zwei Player stehen in diesem Zusammenhang im Mittelpunkt, die als eine

Entspannung lockert nicht nur die Muskulatur, sondern auch die auf den Schmerz fokussierten Gedanken.

Art Gegenspieler fungieren: Der Sympathikus (Stressnerv) sorgt dafür, dass wir maximal aufmerksam sind, während der Parasympathikus (Ruhenerv) das System wieder beruhigt. In Stress- und Gefahrensituationen versetzt der Sympathikus den Organismus in Alarmbereitschaft, das Herz schlägt schneller, der Blutdruck erhöht sich, wir schwitzen und so weiter. Ist die Gefahr gebannt, übernimmt der Parasympathikus die Arbeit, die Körperfunktionen wieder zu beruhigen. Im Idealfall ergänzen sich die beiden und tragen dafür Sorge, dass in unserem Inneren ein gesunder Ausgleich zwischen Stress und Ruhe herrscht. Bei chronischen Schmerzen ist diese Teamarbeit aber leider gestört. Da übernimmt der Sympathikus das Regiment, weil er unter Dauerstress steht. Die ständige Alarmbereitschaft beeinträchtigt die Organfunktionen, was Widerstandskraft und Selbstheilungskraft des Körpers schwächt.

!

Zur Ruhe finden

Entspannung wird nicht umsonst oft als »Aspirin der Psychotherapie« bezeichnet. Mit den auf den folgenden Seiten vorgestellten Verfahren bringen Sie bei regelmäßiger Anwendung Ruhe ins System, sodass der Körper seiner Reparatur- und Anpassungsarbeit endlich ungehindert nachgehen kann. Und Sie lernen, Ihre Aufmerksamkeit weg von der Schmerzwahrnehmung und hin zur Schmerzbewältigung zu lenken. Sie werden insgesamt gelassener und gehen mit mehr Zuversicht an die Herausforderungen heran, um den Alltag mit der Arthrose zu meistern.

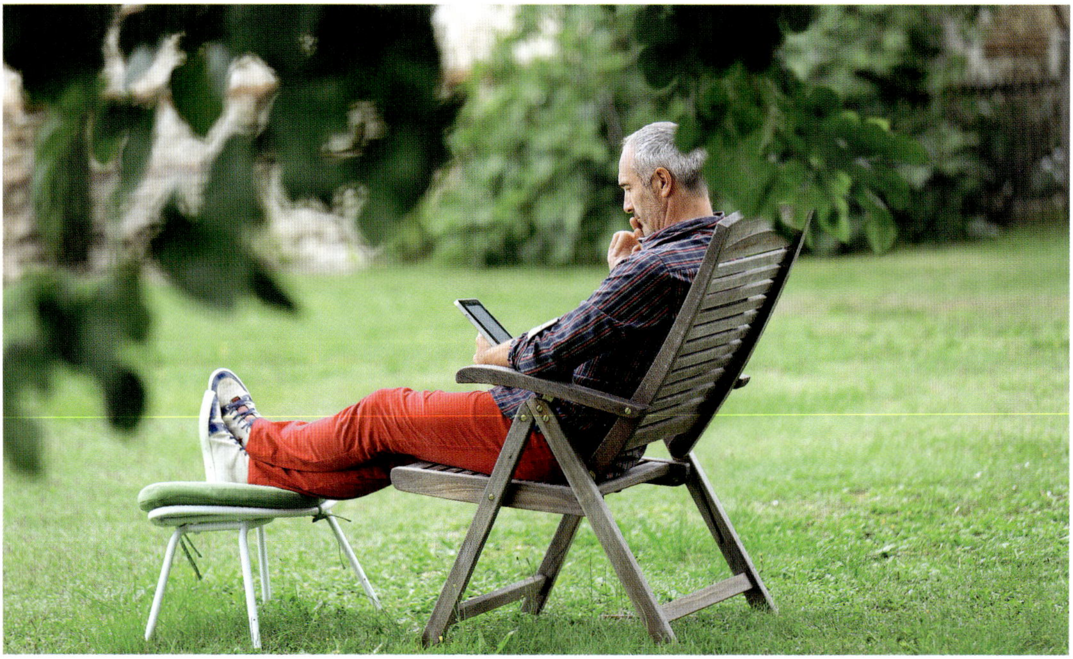

Dazu kommt: Diese vegetativen Prozesse werden im Gehirn kontrolliert und laufen unbewusst ab. Wir können sie deshalb nicht willentlich steuern. Es gibt aber auch eine gute Nachricht: Mit Entspannungsübungen aktivieren und stärken Sie den Parasympathikus, sodass er der Überaktivität seines Gegenspielers entgegenwirken und das System herunterfahren kann.

Tägliches Üben macht den Meister

Wir stellen Ihnen hier einige Methoden vor – zuerst das Biofeedback, das in der Praxis durchgeführt wird. Dann aber vor allem mehrere Wege, wie Sie selbst für mehr Entspannung sorgen können. Welches der nachfolgend beschriebenen Entspannungsverfahren Sie bevorzugen, liegt bei Ihnen. Hier im Buch finden Sie jeweils Erläuterungen und eine Grundübung. Wenn Sie das Thema vertiefen wollen, können Sie das in Kursen, mit DVDs oder Büchern tun. Im Anhang finden Sie dazu einige Vorschläge. Sie können sich auch mit Ihrem Arzt besprechen und fragen, was er Ihnen rät. Am besten aber probieren Sie einfach einiges aus und entscheiden dann, wenn Sie merken, was Ihnen am besten hilft.
Nehmen Sie sich dann tatsächlich jeden Tag mindestens 15 bis 30 Minuten Zeit für das Entspannungstraining. Es bringt nichts, wenn Sie nur ab und zu mal üben. Regelmäßigkeit und Kontinuität lautet die Maßgabe. Nur wenn die Entspannung zur Gewohnheit wird, kann sie ihre volle Wirkung entfalten.
Bleiben Sie am Ball. Sobald Sie merken, dass Sie den Schmerzen aktiv entgegenwirken können, werden Sie Ihre Übungen freiwillig und gern machen. Beginnen Sie mit ein paar Minuten pro Tag und steigern Sie sich allmählich. Je öfter Sie üben, desto eher bezwingen Sie den Schmerz und desto besser geht es Ihren Gelenken. Weil das Gehirn sich auf die Übungen einstellt, vertieft sich die Wirkung mit der Zeit immer mehr. Nutzen Sie auch hier das Gelenktagebuch, um sich selbst zu beobachten und Ihre Erfahrungen und Erfolge festzuhalten.

IN DER PRAXIS: BIOFEEDBACK

Biofeedback, was »biologische Rückmeldung« bedeutet, hat sich bei der multimodalen Schmerztherapie bereits vielfach bewährt. Hat der Schmerz Sie im Würgegriff, weil er sich im Gehirn eingebrannt hat, lassen sich mithilfe dieses Verfahrens aus der Verhaltenstherapie die unbewusst ablaufenden Körper- und Nervenfunktionen sichtbar machen. Biofeedback belegt, dass der Mensch sehr wohl in der Lage ist, die Nervenfunktionen kraft seiner Gedanken und seines Willens zu steuern und damit das Chaos im System aktiv zu regulieren.

So funktioniert es

Sie werden an bestimmten Körperstellen über Sensoren mit einem Computer verkabelt. Über ein akustisches Signal sowie visuell als Kurve auf dem Bildschirm erleben Sie, welche Prozesse in Ihrem Organismus ablaufen. Im Verlauf einer Biofeedback-Therapie, die etwa 10 bis 15 Übungseinheiten umfasst, wendet der Therapeut Entspannungs- und Imaginationsübungen an, deren beruhigende Wirkung sich sofort auf dem Bildschirm zeigt. So wird Ihnen der Zusammenhang zwischen nervöser Anspannung und Schmerzen vor Augen geführt und Sie können den Schmerzgedanken und -gefühlen sofort mit gezielten Übungen entgegenwirken. Dieser Lernprozess ist gerade für Menschen mit chronischer Arthrose wichtig, weil sie die Erfahrung machen, dass sie gar nicht machtlos sind, sondern aktiv am Bewältigungsprozess mitwirken können.

Die positiven Effekte von Entspannung für den Körper	Die positiven Effekte von Entspannung für Gehirn und Psyche
Die Aktivität des Sympathikus nimmt ab, die des Parasympathikus nimmt zu.	Die Hirnaktivität beruhigt sich und der Stresspegel nimmt ab.
Atemfrequenz und Sauerstoffverbrauch reduzieren sich.	Die Achtsamkeit erhöht sich.
Der Herzschlag verlangsamt sich.	Die Konzentrationsfähigkeit wird besser.
Die Durchblutung verbessert sich.	Die stress- und schmerzorientierten Gedanken kommen zur Ruhe.
Der Blutdruck senkt sich.	Gelassenheit und seelisches Wohlbefinden stellen sich ein.
Die Muskelanspannung geht zurück.	Die Körperwahrnehmung verbessert sich.

AUTOGENES TRAINING

Dieser Klassiker unter den Entspannungsverfahren wurde in den 1920er-Jahren von dem deutschen Psychiater Dr. Johannes Heinrich Schultz als Methode zur »konzentrativen Selbstentspannung« entwickelt. Das Autogene Training beruht auf dem Prinzip der Autosuggestion. Mit prägnanten Sätzen, die Sie wiederholen, erzeugen Sie die Entspannung kraft Ihrer Gedanken gewissermaßen von innen heraus und üben damit eine beruhigende Wirkung auf Körper und Geist aus.
Die Methode ist heute weithin bekannt und hat schon zahllosen Menschen geholfen, zur Ruhe zu finden und die Selbstheilungskräfte des Körpers zu aktivieren. Sobald Sie ein wenig Übung darin haben, lässt sich das Autogene Training praktisch überall und jederzeit anwenden, wenn Sie etwas für sich sein können.

So funktioniert es

Setzen Sie sich in der sogenannten Bierkutscherhaltung auf einen Stuhl, beugen Sie den Oberkörper leicht nach vorn und platzieren Sie die Unterarme auf den Oberschenkeln. Schließen Sie die Augen, atmen Sie ein paar Mal tief durch und wiederholen Sie im Geiste formelhaft die Sätze der nachfolgenden Übung. Die Konzentration auf die Atmung und die einzelnen Körperbereiche entspannt den Organismus und die durch die Autosuggestion erzeugten Wärmeempfindungen sorgen für eine bessere Durchblutung, was die Selbstheilungskräfte unterstützt.
Anfängern fällt es oft schwer, sich alle Sätze zu merken. Deshalb empfehlen Ihnen unsere Therapeuten, sich nicht zu überfordern, sondern sich bei den ersten Malen nur ein paar Sätze vorzusagen und später weitere hinzuzufügen.

DIE SCHMERZSCHWELLE SENKEN

Nehmen Sie die Bierkutscherhaltung ein, schließen Sie die Augen und atmen Sie ein paar Mal tief ein und aus. Dann sagen Sie sich die nachstehenden Sätze nacheinander zwei- bis dreimal langsam in Gedanken vor. Konzentrieren Sie sich auf jede Silbe, auf jedes Wort und seine Bedeutung und spüren Sie, wie sich die Wirkung in Ihrem Körper entfaltet. Danach gehen Sie zum nächsten Satz über. Am Ende der Übung holen Sie tief Luft und ziehen die Arme ganz fest an, um den Entspannungszustand bewusst zu beenden.

01 Die Gedanken kommen und gehen.
02 Ich bin ganz ruhig.
03 Meine Arme sind ganz schwer.
04 Meine Beine sind ganz schwer.
05 Mein Körper ist schwer.
06 Ich bin ganz ruhig und gelassen.
07 Mein linker Arm ist warm, wohlig warm.
08 Mein rechter Arm ist warm, wohlig warm.
09 Mein Becken ist warm, wohlig warm.
10 Ich bin ganz ruhig und gelassen.
11 Mein linkes Bein ist warm, wohlig warm.
12 Mein rechtes Bein ist warm, wohlig warm.
13 Mein ganzer Körper ist wohlig warm.
14 Ich bin ganz ruhig und gelassen.
15 Mein Herz schlägt ruhig und gleichmäßig.
16 Ich bin ganz ruhig und gelassen.
17 Meine Atmung ist ruhig und gleichmäßig. Es atmet mich.
18 Ich bin ganz ruhig und gelassen.
19 Mein Sonnengeflecht ist strömend warm.
20 Ich bin ganz ruhig und gelassen.
21 Meine Stirn ist angenehm kühl.
22 Ich bin ganz ruhig und gelassen.

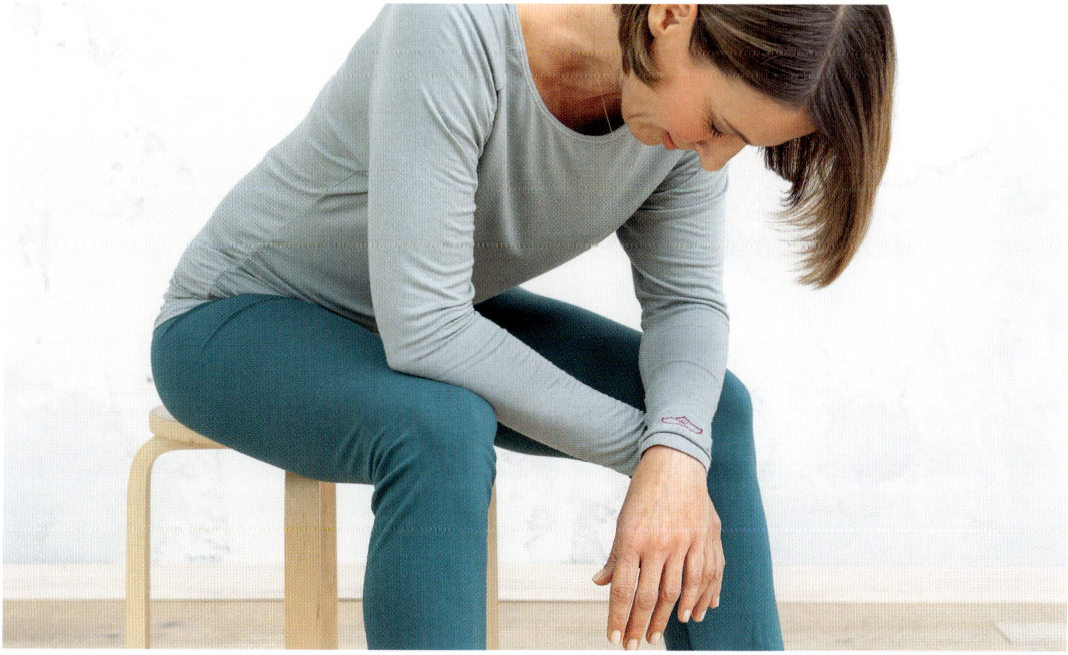

SELBSTHYPNOSE

Wir denken rund 60 000 Gedanken pro Tag, die meisten davon sind flüchtig. 90 Prozent der Abläufe unseres Gehirns finden unbewusst statt. Das ist von Vorteil, weil unser Organismus damit rasch, effizient und energiesparend arbeitet. Außerdem sind wir im Gefahrenfall blitzschnell reaktionsfähig. Es hat aber auch einen Nachteil: Weil unser Unterbewusstsein wie ein riesiges Erfahrungsgedächtnis funktioniert, beeinflusst es maßgeblich unsere Denk- und Handlungsmuster – ohne dass wir es merken. Selbsthypnose zielt nun auf die Beeinflussung des Unterbewusstseins ab, das sehr für Bilder empfänglich ist.
Unser Expertenteam sieht sich immer wieder mit der Frage konfrontiert, ob Selbsthypnose nicht gefährlich sei. Die Antwort lautet: Nein, überhaupt nicht. Die nachfolgenden Übungen haben auch nichts mit Hokuspokus oder Kontrollverlust zu tun, wie Sie das vielleicht aus dem Fernsehen oder von Bühnenshows kennen. Nach dem Motto: Mit einem Schnipp versetzt Sie jemand in Trance, sodass Sie nicht mehr Herr über Ihre Sinne sind. Zu Heilzwecken angewendet ist Hypnose – und somit auch Selbsthypnose – etwas völlig anderes: In der multimodalen Schmerztherapie werden die Imaginationsübungen seit Jahren dazu eingesetzt, die Intensität der Schmerzwahrnehmung zu reduzieren und das seelische Wohlbefinden zu steigern. Versuche belegen, dass sich die Schmerzmittelgabe dadurch um bis zu 75 Prozent reduzieren lässt. Der Nutzen der Selbsthypnose ist enorm: Die Erfahrung, dass Sie am »Schmerzrad« drehen können, rückt die inneren Machtverhältnisse wieder gerade. Sie lernen, dass der Schmerz zwar da ist, Sie aber nicht der Schmerz sind.
Lassen Sie bei den folgenden Imaginationsübungen Ihrer Fantasie freien Lauf, je kreativer und spielerischer Sie an die Sache gehen, desto wirkungsvoller ist das Instrument Selbsthypnose. Sollte es Ihnen schwerfallen, sich auf eine Bilderreise zu begeben, können Sie auch Hilfe bei einem Hypnotherapeuten suchen.

So funktioniert es

Selbsthypnose ist eine anerkannte Form der Tiefenentspannung, die einen leichteren Zugang zum Unterbewusstsein eröffnet. Vereinfacht könnte man sagen, dass es sich um ein Mentaltraining handelt, bei dem Sie Ihre Vorstellungskraft ankurbeln, um die tief in Ihrem Inneren verankerten Schmerzempfindungen mit positiven Bildern zu beeinflussen. Dabei versetzen Sie sich mit bestimmten Suggestionstechniken in einen tiefen Entspannungszustand, der vergleichbar ist mit dem Moment kurz vor dem Einschlafen oder wenn Sie Tagträumen nachhängen: Die Gedanken treiben wie auf ruhiger See gleichmütig dahin, Sie vergessen alles um sich herum und die Zeit vergeht wie im Flug. In diesem Zustand der Ruhe und Entspannung ist das Unterbewusstsein am besten ansprech- und programmierbar.

Mit Imaginationsübungen können Sie auf die oft unbewusst ablaufenden Denk- und Verhaltensmechanismen einwirken, die Ihre Schmerzwahrnehmung befeuern.

DAS SCHMERZTOR SCHLIESSEN

Mit dieser Übung lernen Sie, den Schmerz über Ihre Imaginationskraft zu kontrollieren. Sie beruht auf der Gate-Control-Theorie (ab Seite 49), die besagt, dass unsere Emotionen und Gedanken dazu beitragen, ob sich das Schmerztor im Rückenmark öffnet und die Schmerzimpulse bis in die höheren Regionen im Gehirn gelangen – oder eben nicht.

01 Setzen oder legen Sie sich bequem hin und schließen Sie die Augen. Atmen Sie ein paar Mal tief durch. Damit Körper und Geist zur Ruhe kommen, schärfen Sie als Erstes Ihre Sinneswahrnehmung: Nennen Sie drei Geräusche, die Sie hören (Vogelgezwitscher, Autohupen, Atem), sowie drei Empfindungen, die Sie wahrnehmen (Lufthauch, Kitzeln, Frösteln).

02 Kommen Sie nach und nach zur Ruhe. Sobald Sie einen Zustand tiefer Entspannung erreicht haben, stellen Sie sich das Schmerztor in Ihrem Körper ganz bildlich vor: Wie sieht es aus? Wie groß ist es? Aus welchem Material besteht es? Welche Farbe hat es? Zeichnen Sie in Gedanken ein genaues Bild davon.

03 Nun schauen Sie, wo am Tor der Schmerz durchdringen kann. Steht das Tor sperrangelweit auf? Ist vielleicht das Scharnier kaputt? Gibt es eine undichte Stelle?

04 Schließen Sie das Tor und überlegen Sie, was Sie tun können, damit es auch verschlossen bleibt und der Schmerz nicht mehr durch kann. Ihrer Fantasie sind dabei keine Grenzen gesetzt. (Ein Patient hat zum Beispiel ein kleines Loch in der Tür entdeckt, das er mit einem Kaugummi zuklebte.)

05 Nun ist es Zeit, die Übung zu beenden. Indem Sie die Hände und Füße bewegen, die Augen wieder öffnen und ein paar Mal tief durchatmen, kehren Sie wieder in den Alltag zurück.

Nachhaltige Wirkung

Eine Studie der Universität Paris belegt die Wirkung von Hypnose bei Arthrose-Schmerzen. 36 Probanden mit Knie- oder Hüft-Arthrose wurden in drei Gruppen eingeteilt. Die eine Gruppe bekam acht Sitzungen Progressive Muskelrelaxation nach Jacobson (siehe Seite 120); die zweite acht Hypnosesitzungen und die dritte fungierte als Kontrollgruppe. Nach vier Wochen hatten sich die Schmerzen bei der Hypnosegruppe bereits um 50 Prozent gebessert. Die Progressive-Relaxations-Gruppe konnte ebenfalls Erfolge aufweisen, allerdings erst nach zwei Monaten. Die Wirkung der Hypnose war dabei sehr nachhaltig.

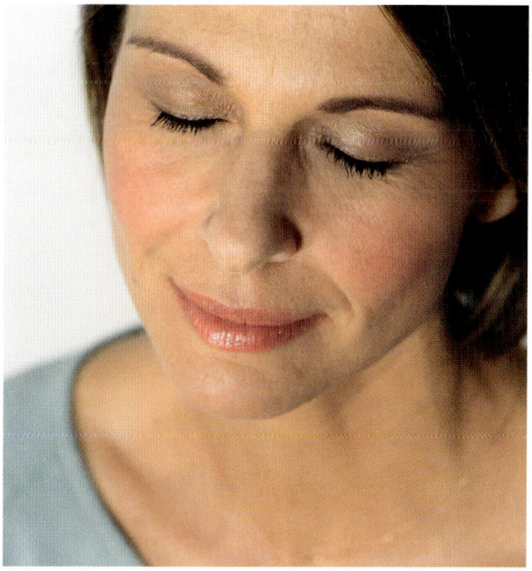

DAS SCHMERZGEBIET EINGRENZEN

Mit dieser Übung aus dem Bereich der Selbsthypnose machen Sie die Erfahrung, dass der Schmerz nur einen Teil Ihres Lebens ausmacht, es aber nicht komplett bestimmen kann, wenn Sie es gedanklich zu verhindern wissen.

01 Setzen oder legen Sie sich bequem hin und schließen Sie die Augen. Atmen Sie ein paar Mal tief durch. Damit Körper und Geist zur Ruhe kommen, schärfen Sie als Erstes Ihre Sinneswahrnehmung: Nennen Sie drei Geräusche, die Sie hören (Vogelgezwitscher, Autohupen, Atem), sowie drei Empfindungen, die Sie wahrnehmen (Lufthauch, Kitzeln, Frösteln).

02 Nun reisen Sie in Gedanken zu dem schmerzenden Gelenk. Stellen Sie sich den Schmerz wie ein Gebiet vor, das es einzugrenzen gilt. Wo genau tut es weh? Und wie weit reicht der Schmerz?

03 Sobald Sie das Gebiet in einem inneren Bild überschauen, ziehen Sie eine gedankliche Linie um das Areal: Sie grenzen den Schmerz damit ein. Sie weisen ihm einen Raum zu, über den er jetzt nicht mehr so leicht hinausgehen kann.

04 Schauen Sie sich das Schmerzgebiet genauer an: Wie groß ist es? Welche Farbe hat es? (Die meisten Patienten sagen Rot oder Schwarz.) Und welche Farbe hat dagegen die schmerzfreie Zone? (Hier sind es oft Grün oder Blau.) Vielleicht spüren Sie, wie das Schmerzareal seinen Schrecken für Sie verliert.

05 Wenn Sie so weit sind, bewegen Sie die Hände und Füße, öffnen wieder die Augen und atmen ein paar Mal tief durch – so kehren Sie in den Alltag zurück.

PROGRESSIVE RELAXATION

Das Verfahren, das auf den Arzt Edmund Jacobson zurückgeht, arbeitet damit, durch bewusste An- und Entspannung eine Schmerzreduzierung zu erreichen. Dieser Wechsel sorgt für eine bessere Durchblutung, weil im angespannten Zustand mehr Blut in die Gefäße gepumpt wird, das beim Entspannen freier fließen und alle Gewebe besser versorgen kann. Sie lernen mit dieser Methode also, bewusst zu entspannen.

So funktioniert es

Sie spannen bestimmte Muskelpartien – zum Beispiel in den Händen, Armen oder Beinen – mit aller Kraft an und halten die Spannung einige Sekunden lang, sodass sie spürbar ist, die Muskulatur dabei aber nicht verkrampft. Dann sagen Sie sich in Gedanken »Jetzt«, lassen die Anspannung los und der Muskelbereich lockert sich merklich.

Es geht vor allem darum, den Unterschied zwischen Anspannung und Entspannung genau wahrzunehmen, was chronischen Schmerzpatienten wegen einer erhöhten Grundanspannung oft schwerfällt. Doch mit dieser Übung können Sie genau diese Wahrnehmung und insbesondere das Entspannen wieder lernen. Richten Sie während des Übens Ihre Aufmerksamkeit auch speziell auf die Körperbereiche, die Ihnen Schmerzen bereiten: Wie fühlt sich die Muskulatur im angespannten Zustand an? Was passiert, während Sie anspannen? Und was verändert sich beim Loslassen?

GELENKRUHE

Nehmen Sie sich etwa 15 Minuten Zeit für diese Übung, die Sie zu Hause im Liegen, aber auch unterwegs, wenn Sie etwas Gelenkruhe benötigen, im Sitzen oder Stehen durchführen können. In der Mittagspause im Bürosessel. In der Warteschlange stehend im Supermarkt. Im Stau im Auto sitzend. Anfangs erfordert die Progressive Muskelrelaxation etwas mehr Konzentration. Sobald Sie eine gewisse Routine entwickelt haben, geht die Entspannung wie eine Wellenbewegung durch Ihren Körper.

01 Legen Sie sich auf eine Yogamatte beziehungsweise auf den Teppich oder setzen Sie sich auf einen Stuhl, in dem Sie aufrecht und bequem sitzen können. Die Arme liegen entspannt auf den Oberschenkeln, die Handflächen zeigen nach unten, die Füße stehen nebeneinander. Nehmen Sie ein paar tiefe Atemzüge, um Körper und Geist zu lockern.

02 Spüren Sie zunächst den Punkten nach, wo Ihr Körper den Boden beziehungsweise den Stuhl berührt: Kopf, Schulterblätter, linker Arm, rechter Arm, die Handflächen, oberer und unterer Rücken, Becken und Gesäß, die Oberschenkel, die Unterschenkel und die Füße. Achten Sie auf eine ruhige und gleichmäßige Atmung.

03 Nun spannen Sie mit den Füßen beginnend jeden Körperteil, der den Stuhl, Ihre Beine oder die Matte berührt, zwei- bis dreimal an. Das funktioniert am besten, wenn Sie beim Aufbauen der Spannung den Bereich gegen die Auflagefläche drücken. Halten Sie die Spannung fünf Sekunden, dann lassen Sie wieder los. Verweilen Sie zehn Sekunden lang im Ruhezustand, damit sich die Muskeln komplett entspannen können.

04 Lassen Sie sich nicht von Störgedanken aus der Ruhe bringen, sondern konzentrieren Sie sich darauf, in regelmäßigen Zügen ein- und auszuatmen.

05 Auf die gleiche Weise gehen Sie von einem Körperteil zum nächsten, bis Sie beim Kopf angekommen sind. Gehen Sie dabei immer nach dem gleichen Prinzip vor: fünf Sekunden halten. Loslassen. Zehn Sekunden entspannen.

Achten Sie auf Ihre Atmung

Unsere Therapeuten berichten, dass die Übenden beim Anspannen oft automatisch die Luft anhalten und erst beim Loslassen wieder ausatmen. Das ist nicht zielführend, weil eine gleichmäßige Atmung eine beruhigende Wirkung hat. Hören Sie auf zu atmen, stoppen Sie den Fluss. Daher sollten Sie versuchen, beim Aufbau der Spannung ganz langsam und bewusst einzuatmen und die Spannung mit dem Ausatmen wieder zu lösen. Um sich die Sache zu erleichtern, können Sie, statt die Sekunden bis zum Loslassen zu zählen, die Anspannungsdauer auch über den Atem kontrollieren. Halten Sie die Muskelspannung, bis Sie tief Luft geholt haben: »Einundzwanzig, zweiundzwanzig« oder auch länger. Atmen Sie beim Loslassen wieder aus. Während der Entspannungspause können Sie ein- oder zweimal in Ruhe ein- und ausatmen. Genießen Sie den Zustand des Loslassens und die Weite in Ihrem Körper, während Sie so entspannt sind.

WIEDER GUT SCHLAFEN

Schmerzphasen gehen bei Arthrose häufig mit Schlafstörungen einher. Das zeigt auch eine Studie der Johns-Hopkins-Universität in Baltimore mit 208 Teilnehmern, die einem Test unterzogen wurden: Arthrose-Patienten mit Schlafproblemen, solche mit gutem Schlaf, schmerzfreie Kontrollpersonen mit Schlafproblemen sowie Kontrollpersonen mit gutem Schlaf. Studienleiterin Claudia M. Campbell sieht den Zusammenhang zwischen mehr Schmerz und weniger Schlaf darin, »dass Personen mit niedriger Schlafqualität und einer Neigung zur Katastrophisierung die größte Schmerzsensibilität entwickeln«. Das ist nur logisch, denn Schmerz, Schlafmangel und Schwarzmalerei bilden ein gefährliches Trio: Der Schmerz lässt die Betroffenen nicht ein- oder durchschlafen, sie finden keine geeignete Ruheposition, wälzen sich leidend und grübelnd von einer Seite zur anderen, und mit jeder Stunde, die sie wach liegen, werden die Schmerzen schlimmer. Aus diesem Elend aber kann man aussteigen.

Die Voraussetzungen für einen erholsamen Schlaf schaffen

Unser Nachtschlaf ist recht störanfällig. Neben dem Schmerz und allen möglichen Grübelgedanken können auch andere Faktoren dafür verantwortlich sein, wenn Sie nicht zur Ruhe kommen. Die richtige Schlafhygiene, wie die Medizin es nennt, ist deshalb oberstes Gebot für Menschen mit chronischen Arthrose-Schmerzen.

An dieser Stelle kommt Ihr Gelenktagebuch wieder ins Spiel: Unterziehen Sie in den nächsten Tagen und Wochen Ihre Verhaltensweisen und Gewohnheiten einer genauen Prüfung: Wie aktiv sind Sie am Tag? Womit beschäftigen Sie sich, bevor Sie schlafen gehen? Was essen Sie zu Abend? Wie ist Ihr Schlafzimmer gestaltet? Um wie viel Uhr gehen Sie ins Bett? Was tun Sie, wenn Sie nicht schlafen können? Wie ist Ihre Einstellung zum Thema Schlaf? Notieren Sie alles, was Ihnen auffällt.

Wussten Sie, dass ...

... die Schmerzsensibilität am nächsten Tag um 30 Prozent erhöht ist, wenn Körper und Geist weniger als sechs Stunden Nachtruhe bekommen? Auch wenn der Zusammenhang zwischen Schlafmangel und Erhöhung der Schmerzwahrnehmung nicht ganz klar ist, sieht die Forschung die Ursache dafür in einer fehlerhaften Steuerung der Aufmerksamkeit.

Mit Entspannungsübungen lenken Sie Ihre Aufmerksamkeit vom Schmerz weg und finden zu einem besseren Schlaf. Das Gute: Es reicht bereits eine erholsame Nacht, um den Schmerzpegel wieder zu senken.

Die Schlaflosigkeit »wegmeditieren«

Die moderne Forschung weiß, dass Meditation bei Ein- und Durchschlafproblemen wie ein natürliches Schlafmittel wirkt. Das Prinzip ist im Grunde wie Schäfchenzählen, nur ohne Schäfchen: Sie lenken Ihre Aufmerksamkeit bewusst vom Schmerz, von den Schlafproblemen und Grübelgedanken hin zur bloßen Wahrnehmung Ihrer Körperfunktionen. Meditierend bauen Sie Anspannung und Stress ab, sodass sich das Gehirn wieder entspannen

Zehn Regeln für gesunden Schlaf

1. Sorgen Sie tagsüber für körperliche und geistige Anstrengung. Erschöpfung ist das beste Schlafmittel.
2. Verzichten Sie tagsüber auf ein Nickerchen, damit Sie am Ende des Tages richtig schön müde sind.
3. Essen Sie nur etwas Leichtes am Abend. Schwerverdauliches belastet den Organismus und er findet nur schwer zur Ruhe.
4. Unternehmen Sie einen Spaziergang in den frühen Abendstunden. Damit schaffen Sie die nötige Bettschwere.
5. Vermeiden Sie ab 15 Uhr koffeinhaltige Getränke. Und rauchen Sie nicht mehr nach 20 Uhr und auch nicht, wenn Sie nachts aufwachen, da Nikotin ähnlich wie Koffein wirkt.
6. Trinken Sie drei Stunden vor dem Zubettgehen kein Bier, keinen Wein oder Schnaps, um Ihre Schlafqualität durch den Alkohol nicht zu beeinträchtigen. Zudem macht sich dann auch die Blase nicht ganz so schnell bemerkbar.
7. Nehmen Sie Smartphone, Tablet oder Computer nicht mit ins Bett. Ihr Schlafzimmer ist zum Ausruhen da, nicht für virtuelle Action.
8. Schaffen Sie ein angenehmes Schlafklima. Ideal ist eine Temperatur von etwa 18 Grad. Und frische Luft ist wichtig!
9. Gehen Sie jeden Tag zur gleichen Zeit ins Bett. Durch diese Routine stellt sich Ihre Körperuhr auf Schlafen ein.
10. Machen Sie Tabula rasa und schreiben Sie sich Sorgen und Nöte vor dem Zubettgehen in einem Tagebuch von der Seele. Was auf dem Papier steht, brauchen Sie nicht mehr im Kopf zu halten.

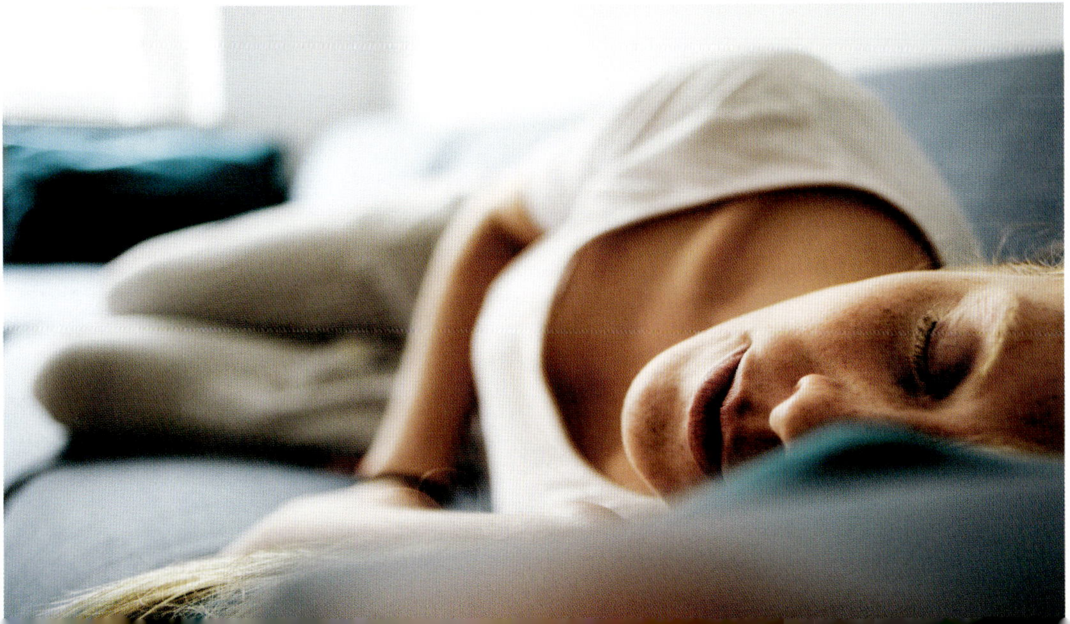

Meditation reduziert das Schmerzempfinden um bis zu 50 Prozent und kann es mit Schlafmitteln aufnehmen.

kann und der Nervenalarm aufhört. Wenn Sie, weil die Gelenke wehtun, oft schlecht ein- oder durchschlafen, empfehlen wir Ihnen, jeden Tag vor dem Schlafengehen zu meditieren. Wie bei allen Entspannungsverfahren gilt auch hier: Regelmäßigkeit und Kontinuität zeitigen den Erfolg! Meditation wirkt nicht wie eine Schlaftablette sofort, sondern ist ein Lernprozess.

Bleiben Sie dabei!

Machen Sie sich keine Sorgen, es dauert eine Weile, bis Sie Ihre Gedanken zur Ordnung rufen können. Den Erfolgreichen unterscheidet vom Unerfolgreichen, dass er der Meditation eine Chance gegeben hat und dabeigeblieben ist. Geben Sie nicht auf! Schon nach ein paar Tagen werden Sie eine beruhigende Wirkung feststellen und in Bälde wieder von einer gesunden Nachtruhe profitieren. Die Mühe lohnt sich doppelt: Guter Schlaf stärkt nämlich auch das Immunsystem, was wiederum wichtig ist, damit der Körper sich selbst helfen kann. Dass Schlaf so rundum gesund und heilsam ist, wissen Sie sicherlich von dem wohligen Gefühl, das sich nach einer wirklich erholsamen Nacht mit ausreichend tiefem Schlaf einstellt.

Anfangs werden Sie wahrscheinlich leichter abgelenkt, dann machen sich Ihre Gedanken selbstständig oder wandern zum Schmerz zurück. Doch Sie lernen immer besser, für Ruhe und Klarheit zu sorgen. Und das nicht nur während der Meditation, sondern zunehmend auch mitten im Alltag.
Meditation heißt im Übrigen nicht, dass man unbedingt in einer besonderen Haltung auf dem Boden sitzen muss. Die Übung auf der gegenüberliegenden Seite können und sollten Sie sogar liegend abends im Bett machen, um einzuschlafen. Aber sie ist auch tagsüber geeignet, wenn Sie die Ruhe genießen wollen, die Sie mit dieser Praxis erfahren können. Sie tut einfach immer gut.

Meditieren wirkt tief im Gehirn

Ein amerikanisches Forschungsteam um den Neuropsychologen Richard Davidson hat die Gehirnaktivität buddhistischer Mönche, die außergewöhnlich erfahren in der Meditation sind, untersucht. Die MRT-Aufnahmen, die sie vom Gehirn während der Meditation machten, zeigten eine deutlich erhöhte Aktivität im Frontallappen, auch Stirnhirn genannt. Es ist ein Bereich im vorderen Hirn, wo sich auch der anteriore cinguläre Cortex befindet, der als Sitz des Schmerzgedächtnisses gilt. Das Stirnhirn kann sich von allen Bereichen im Gehirn am besten anpassen und regenerieren. Es ist für bewusstes Lernen zuständig, für zielgerichtetes Verhalten, für die Bewertung von Eindrücken, die Regulation von Emotionen, außerdem für bewusste Reaktionen und für unsere Verän-

MIT MEDITATION ZUR RUHE KOMMEN

Machen Sie die folgende Meditationsübung jeden Abend vor dem Einschlafen. Ungeübte beginnen mit ein paar Minuten und steigern sich langsam, bis sie 15 bis 30 Minuten am Stück meditieren (oder währenddessen bereits einschlafen). Sie können diese Übung auch tagsüber im Sitzen oder Liegen machen – immer dann, wenn Sie Ruhe brauchen. Gönnen Sie sich meditative Pausen, die auch den Gelenken zugutekommen.

01 Legen Sie sich entspannt hin und atmen Sie ein paar Mal tief ein und aus. Sagen Sie sich, dass es jetzt um Ruhe und Erholung geht.

02 Verfolgen Sie in Gedanken den Weg des Atems: Er dringt durch die Nasenflügel ein, wandert langsam die Luftröhre nach unten in den Brust- und dann in den Bauchraum, wo er sich entfaltet und die Bauchdecke dehnt. Atmen Sie genauso bewusst wieder aus und gehen Sie den Weg gedanklich zurück, bis Sie das Gefühl haben, alle Luft ausgeatmet zu haben und ganz leer zu sein.

03 Während Sie weiteratmen, ruhig und gelassen, beobachten Sie, welche Gedanken Ihnen durch den Kopf gehen und sich zwischen Sie und die Entspannung stellen. Sind da Gedanken an den Schmerz, Angst, Ärger über den Nachbarn, die Erinnerung an lästige Pflichten? Schenken Sie diesen Störgedanken keine Aufmerksamkeit und bewerten Sie sie nicht. Sagen Sie sich einfach nur »Ich lasse diese Gedanken ziehen« und konzentrieren Sie sich anschließend wieder darauf, wie der Atem durch Ihren Körper fließt. Manchen Menschen hilft es, die Störgedanken in eine fiktive Schublade zu legen: Eine unerledigte Aufgabe geistert durch Ihren Kopf? Dann benennen Sie diesen Gedanken zum Beispiel mit »To-do-Liste« und legen ihn weg.

04 Ganz egal, was Ihnen durch den Kopf gehen mag, bleiben Sie ruhig liegen und fokussieren Sie sich auf die Atmung: Einatmen. Gedanken loslassen. Ausatmen. Gedanken loslassen. Einatmen. Gedanken loslassen. Ausatmen. Gedanken loslassen …

05 Nach und nach fallen Unruhe und Störgedanken von Ihnen ab und die Zeitspanne zwischen den einzelnen Gedanken vergrößert sich. Entspannung und Schmerzlinderung stellen sich ein. So atmen Sie weiter und genießen die (Nacht-)Ruhe.

derungsfähigkeit. Es ist gewissermaßen der »Regisseur des Gehirns«, denn dort sitzt auch ein großer Teil der individuellen Persönlichkeit eines jeden Menschen.
Wenn Sie nun einen Schmerzreiz verarbeiten müssen, kommuniziert das Stirnhirn mit den anderen Bereichen, die an der Schmerzverarbeitung beteiligt sind – das sind insbesondere Thalamus, Hippocampus und Amygdala. In diesen Arealen wird das Geschehen bewertet und bewusst integriert. Im Stirnhirn entscheidet sich, wie Sie individuell mit dem Schmerz umgehen. Schmerz lässt sich daher tatsächlich »wegmeditieren«, indem Sie mit tiefer Entspannung auf die Aktivität des Stirnhirns Einfluss nehmen.

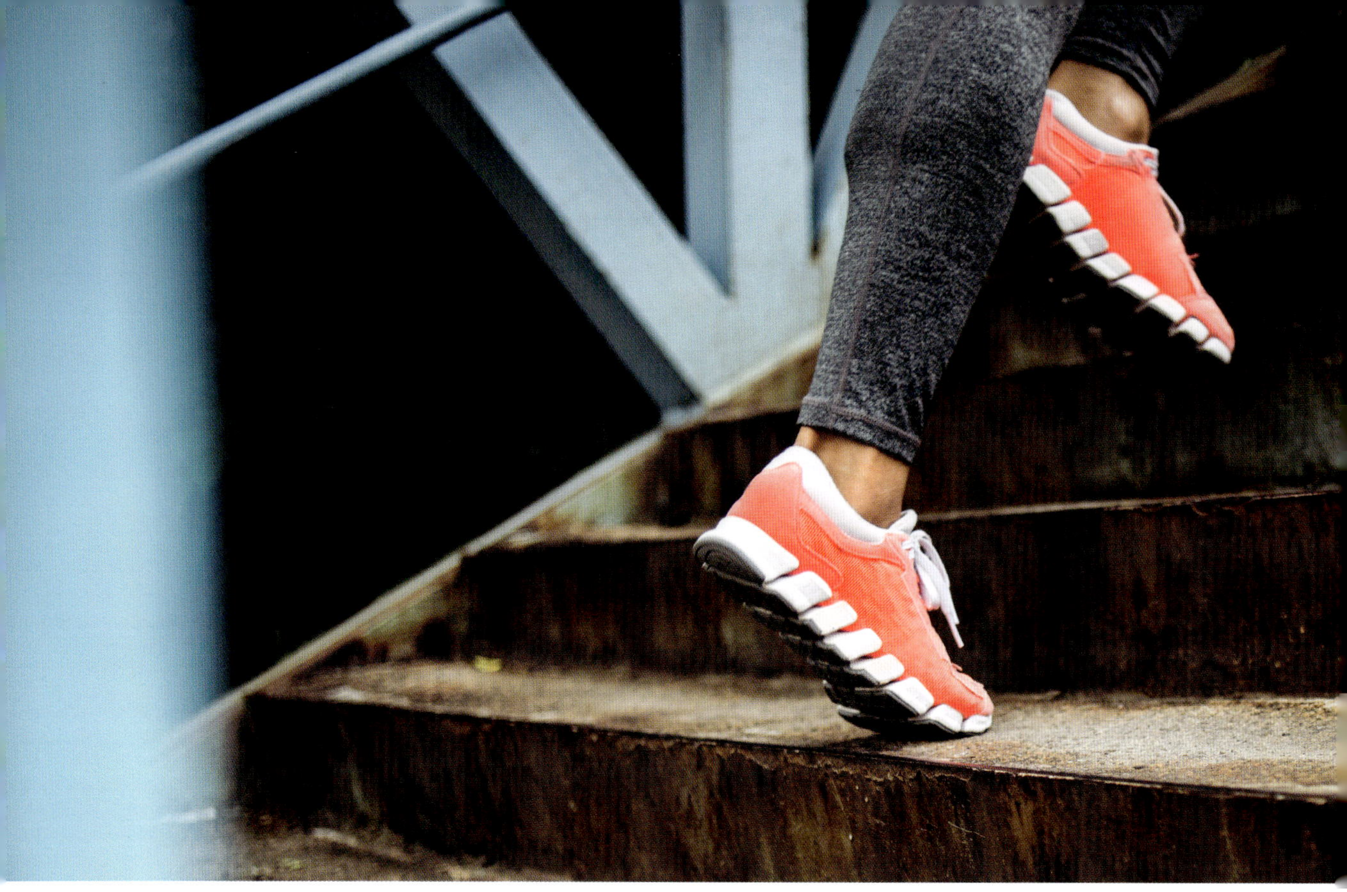

FUNKTION UND STABILITÄT DER GELENKE VERBESSERN

Gelenke brauchen Bewegung, um stark und flexibel zu sein. Mit einem Stabilitätsprogramm machen Sie die Muskeln zu wirksamen Partnern der Gelenke und reduzieren Ihre Beschwerden.

Vielleicht vergeht Ihnen gerade die Lust am Weiterlesen, weil Sie sich aufgrund Ihrer Gelenkprobleme nicht vorstellen können, sich mehr zu bewegen. »Wie soll das funktionieren, wenn jeder Schritt wehtut?«, hören wir oft von unseren Patienten, wenn wir den Bewegungsteil des multimodalen Gelenkprogramms mit ihnen durchgehen. Lassen Sie uns deshalb vorwegschicken: Wir sprechen hier weder davon, einen Marathon zu laufen, noch einen 7000er zu besteigen. Es geht auch nicht darum, sich für die Kreismeisterschaft des Fußball- oder Tennisvereins zu qualifizieren. Wir wollen mit einem moderaten Bewegungsprogramm die Muskeln und Bänder rund um Ihre Gelenke wieder fit machen. Längerfristige Ruhigstellung, was früher das Credo vieler Ärzte war, ist heute überholt.

Wir wissen, dass Schonung Gift für die Arthrose ist, weil die Muskulatur mit der Zeit stark verkümmert und ihrer Stützaufgabe nicht mehr nachkommen kann. Mit gezieltem Training können Sie den Verschleiß nicht nur aufhalten, es lassen sich auch die Schmerzen lindern. Und das bereits, sobald die Entzündung im Gelenk abgeklungen ist. Das klingt zu schön, um wahr zu sein? Vertrauen Sie unseren Erfahrungswerten und geben Sie dem Heilmittel Bewegung eine Chance!

WIEDER AKTIV WERDEN

Arthrose-Geplagte denken oft, dass ihr Körper sie im Stich gelassen hat. Dabei ist es in vielen Fällen genau andersherum: Sie haben ihren Körper im Stich gelassen und ihn nicht stark genug gemacht, um den Belastungen standzuhalten. Die bewegungsarme Lebensweise des modernen Menschen trägt erheblich sowohl zur Knorpelschädigung als auch zur Schwächung der körpereigenen Regenerationsmechanismen bei. Im Durchschnitt bewegen sich die meisten Leute viel zu wenig. Ein Büroangestellter sitzt fast den ganzen Tag und geht täglich durchschnittlich etwa 1500 Schritte. Darunter leidet der ganze Körper, aber in besonderem Maße die Gelenke.

Die Gründe liegen auf der Hand: Zum einen provoziert Bewegung den Knorpel, Umbauprozesse vorzunehmen. Sie erinnern sich: Der Knorpel gibt bei Belastung Abbaustoffe an die Synovialflüssigkeit ab und nimmt bei Entlastung Nährstoffe auf. Mit Bewegung stellen Sie also die Versorgung des Knorpelgewebes sicher, das ja bei Erwachsenen nicht mehr durchblutet ist. Zum anderen kräftigen Sie den Sehnen- und Muskelapparat, der dem Gelenk Stabilität gibt und Belastungen abfedert. Bewegung ist die Grundlage, damit sich der Körper an die degenerativen Veränderungen anpassen kann, denen er im Laufe des Lebens nun mal unterworfen ist. Lässt die Belastung nach, baut der Körper ab.

Mit Physiotherapie erste Impulse setzen

Damit unsere Patienten wieder in Bewegung kommen, verordnen wir ihnen als Erstes eine Physiotherapie, um die oft verkümmerte Muskulatur mit Mobilisations- und Dehnungsübungen ohne Muskelspannung wieder zu aktivieren. Diese Maßnahme dient als eine Art Startschuss: In der Physiotherapie machen Sie die Erfahrung, dass Ihre Gelenke zu mehr in der Lage sind, als Sie glauben, und Sie sehr wohl Einfluss auf das Schmerzgeschehen nehmen können. Das Vertrauen in den Körper kehrt allmählich zurück.

Der Physiotherapeut überprüft zunächst Ihren körperlichen Zustand, um Fehlbelastungen und Schonhaltungen aufzuspüren, und leitet Sie dann mit sanften Bewegungsübungen an, wieder ein Gefühl für die eigene Bewegungsfähigkeit zu entwickeln und den Dysbalancen entgegenzuwirken. Bei der gemeinsamen Therapiearbeit stehen folgende Ziele im Vordergrund:

- Mobilisation der eingerosteten Gelenke
- Erhaltung und Verbesserung der Funktionsfähigkeit des betroffenen Gelenks

Zu langes Sitzen und Schonverhalten sind die Feinde der Gelenkgesundheit!

- erste Kräftigung der gelenknahen Muskulatur, um die Tragfähigkeit wiederherzustellen und einer weiteren Abnutzung des Knorpels vorzubeugen
- Stärkung der gesamten funktionellen Kette, von den Füßen bis zum unteren Rücken, um das Zusammenspiel des dynamischen Bewegungssystems zu optimieren
- Erlernen von belastungsarmen Bewegungsabläufen
- Entwicklung neuer Freude an der Bewegung
- Erarbeiten von Übungen, die der Patient zu Hause machen sollte

Die Verbesserung der Mikrozirkulation kurbelt den Gelenkstoffwechsel an, sodass Entzündungsstoffe im Gewebe ausgeschieden werden können. Der Knorpel erhält dadurch wieder eine ausreichende Nährstoffversorgung. Durch die verbesserten Regenerationsprozesse reduzieren sich dann auch die Schmerzen. Muskuläre Verspannungen, verursacht durch eine schmerzbedingte Schonhaltung, gehen zurück. Die Gelenke sind wieder funktionstüchtiger, Sie können sich besser bewegen, verbrauchen weniger Energie und sind alles in allem wieder leistungsfähiger.

Ihre Gelenke brauchen Ihre Unterstützung!

Damit sich der Körper mit dem Verschleiß arrangieren kann, braucht es Ihre Mitwirkung. Auch wenn der Physiotherapeut mit und an Ihnen arbeitet, stehen Sie im Mittelpunkt des Geschehens. Wie immer im multimodalen Gelenkprogramm geht es nicht ohne Ihre aktive Mitwirkung! Sonst stellt sich auf Dauer nicht der gewünschte Erfolg ein.
Unsere Therapeuten erleben immer wieder, dass sich Patienten anfangs erwartungsvoll auf die Liege setzen, als wäre der Physiotherapeut eine Art Magier, der sie auf wundersame Weise von ihren Schmerzen befreien könnte. Dem ist aber nicht so! Bewegung lautet das Zauberwort – und zwar regelmäßig und kontinuierlich. Nur indem Sie mitmachen – und das nicht bloß einmal pro Woche beim Therapeuten, sondern auch zu Hause –, können die Übungen ihre volle Wirkung entfalten. In dem Maße, wie Sie ein besseres Gefühl für Ihren Körper und die schmerzende Gelenkregion entwickeln, holen Sie sich die Kontrolle über Ihren Körper zurück. Wenn Sie wollen, dass die Schmerzen nachlassen und die Beweglichkeit zunimmt, müssen Sie selbst etwas tun.
Je nach Schmerzzustand sind etwa zehn Sitzungen nötig, um eine spürbare Verbesserung der Gelenkgesundheit zu erreichen. Nach Abschluss der Physiotherapie sollten Sie ausreichend dafür vorbereitet sein, das Stabilisationsprogramm (ab Seite 133) zu absolvieren.

DIE BEWEGUNGSABLÄUFE VERBESSERN

Als Orthopäden wissen wir, dass die Ursache für eine Arthrose nicht immer dort zu finden ist, wo es wehtut. Haltungsschäden, Beinlängendifferenzen, Beckenschiefstand, Wirbelsäulenprobleme, Muskeldefizite, Asymmetrien im Skelett, X- oder O-Beine, Fehlstellungen der Füße – schon geringe Fehlfunktionen können zu einer Beeinträchtigung des Bewegungsapparates führen und dazu beitragen, dass Ihre Gelenke falsch belastet werden.
Der Körper kann solche Defizite über einen langen Zeitraum kompensieren, aber irgendwann ist das Maß voll und das System gibt eine Fehlermeldung in Form von Schmerzen. Schaltet man die Störfaktoren schnell und umfänglich aus, geht es den Betroffenen bald wieder besser.

Physiotherapie statt Arthroskopie!

Eine große Studie aus Boston aus dem Jahr 2013 kommt zu dem Schluss, dass Menschen mit Arthrose und Meniskusschaden ebenfalls von einer Arthroskopie abzuraten sei. Die 351 Teilnehmer, die an verschiedenen Zentren behandelt wurden, erhielten physiotherapeutische Maßnahmen, die einen mit und die anderen ohne Operation. Nach sechs und nach zwölf Monaten ließen sich keine unterschiedlichen Ergebnisse erkennen. Die Gelenkspiegelung war nicht erfolgreicher als eine gezielte Mobilisation und Kräftigung des Knies. Die Wissenschaftler haben zudem eine interessante Feststellung gemacht: Sie konnten, wie das Deutsche Ärzteblatt berichtet, nur 26 Prozent der Patienten, die als Teilnehmer infrage kamen, zu einer konservativen Therapiemaßnahme bewegen. Viele wünschten sich einen operativen Eingriff. Daher die Gewissensfrage: Vertrauen auch Sie einer Operation mehr als einer konservativen Maßnahme wie Physiotherapie? Oder sind Sie überzeugt, dass Sie aus sich selbst heraus auf das Schmerzgeschehen Einfluss nehmen können?

Ganzheitliche Bewegungsanalyse

Um Aufschluss über das Zusammenspiel von Knochen, Muskeln, Bändern und Gelenken zu erhalten, kommt an diesem Punkt des multimodalen Gelenkprogramms der Bewegungsanalytiker ins Spiel. Er fungiert als eine Art Körperdetektiv. Sein Auftrag: die muskulären und skeletalen Verursacher des Gelenkverschleißes aufzudecken. Dazu bedient er sich modernster Hightech-Verfahren:

- Die **4-D-Vermessung:** Mithilfe einer computergesteuerten Lichtprojektion vermisst der Techniker die Wirbelsäule sowohl im Stehen als auch in der Bewegung. So entsteht ein dynamisches Körperprofil, das Aufschluss über Auffälligkeiten in Statik und Bewegung gibt. Die Methode ist schnell und einfach, zudem berührungs-, schmerz-, strahlen- sowie belastungsfrei.
- Mit einer computergesteuerten **Video-Ganganalyse** sowie einer **Beinachsenvermessung** lassen sich in den Bewegungsabläufen des Patienten Asymmetrien in der Körper- und Beinachse sichtbar machen.
- Die **Fußdruckanalyse** ermittelt das Abrollverhalten sowie die Druckbelastung, die beim Gehen und Stehen auf den Fuß einwirkt. Der Patient steht währenddessen auf einer Messplatte, die geringste Belastungsdifferenzen, die sich auf den ganzen Körper auswirken, abbildet.

Eine ganzheitliche Bewegungsanalyse empfiehlt sich in der Regel erst, wenn die akuten Beschwerden abgeklungen sind, weil eine schmerzbedingte Schonhaltung das Messergebnis ungünstig beeinflussen würde. Außerdem ist die Vermessung nur so gut wie die therapeutischen Maßnahmen, die auf Basis der Analyseergebnisse erfolgen. Nutzen alle Beteiligten die Messresultate für eine gezielte und anhaltende Weiterarbeit, bietet dieses Verfahren wertvolle Hinweise, um Haltungsschäden zu erkennen und so schnell wie möglich mit individuell zugeschnittenen Maßnahmen zu korrigieren.

Muskeltraining 2.0 – Sensomotorische Einlagen

Eine optimale muskuläre Führung entlastet die Gelenke so, dass sie sich von einer Entzündung erholen und der Knorpelverschleiß nicht weiter voranschreitet. Um den bei Arthrose häufig geschwächten Muskelapparat zu stimulieren, setzt die Orthopädie auf sensomotorische Einlagen. »Ach, gehen Sie mir mit Einlagen, die passen in keinen Schuh und bringen doch nichts!« So reagieren nicht wenige Patienten, wenn sie das Wort »Einlagen« hören. Viele tragen seit Jahren welche, es hat sich aber kaum eine Besserung eingestellt. Der Grund dafür ist schnell erklärt: Eine herkömmliche Einlage ist so konzipiert, dass der Fuß eine bessere Rundumverteilung der Belastung erhält. So lassen sich Fersen- oder Vorfußschmerzen verringern, aber nicht Arthrose-Beschwerden!

Anders verhält es sich bei der sensomotorischen Einlage, die von Fuß bis Kopf auf das Muskelkorsett wirkt. Auf Basis der Messergebnisse der Bewegungsanalyse setzt der Orthopädietechniker etwa zwei Millimeter starke Stimulationselemente aus Kork unter den Fuß, wo sie Reize auf die Nervenbahnen ausüben und auf diese Weise blockierte Muskelstränge stimulieren und überaktive entlasten.

Das positive Feedback selbst skeptischster Patienten ist uns immer wieder eine Freude: »Ich kann gar nicht glauben, was ich eben erlebt habe. Der Orthopädietechniker hat mir ein paar Plättchen unter die Füße gelegt und auf einmal konnte ich mich besser bewegen.« Hinter dem, was wie ein Wunder anmutet, steckt eine einfache Erklärung: Die Instabilität, zum Beispiel durch eine Fehlstellung wie X-Beine verursacht, löst eine Kettenreaktion aus, die über eine minimale Veränderung der Statik reguliert wird, sodass sich die Muskeln neu ausrichten können. Diese intelligenten Einlagen, die ganz dünn und harmlos aussehen, haben also gewissermaßen einen physiotherapeutischen Lerneffekt für das Muskelkorsett.

ORTHOPÄDISCHE HILFSMITTEL

Der Orthopäde verfügt über einige Hilfsmittel, um das Gelenk in der Akutphase zu entlasten, es zu stabilisieren und in der Bewegung zu führen. Sie werden in der Regel auf Rezept verordnet und die Kosten erstattet die Kasse. Viele

Im Team

Eine effiziente Nutzung der Bewegungsanalyse ist nur dann gewährleistet, wenn alle Beteiligten innerhalb eines multimodalen Gesamtkonzepts ein therapeutisches Team bilden, in dem jeder seinen spezifischen Aufgaben nachkommt: Der Physiotherapeut nimmt Verspannungen weg, korrigiert Fehlhaltungen mit bestimmten Übungen und bringt den Betroffenen wieder bei, wie sie sich richtig bewegen müssen. Der Sportlehrer sorgt mit einem gezielten Trainingsprogramm für die entsprechende muskuläre Ausstattung. Der Orthopädietechniker nimmt wenn nötig eine auf die Bewegungsabläufe einwirkende Zurichtung des Schuhwerks sowie eine Versorgung mit Bandagen oder Schienen vor. Und der behandelnde Arzt ist der »Mannschaftskapitän«, der den Therapieprozess koordiniert und medikamentöse Interventionen verabreicht.

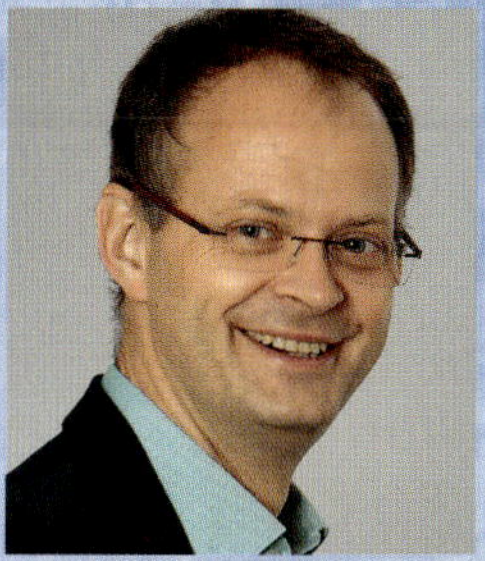

OLAF WEBER

Orthopädietechniker und Geschäftsführer im Zentrum für Körperstatik & Sensomotorik Lückenotto

WAS BRINGT EINE GANZHEITLICHE BEWEGUNGSANALYSE?

Die meisten Menschen haben verlernt, auf sich zu achten. Im hektischen Alltag nehmen sie die Signale des Körpers nicht mehr wahr. Sie merken gar nicht, dass ihre Körperachse schief steht oder ein Bein zu kurz ist. Deshalb können sie diese Dysbalancen auch nicht von allein ausgleichen.

Eine ganzheitliche Bewegungsanalyse ist so etwas wie ein »virtueller Gipsabdruck« des Körpers: Über die mehrdimensionale Vermessung erhalten Arzt und Patient detailgenau Aufschluss darüber, wo Fehlhaltungen einen Verschleiß verursachen, und sie können Maßnahmen ableiten, um gezielt dagegen anzugehen.

WIE WIRKEN SICH SENSOMOTORISCHE EINLAGEN AUF DIE GELENKE AUS?

Diese Einlagen funktionieren nach einem biomechanischen Prinzip des Ausgleichs: Mit den hauchdünnen Elementen setzen wir an bestimmten Stellen des Fußes bewusst einen für den Körper unbewussten Impuls, der wieder Spannung in die Muskulatur der gesamten funktionellen Kette bringt, sodass sich die Stützkraft fürs Gelenk verbessert. Durch das regelmäßige Tragen erlaufen Sie sich gewissermaßen ein neues, gelenkschonendes Bewegungsschema. Für Arthrose-Patienten ist diese Einlage eine gute Starthilfe, um die verkümmerte Muskulatur schnell zu aktivieren. Wir haben die Erfahrung gemacht, dass Menschen mit Knie- oder Hüft-Arthrose sofort beweglicher sind, kaum haben wir mit den Druckpolstern eine neue Muskelspannung hergestellt. Von einem Moment auf den anderen können sie tiefer in die Knie gehen oder die Hüfte besser beugen. Das ist immer wieder ein motivierendes Erlebnis für alle.

WIE LANGE MUSS DIESE EINLAGE GETRAGEN WERDEN?

Innerhalb der ersten sechs Monate des Therapieprozesses überprüfen wir in drei Kontrollterminen die Körperstatik und passen die Einlagen gegebenenfalls an die neue Situation an. Danach tragen die Patienten die Einlage etwa ein bis zwei Jahre. Das ist von Fall zu Fall verschieden. Unser Ziel ist aber wie schon gesagt, dass der Körper mittelfristig ein neues Bewegungsschema erlernt, abspeichert und es mit Unterstützung einer gesunden und bewegten Lebensführung von allein aufrechterhalten kann. Entscheidend dabei ist, dass Sie als Patient aktiv sind. Wenn Sie mit den Einlagen auf dem Sofa sitzen, passiert nichts.

WIE KOMMEN PATIENTEN AN SO EINE MESSUNG?

In der Regel ordnet der Orthopäde eine solche Maßnahme an und hilft Ihnen dabei, einen Anbieter zu finden, der eine vierdimensionale Bewegungsanalyse mit gegebenenfalls der entsprechenden Einlagenversorgung durchführen kann.

Patienten berichten uns, dass sie sich mit dieser mechanischen Unterstützung gerade zu Beginn des multimodalen Gelenkprogramms sicherer fühlen. Wir verordnen in unserer Praxis die folgenden Maßnahmen.

Bandagen

Wieder auf die Beine kommen, lautet die Devise bei Arthrose. Sollten Sie sich zu Anfang des Programms unsicher fühlen oder eine starke Instabilität zeigen, können Sie mit einer Knie- oder Hüftbandage das Gelenk stützen. Der komprimierende Effekt aktiviert die gelenknahe Muskulatur und gibt sowohl körperlich als auch mental Halt und Schutz. Das gilt gerade für längere Gehstrecken. Wir haben Patienten, die problemlos drei Kilometer laufen können, danach schießt ihnen plötzlich ein Schmerz ins Knie ein. Mit Bandage hingegen kommen sie nach eigenen Aussagen beschwerdefrei fast doppelt so weit.

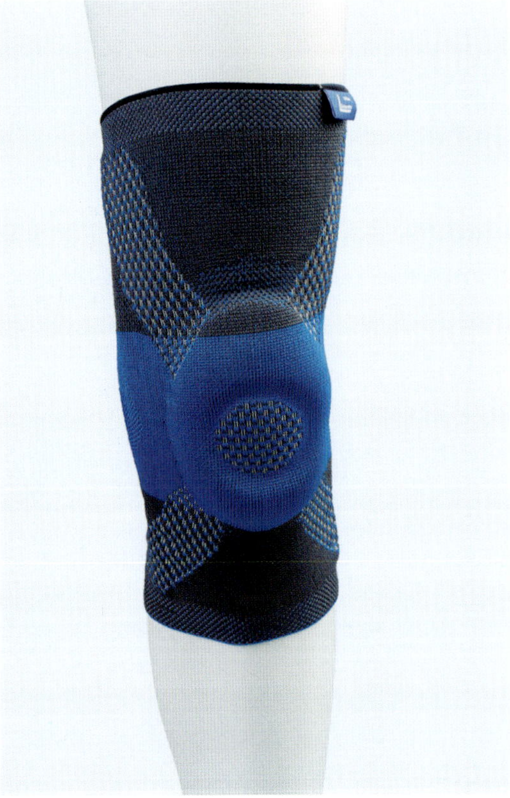

Achten Sie darauf, dass Sie sich mit der Bandage gut bewegen können. Sie sollte weder zu locker noch zu eng sitzen, sodass ausreichend Stützkraft entsteht, um das Gelenk zu entlasten, aber der Blutfluss nicht abgeschnürt wird.

Orthesen

Wird stärkerer Halt benötigt, stehen dem Orthopäden Schienen als ergänzende Therapieoption zur Verfügung. Die sogenannten Orthesen, die sich am Gelenk oder den benachbarten Extremitäten abstützen, ermöglichen eine zielgerichtete Bewegung, bei der eine Fehlbelastung weitestgehend ausgeschlossen wird. So können besonders stark betroffene Gelenkanteile mechanisch entlastet werden, ohne dass man das Gelenk ruhigstellen müsste. Orthesen sind meist aus modernen, extrem leichten und dabei hochstabilen Kohlefasern oder Spezialkunststoffen hergestellt. Der Orthopäde oder Orthopädietechniker kann Ihnen erklären, wie Sie die Bandagen und Orthesen richtig anlegen und tragen.

Gehstützen

Im hochakuten Schmerzstadium mit gegebenenfalls Schwellung und Rötung dienen Unterarmgehhilfen zur Entlastung und Schmerzlinderung. Dieses Hilfsmittel ist nur vorübergehend sinnvoll, weil sich bei zu langer Nutzung Folgeprobleme im Schulter- und Nackenbereich einstellen.
Beachten Sie: Ein Gehstock verbessert zwar das Gleichgewicht und entlastet Hüft- und Kniegelenk, im Vergleich zu einer Unterarmgehhilfe gibt er trittunsicheren Menschen aber beim Gehen keine gute Stabilität.

Einlagen

Oftmals verordnen Orthopäden Einlagen, die auf Basis eines Fußabdrucks in einem Schaumstoffbett erstellt werden. Sie haben einen stützenden Effekt auf den Fuß, der Einfluss auf die Gelenkführung ist jedoch minimal und bei ständigem Tragen sogar kontraproduktiv, weil die Muskulatur nicht mehr gefordert wird. Aus diesem Grund befürworten wir die sensomotorischen Einlagen (siehe Seite 130), weil sie das funktionelle Problem hinter dem Verschleiß beheben. Die Gelenke haben von dieser Maßnahme einen deutlich größeren Nutzen, da die Muskulatur gezielt und nachhaltig aktiviert wird, um die Belastung auf den Knorpel ausgleichen zu können.

Keine Dauerlösung!

Bitte gehen Sie sorgsam mit orthopädischen Hilfsmitteln um, da die Gefahr der psychischen Gewöhnung gegeben ist. Chronische Schmerzpatienten neigen dazu, sich ohne diese Hilfsmittel nichts mehr zuzutrauen. Wir erleben immer wieder, dass Patienten auf ihre Bandagen schwören und keinen Meter mehr ohne gehen wollen. Eine langfristige Nutzung aber ist kontraproduktiv: Zum einen gewöhnt sich das Gehirn an diese Schonmaßnahme (Stichwort: Schmerzgedächtnis) und zum anderen reduziert sich die Eigenaktivität, was nicht förderlich für den Muskelapparat ist. Gehen Sie deshalb kürzere Strecken auch mal ohne, um die Erfahrung zu machen, dass auf Ihre Gelenke Verlass ist.

Absatzprobleme?

Ein paar Stunden lang hohe Schuhe zu tragen, ist für stabile Gelenke kein Problem. Wer jedoch sieben Tage die Woche von morgens bis abends in High Heels läuft, tut sich nichts Gutes, weil die veränderte Körperstatik Gelenke und Rücken belastet. Die Mischung macht's: Am Samstagabend hohe Hacken, dafür dann am Sonntag barfuß laufen und beim Spazierengehen in Sneakers.

DAS STABILITÄTSPROGRAMM

Mit dem Stabilitätsprogramm, das Diplom-Sportlehrer Alexander Scheurer für Sie zusammengestellt hat, sorgen Sie dafür, dass Ihre aufgrund von Bewegungsmangel oder Schonung geschwächte Muskulatur wieder eine geschlossene Kette bildet und die Gelenke beim Bewegen in der richtigen Bahn führt – ohne dass Sie wackeln, nach vorn, zur Seite oder nach hinten wegkippen. Funktioniert das Zusammenspiel der Player, arbeitet der Körper harmonisch, ökonomisch und gelenkschonend.

Schneller Erfolg

Mit nur 14 Übungen täglich, für die Sie etwa 15 Minuten benötigen, erreichen Sie schon bald eine spürbare Zunahme an Stabilität und

Verlassen Sie sich nicht allein auf orthopädische Hilfsmittel. Stärken Sie die Stützkraft Ihrer Muskulatur.

Flexibilität in den Gelenken. Erfahrungsgemäß entwickeln die meisten Menschen nach etwa drei bis vier Wochen nicht nur ein besseres Körper- und Bewegungsgefühl, sie können auch die Beschwerden merklich reduzieren.

Vorteile des Stabilisationsprogramms

- Ihre Beweglichkeit nimmt zu.
- Die Versorgung des Gelenkknorpels verbessert sich.
- Der Zellstoffwechsel wird angekurbelt und damit auch der Abtransport von schädlichen Ablagerungen im Gelenk.
- Sie aktivieren die funktionelle Muskelkette, die für die Bewegung Ihrer Gelenke maßgeblich ist.
- Sie stärken den gelenknahen Muskel- und Bandapparat und harmonisieren Ihre Bewegungsabläufe.
- Die Schmerzen verringern sich, weil die Muskulatur die Gelenke spürbar entlastet.
- Sie fördern die Durchblutung des Körpers, was die Selbstheilungsprozesse in Gang bringt.
- Sie verlieren überschüssige Kilos, was Last von den Gelenken nimmt.
- Sie verbessern Ihr Körperbewusstsein und arbeiten einer Schonhaltung entgegen.
- Sie entwickeln neues Vertrauen in die Stabilität Ihrer Gelenke und arbeiten damit einer verstärkten Schmerzwahrnehmung entgegen.

»Ich fühle mich viel beweglicher und fitter«, hören wir oft von unseren Patienten. Dieses Wohlgefühl ist ein nicht zu unterschätzender Faktor bei der Bewältigung von chronischen Schmerzen. Denn die Aktivität bestätigt Sie in Ihrer Selbstwirksamkeit, weil Sie dem Schmerz nicht hilflos ausgeliefert sind. Deshalb lautet der Appell: Halten Sie durch! Auch wenn es anfangs ein bisschen mehr zwickt und zwackt.

Die Dosis macht das Gift

Unsere Physiotherapeuten und Sportlehrer beobachten immer wieder ein interessantes Phänomen bei den Patienten: Die einen haben schon bei geringsten Bewegungen Angst, ihr Gelenk zu schädigen, während die anderen die Zähne zusammenbeißen und sich schnell zu viel zumuten. Beides ist nicht zielführend. Die Dosis macht das Gift, sagte schon der mittelalterliche Arzt Paracelsus und lieferte damit eine wichtige Trainingsregel: Das richtige Maß macht gesund! Achten Sie darauf, sich nicht zu über-, aber auch nicht zu unterfordern. Führen Sie die Übungen langsam, konzentriert und sorgfältig durch. Und steigern Sie sich nach und nach. Hören Sie auf Ihren Körper und lassen Sie sich nicht sofort entmutigen, wenn Sie etwas unangenehm spüren.

Das richtige Maß gilt für jede Form der Bewegung, die Sie Ihren Gelenken zugutekommen lassen. Einer unserer Patienten erzählte uns, dass er eine große Radtour gemacht habe und die erste Hälfte der Strecke keine Probleme hatte. Doch auf dem Rückweg machte sich sein Kniegelenk so heftig bemerkbar, dass er nur mit Mühe nach Hause kam und danach tagelang Beschwerden hatte. Ein klassischer Fall von Überforderung. Um Ihre Gelenke nicht zu überlasten, nehmen Sie sich anfangs lieber weniger vor und steigern sich langsam. Ihr Körper braucht eine gewisse Bewegungsbelastung, um die Selbstheilungskräfte im Gelenk zu aktivieren. Das Schlüsselwort lautet: schmerzorientierte Vollbelastung. Lernen Sie, auf Ihren Körper zu hören. Fragen Sie sich: Kommt der Schmerz tatsächlich vom Gelenk, weil ich es gerade überlaste? Oder eher von der Muskulatur, die ich nach langer Zeit wieder mehr beanspruche? Lernen Sie, diese Feinheiten zu unterscheiden.

Nicht in den Schmerz trainieren!

Nach der ersten Physiotherapie-Stunde sagen Patienten manchmal: »Das tut weh, da geh ich nicht mehr hin!« Bitte spüren Sie genau hin, welcher Art die Beschwerden sind. Während Sie das muskuläre Gewebe zum Arbeiten bringen, vor allem in der Tiefe, darf es auch mal ein bisschen zwicken und zwacken. Das ist ganz normal und bedeutet nicht zwingend, dass Sie Ihrem Gelenk schaden. Vielleicht haben Sie ja nach dem Training einen Muskelkater. Das ist ein gutes Zeichen dafür, dass Sie bisher nicht beanspruchte Muskeln aufgeweckt haben. Wenn Sie lange nicht mehr aktiv waren, empfehlen wir Ihnen, das Stabilitätsprogramm mit Ihrem Arzt oder Physiotherapeuten durchzusprechen und die ersten Trainingseinheiten unter ihrer Aufsicht durchzugehen. Damit stellen Sie sicher, dass Sie alle Übungen korrekt und effizient ausführen, und vermeiden ein Überlastungsrisiko.

Wie weit dürfen Sie beim Training und im Alltag gehen? Die Antwort lautet: So weit, wie es Ihnen guttut. Sie können alles machen, solange Ihre Beschwerden nicht schlimmer werden. Schmerz ist eine Grenze, an der Ihr Körper Halt sagt. Wenn die Ampel Rot anzeigt, bleiben Sie ja auch stehen, statt mitten in eine

Vier Grundregeln beim Bewegen

Sie brauchen nur ein paar wenige Regeln zu verinnerlichen, um sich auch bei Ihrem moderaten Training gelenkschonend zu bewegen.
Von wenig zu viel.
Von leicht zu schwer.
Von kurz zu lang.
Von langsam zu schnell.

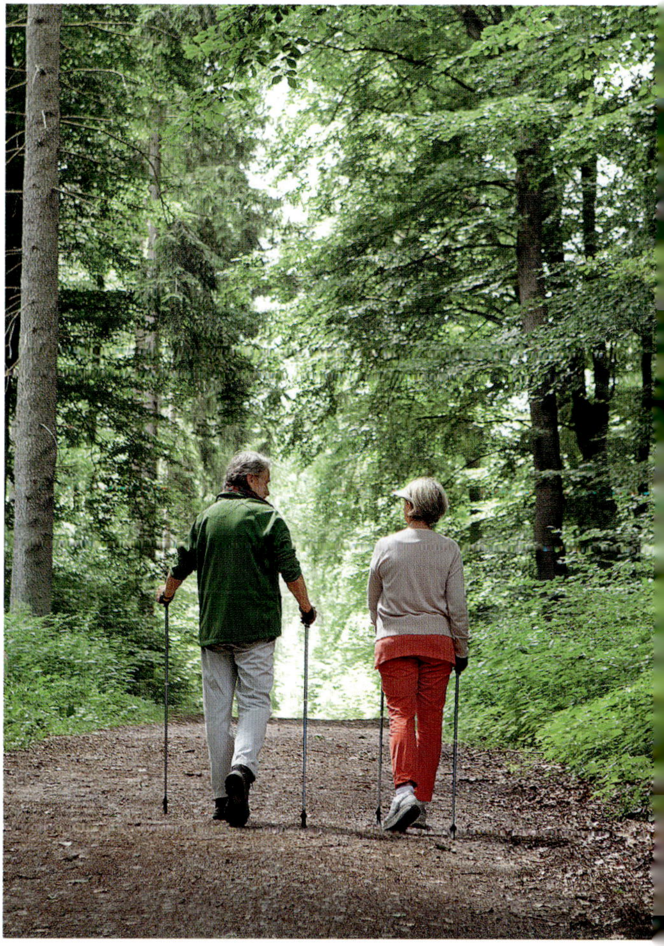

Sie müssen nicht leiden!

Sie werden bereits nach ein paar Übungseinheiten feststellen, dass Ihnen Ihre Gelenke die Bewegung mit weniger Schmerzen und mehr Flexibilität danken. Sollten Sie bei den Stabilisationsübungen in den ersten Tagen leichte Beschwerden haben, müssen Sie kein Held sein. Rezeptfreie Wirkstoffe (ab Seite 101) wie Ibuprofen in einer Dosierung von täglich 400 Milligramm oder Diclofenac in einer Dosierung von dreimal täglich 25 Milligramm helfen Ihnen über die Gewöhnungsphase hinweg. Damit verschaffen Sie sich Linderung und können sich besser auf die korrekte Ausführung der Übungen konzentrieren. Denn darum geht es: dass Sie fit für das tägliche Training werden. Bitte gehen Sie umsichtig mit den Schmerzmitteln um: Wenn der Arzt die Entzündung komplett beseitigt hat und Sie die Übungen täglich konsequent durchführen, wird sich Ihr Zustand innerhalb von zehn Tagen merklich bessern – sodass keine Medikamente mehr nötig sind.

befahrene Kreuzung zu rauschen. Genauso verhält es sich mit dem Schmerz: Er ist der Gradmesser dafür, inwieweit Sie Ihre Gelenke beanspruchen können.
Wenn Sie in einer akuten Phase entzündungsbedingt starke Schmerzen haben, ist zunächst Schonung angesagt, aber nur ein bis drei Tage, nicht mehr. In dieser Zeit ist es die Aufgabe des Arztes, den Entzündungsherd medikamentös zu beseitigen. Damit lassen auch die Schmerzen im Gelenk nach. Die kurzfristige Schonung ist auch deshalb sehr empfehlenswert, weil Sie sich im Schmerz unsicherer bewegen und durch eine Schonhaltung die Situation noch verschlimmern. Das Training beginnt, sobald Sie nach dieser kurzen Pause wieder weitgehend schmerzfrei sind.

Was Sie zum Training brauchen

Das Gute am Stabilitätsprogramm ist: Sie können die Übungen zu Hause wie auch unterwegs durchführen, weil nicht viel Ausrüstung dafür nötig ist:

Bequeme Kleidung • Leggings oder Trainingshose, dazu ein Shirt – die Hauptsache ist, dass Sie maximale Bewegungsfreiheit haben und sich nicht eingeengt fühlen.

Socken • Um die funktionellen Muskelketten zu aktivieren und Ihre Stabilität zu verbessern, ist es wichtig, barfuß zu trainieren. Verzichten Sie zugunsten einer besseren Körperwahrnehmung also auf Sportschuhe. Falls Sie nicht mit nackten Füßen üben wollen, können Sie ein Paar Socken anziehen, am besten mit Anti-Rutsch-Noppen, wenn Sie auf glattem Boden trainieren. Da die Übungen im Stehen durchgeführt werden, brauchen Sie keine besondere Trainingsunterlage.

Wand • Die Übungen sind für Anfänger wie Fortgeschrittene gleichermaßen geeignet. Sollten Sie zunächst Probleme haben, das Gleichgewicht zu halten, nehmen Sie eine Wand zu Hilfe und stützen sich, wenn Sie ins Wanken geraten, mit der Hand ab. Sobald Sie einen stabilen Stand entwickelt haben und sich sicherer fühlen, verzichten Sie aufs Abstützen.

Gelenktagebuch • Die genaue und ehrliche Dokumentation Ihrer Trainingseinheiten ist ein wichtiges Kontrollinstrument und zugleich motivierend in der Rückschau, weil Sie sehen, wie sich in einem überschaubaren Zeitrahmen die Schmerzen verringert und Ihr Gleichgewicht, Ihre Kraft und Flexibilität verbessert haben. Sie finden zu jeder Übung eine Angabe zur Wiederholungszahl. Wer Schwierigkeiten hat, diese zu erfüllen, kann sich auch langsamer steigern. Setzen Sie sich einfach jede Woche ein etwas höheres Ziel! Wenn Sie dann nach einer Zeit wieder in Ihrem Gelenktagebuch lesen, werden Sie erfreut sein, wie viel sich getan hat – einfach weil Sie drangeblieben sind. Genau das motiviert, auch künftig mit dem Training fortzufahren.

Spiegel • Mit einem Blick in den Spiegel können Sie überprüfen, ob Sie aufrecht und gerade stehen, und Haltungsdefizite gegebenenfalls korrigieren. Platzieren Sie den Spiegel an Ihrem Trainingsort so, dass Sie problemlos hinschauen können. In der Regel müssen sich Anfänger sehr konzentrieren, um beim Üben das Gleichgewicht zu halten. Deshalb kann es sein, dass Ihnen dieser Kontrollblick die ersten Male gar nicht so leichtfällt. Keine Sorge, das gibt sich bald, wenn Ihnen die Übungen in Fleisch und Blut übergegangen sind.
Eine andere Möglichkeit ist, dass Sie sich von einem Familienmitglied bei der Ausführung der Übungen filmen lassen. Bei unseren Patienten hat das immer einen großen Effekt, weil der Blick von außen sehr eindringlich zeigt, wo ein Ungleichgewicht im Körper herrscht. Im Alltag oder auf Fotos ist das nämlich nicht so leicht zu bemerken.

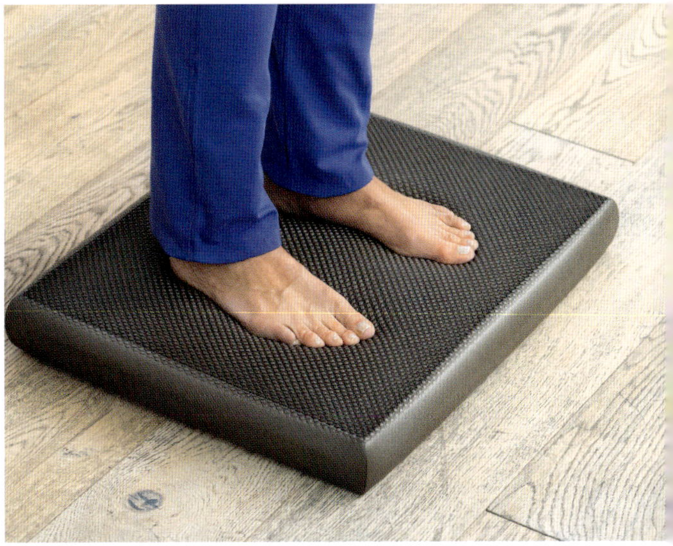

Balancepad • Dieses rechteckige Schaumstoffkissen ist ein Tool für Fortgeschrittene, die bereits ein paar Wochen Stabilitätstraining auf festem Boden hinter sich haben. Weil Ihre Füße in das Pad einsinken, ist Ihre Muskulatur in Sachen Balance noch einmal mehr gefordert als auf festem Untergrund, um die Stabilität Ihrer Gelenke zu gewährleisten. Dieses Pad können Sie nutzen, wenn Sie sich mit den vorgestellten Übungen bereits sicher fühlen.

Von wo aus auch immer Sie beginnen und ob Sie gleich auf dem Balancepad üben oder erst auf dem Boden: Legen Sie los! Die Übungen sind einfach und wirkungsvoll.

MEIN STABILITÄTSPROGRAMM

Dokumentieren Sie mithilfe der folgenden Tabelle Woche für Woche alles Wissenswerte rund um Ihre Trainingseinheiten: wie lange Sie trainieren, welche Übungen Sie gemacht haben, inwieweit sich Ihr Schmerzzustand verbessert hat und wie Sie sich insgesamt fühlen. Selbstkontrolle schafft Verbindlichkeit – bis Sie Ihren persönlichen Rhythmus gefunden haben und das Training zur Gewohnheit geworden ist.

WOCHE:
ZIELSETZUNG:

Tag	Trainingszeit	Übungs-einheiten	Schmerzgrad (gemäß Skala Seite 99)	Bemerkungen zum Allgemeinzustand
1				
2				
3				
4				
5				
6				
7				

GRASHALM IM WIND

Mit dieser Übung mobilisieren Sie zu Beginn des Programms die Muskulatur der funktionellen Kette: von den Füßen übers Sprung- und Kniegelenk bis zur Hüfte. Machen Sie zehn Wiederholungen des Bewegungsablaufs.

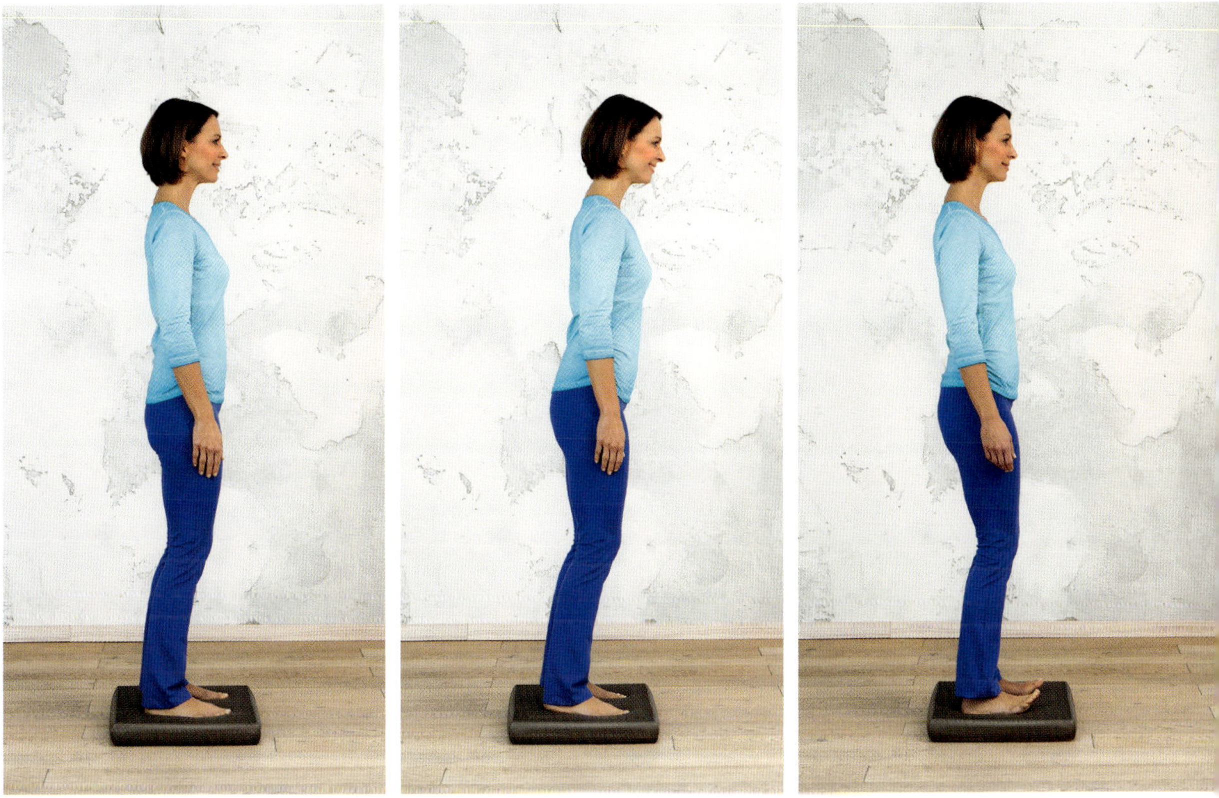

1. Stellen Sie sich aufrecht hin, die Schultern sind tief und die Arme hängen entspannt an den Seiten. Die Füße stehen hüftbreit auseinander, die Knie sind nicht ganz durchgedrückt. Sie müssen das Gefühl haben, mit dem ganzen Fuß auf dem Boden zu stehen.

2. Wiegen Sie sich nun mit dem ganzen Körper leicht nach vorn und zurück, während die Fußsohlen fest auf dem Boden verankert bleiben. Wichtig: Nicht einfach in der Hüfte einknicken, sondern mit dem ganzen Körper arbeiten.

BALANCEAKT

Mit dieser Übung kräftigen Sie die Fußmuskulatur und trainieren die Gleichgewichtsfähigkeit der funktionellen Muskelkette: von den Füßen über Knie und Hüften bis zum Rumpf. Machen Sie je zehn Wiederholungen von Ballen- und Fersenstand.

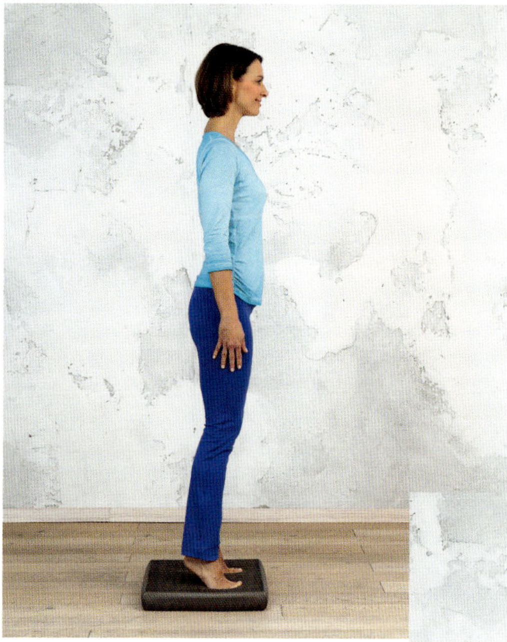

1. Stellen Sie sich wieder aufrecht hin, Schultern tief, die Arme hängen entspannt an den Seiten. Die Füße hüftbreit auseinander. Nun gehen Sie ganz leicht in die Knie (in die sogenannte Nullstellung, Seite 13) und verlagern Ihr Gewicht auf die Ballen, bis Sie auf den Zehenspitzen stehen. Wenn Ihnen das schwerfällt, heben Sie die Fersen zunächst nur wenig vom Boden ab und gehen im Lauf der nächsten Tage oder Wochen etwas höher.

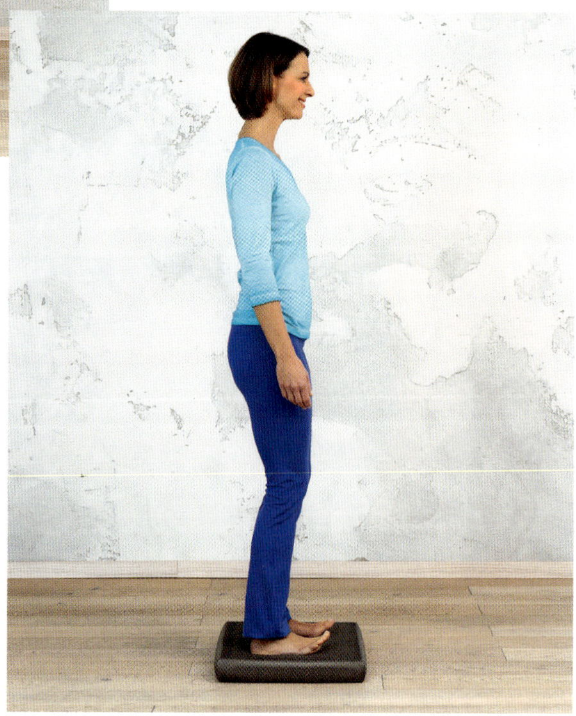

2. Dann machen Sie das Ganze umgekehrt. Verlagern Sie das Gewicht auf die Fersen und ziehen Sie Zehen und Fußballen nach oben. Achten Sie darauf, dass Sie nicht nach hinten kippen, sondern aufrecht stehen bleiben.

GEHEN AUF DER STELLE

Mit dieser Übung stärken Sie die Muskulatur in den Füßen sowie im Sprunggelenk und bringen Beweglichkeit in die Muskeln dieser funktionellen Kette. Wiederholen Sie die Übung pro Fuß zehn Mal und achten Sie dabei auf einen langsamen und fließenden Bewegungsablauf.

1. Stellen Sie sich wie bereits bekannt aufrecht hin. Die Füße stehen hüftbreit auseinander, die Knie sind leicht gebeugt. Nun heben Sie die linke Ferse hoch, die Zehen bleiben auf dem Boden. Dabei führen Sie den rechten Arm nach vorn, als würden Sie gehen.

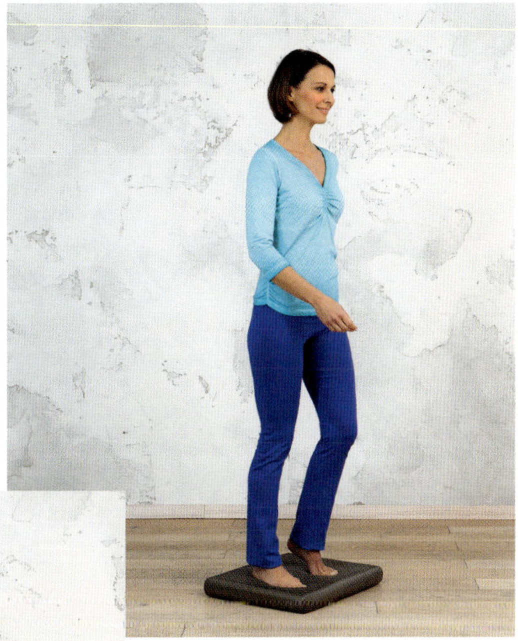

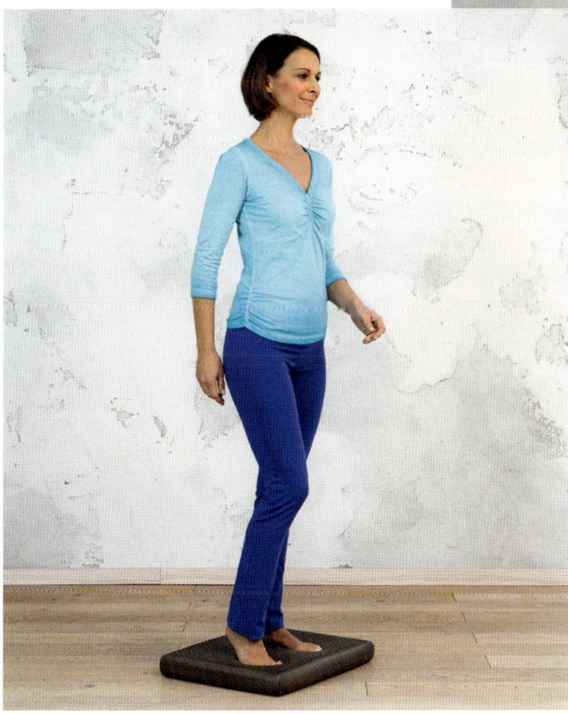

2. Dann setzen Sie den linken Fuß wieder fest auf den Boden und wiederholen den Bewegungsablauf mit dem rechten Fuß: Ferse nach oben, Zehen bleiben am Boden, der linke Arm geht nach vorn.

PALME IM WIND

Sie aktivieren die Muskeln der funktionellen Kette und trainieren zugleich die Balancefähigkeit. Wiederholen Sie die Übung pro Fuß zehn Mal. Achten Sie auf eine gleichmäßige Muskelanspannung, um nicht nach links oder rechts wegzukippen.

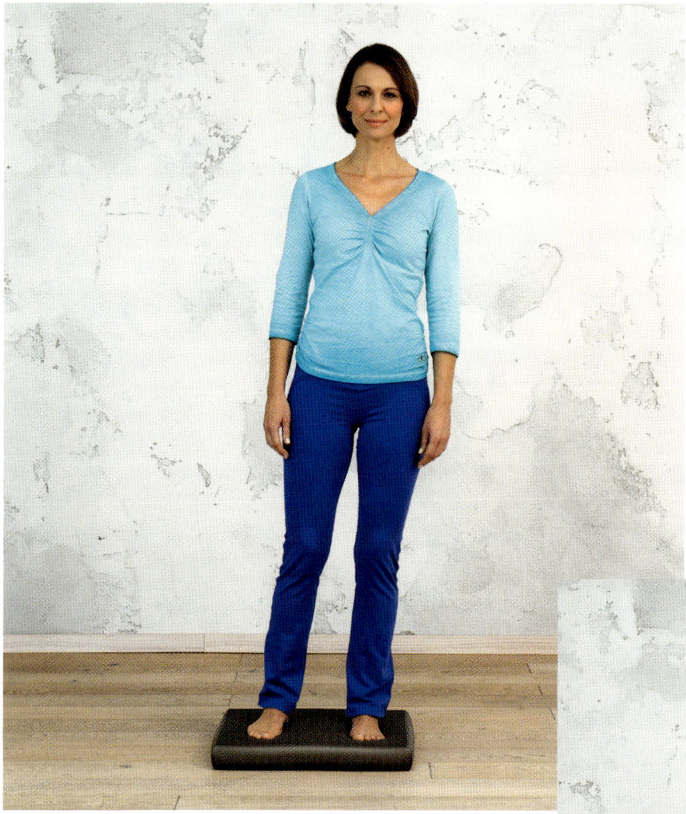

1. Stellen Sie sich wieder aufrecht hin. Dann verlagern Sie das Gewicht auf das linke Bein, während die Sohlen beider Füße fest auf dem Boden bleiben. Sie haben ein Stand- und ein Spielbein: Das Standbein wird leicht gebeugt, während das Spielbein locker gestreckt ist. Sollten Sie Schwierigkeiten mit dem Gleichgewicht haben, gleichen Sie mit den Armen aus.

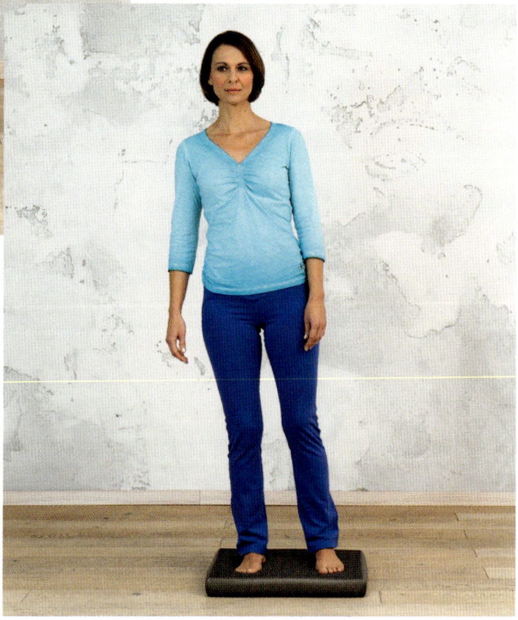

2. Kommen Sie wieder zur Ausgangsposition zurück und legen Sie nun das Gewicht aufs rechte Bein, während die Fußsohlen fest am Boden kleben.

3. Wiegen Sie sich abwechselnd nach links und rechts, als würden Sie Ski fahren.

PALME IM HEFTIGEN WIND

Hier erhöht sich der Schwierigkeitsgrad. Wiederholen Sie die Übung pro Fuß zehn Mal. Sollten Sie nach links oder rechts wegkippen, können Sie die Gewichtsverlagerung mit den Armen ausgleichen.

1. Sie stehen aufrecht und verlagern Ihr Gewicht auf das linke Bein, während der rechte Fuß etwas vom Boden abhebt. Die Sohle des linken Fußes bleibt fest auf dem Boden.

2. Dann verlagern Sie Ihr Gewicht auf das rechte Bein und der linke Fuß hebt etwas vom Boden ab. Achten Sie darauf, dass sich das Gewicht des Standbeins auf den ganzen Fuß verteilt.

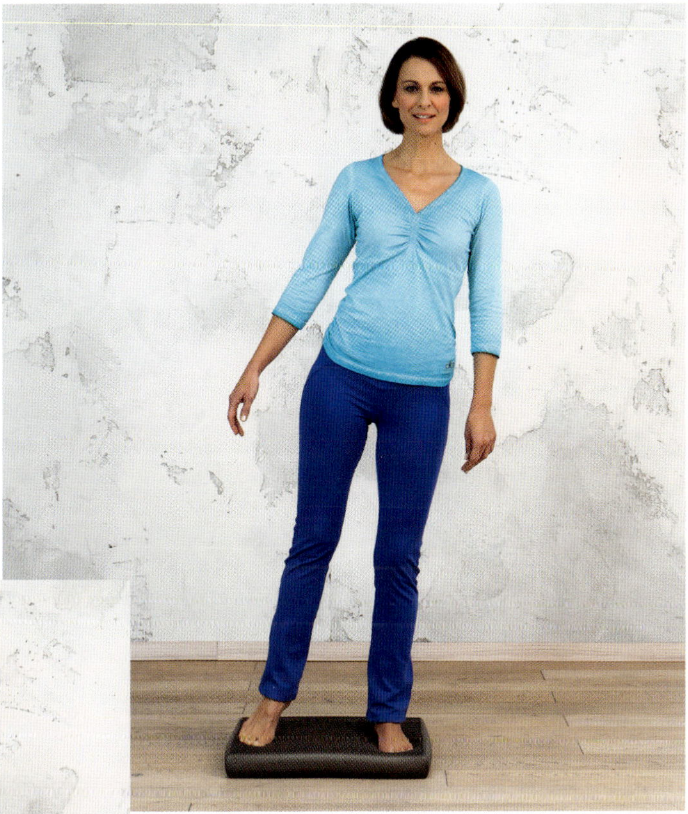

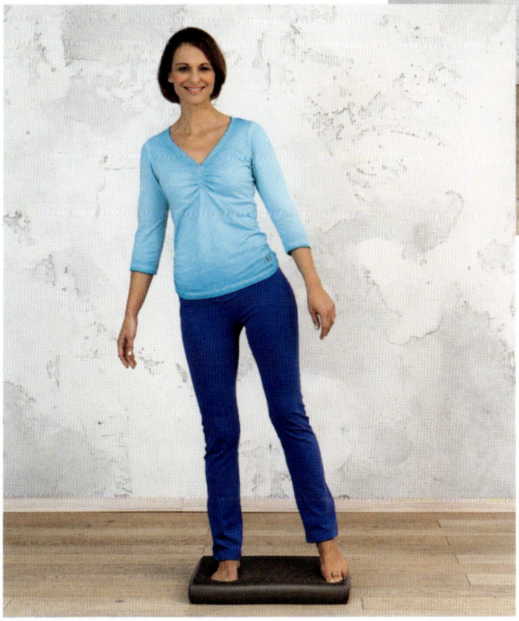

ACHSENTRAINING I

Das Achsentraining mobilisiert die Muskulatur um Sprung- und Kniegelenk. Eine aufrechte Haltung begünstigt das Gleichgewicht. Wiederholen Sie die Übung zehn Mal, erst mit dem rechten, dann mit dem linken Bein.

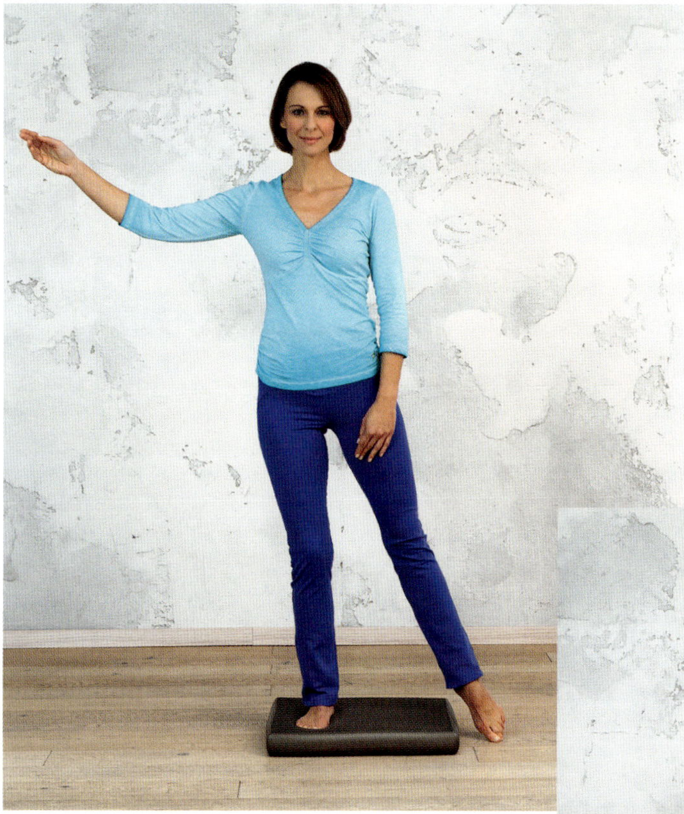

1. Wieder stehen Sie aufrecht. Strecken Sie den linken Fuß zur Seite, sodass die Zehen gerade noch den Boden berühren. Das rechte Knie wird dabei etwas mehr gebeugt. Der rechte Arm geht ausgestreckt nach oben, um die Gewichtsverlagerung auszugleichen.

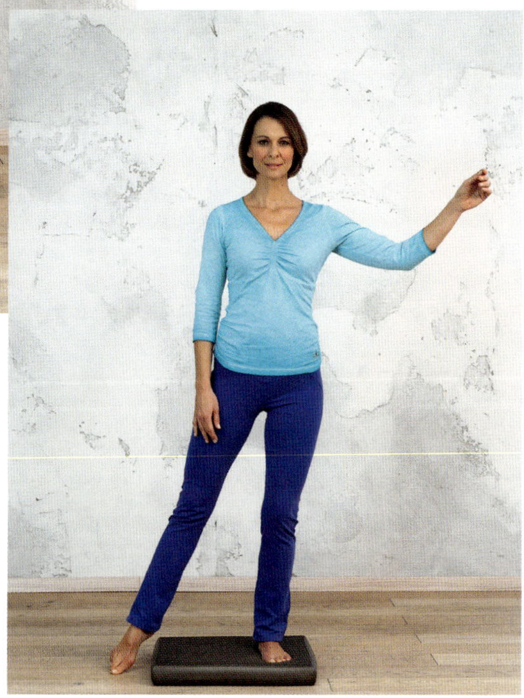

2. Kehren Sie in die Ausgangsposition zurück und wiederholen Sie die Übung mit der rechten Seite.

ACHSENTRAINING II

Der etwas erhöhte Schwierigkeitsgrad erfordert mehr Balancefähigkeit und stärkt die Muskulatur um Sprung-, Knie- sowie Hüftgelenk.

1. Stellen Sie sich aufrecht hin und strecken Sie den linken Fuß zur Seite und nach oben, bis er etwa 30 Zentimeter vom Boden entfernt ist. Gehen Sie dabei etwas weiter in die Knie. Um das Gleichgewicht zu halten, strecken Sie den rechten Arm zur Gegenseite aus.

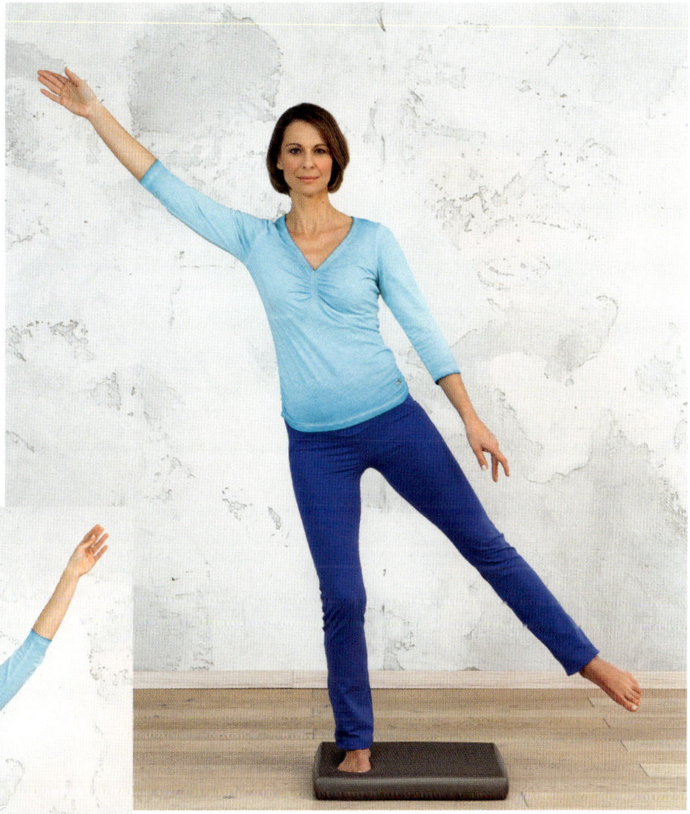

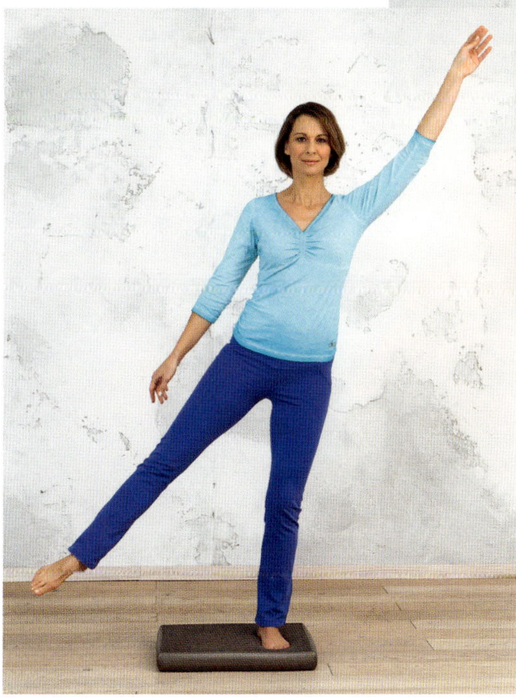

2. Kommen Sie in die Ausgangsposition zurück und wiederholen Sie die Übung mit der anderen Seite.

AUSFALLSCHRITT I

Mit dieser Übung trainieren Sie die Balancefähigkeit Ihrer Fuß- und Beinmuskulatur. Wiederholen Sie die Übung zehn Mal pro Bein, sodass ein fließender Bewegungsablauf entsteht. Intensiver wird sie mit einem größeren Ausfallschritt.

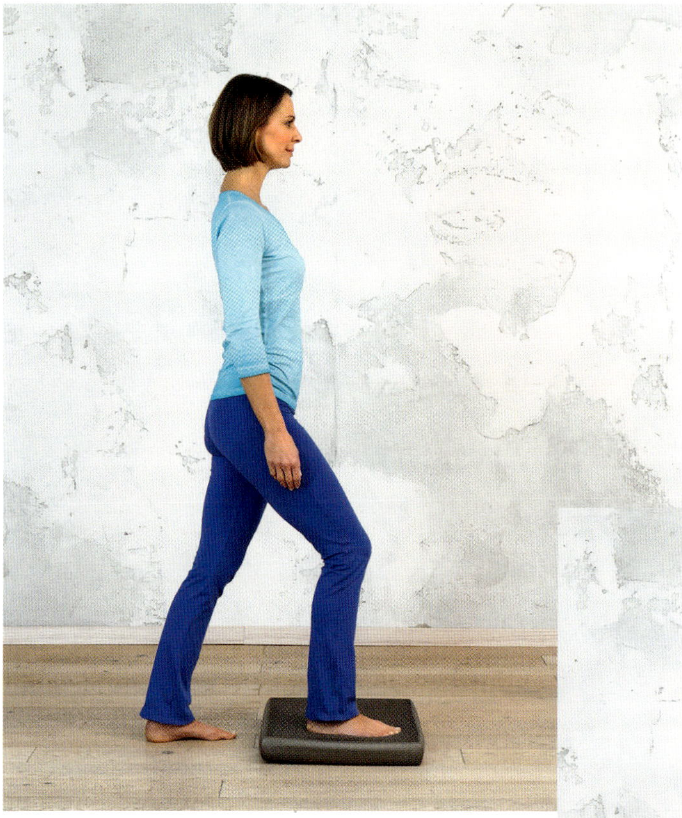

1. Sie stehen wie gewohnt aufrecht, gehen mit dem rechten Bein in die Knie und machen mit dem linken Bein einen Ausfallschritt (etwa eine Fußlänge) nach hinten. Die Fußsohle setzt komplett auf dem Boden auf.

2. Von der Ausgangsposition aus wiederholen Sie die Übung zehn Mal abwechselnd links und rechts.

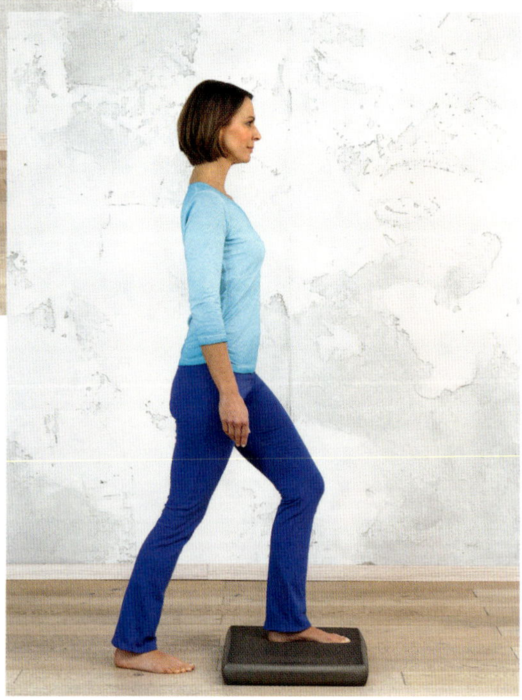

AUSFALLSCHRITT II

Der Schwierigkeitsgrad erhöht sich hier, weil das Spielbein weniger Bodenkontakt hat und Sie zehn Mal in Folge mit einem Bein üben.

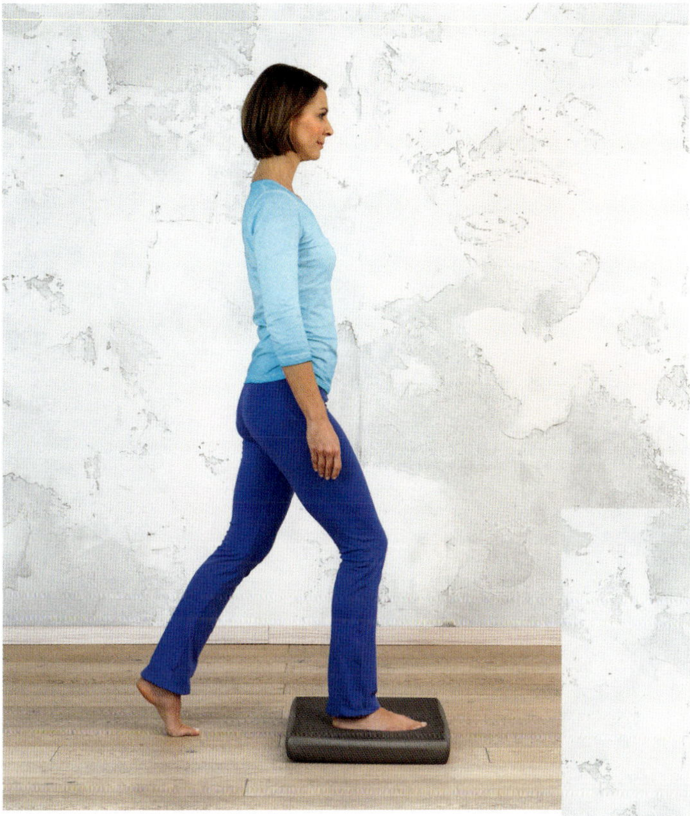

1. Vom aufrechten Stand aus gehen Sie mit dem rechten Bein in die Knie und machen mit dem linken einen Ausfallschritt (eine Fußlänge) nach hinten. Diesmal ist der Fuß gestreckt und nur die Spitzen berühren leicht den Boden.

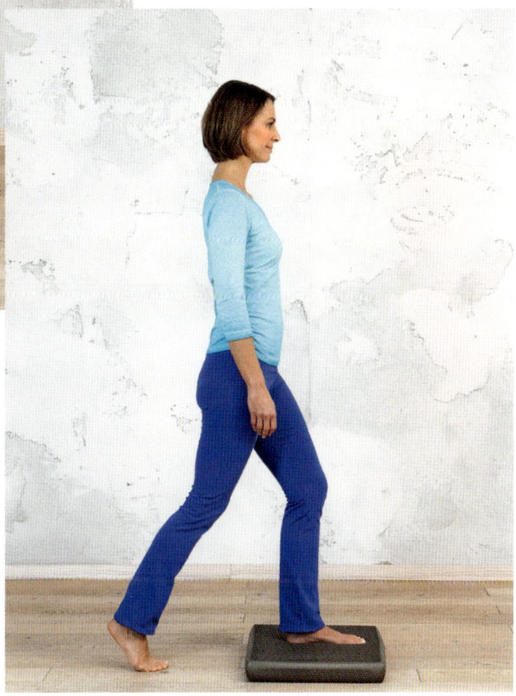

2. Kommen Sie nach zehn Wiederholungen in den Stand zurück und gehen Sie mit dem linken Bein in die Knie, während Sie mit dem rechten den Ausfallschritt nach hinten machen.

TIEFER AUSFALLSCHRITT

Eine weitere Steigerung des Ausfallschritts. Sie stabilisieren damit die funktionelle Muskelkette von den Füßen über Unter- und Oberschenkel, Hüfte bis zum unteren Rücken. Wiederholen Sie pro Bein zehn Mal.

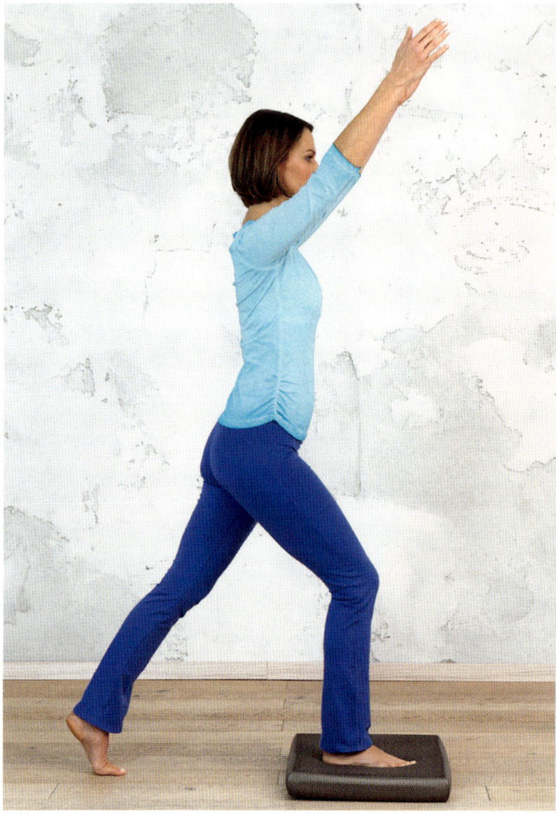

1. Vom aufrechten Stand aus gehen Sie mit dem rechten Bein in die Knie und machen mit dem linken Bein einen großen Ausfallschritt (etwa eine Schrittlänge) nach hinten. Jetzt berührt nur noch die Fußspitze leicht den Boden. Die Arme gehen zur Stabilisierung ausgestreckt nach oben.

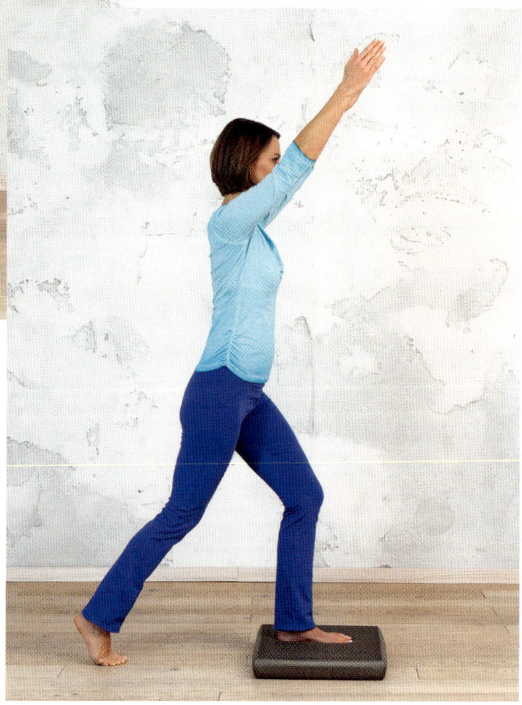

2. Danach das Bein wieder nach vorn neben das andere stellen. Nach zehn Wiederholungen kommen Sie in die Ausgangsposition zurück und machen die Übung rechts.

HALBE STANDWAAGE

Mit dieser Übung kräftigen Sie die gesamte Beinmuskulatur sowie den unteren Rücken. Sie schulen zudem die Balancefähigkeit der gesamten Muskelkette. Zehn Wiederholungen pro Bein ergeben eine Übungseinheit.

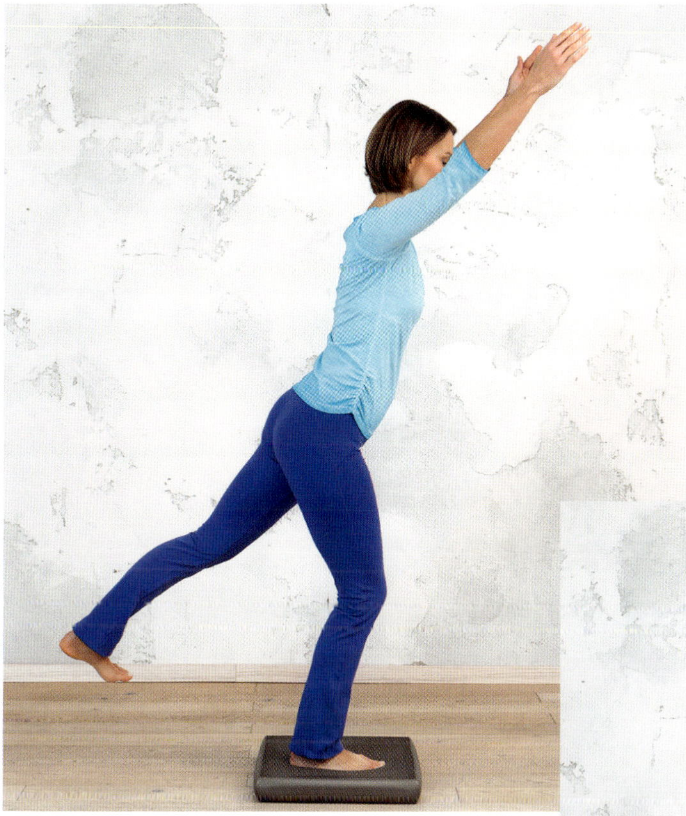

1. Wie gewohnt beginnen Sie im aufrechten Stand. Gehen Sie mit dem rechten Bein in die Knie, die Füße bleiben fest auf dem Boden. Beugen Sie den Oberkörper mit geradem Rücken und gestreckten Armen nach vorn. Dann strecken Sie das linke Bein nach hinten aus, sodass sich eine Linie von Kopf bis Fuß ergibt und Sie nur noch auf dem Standbein balancieren.

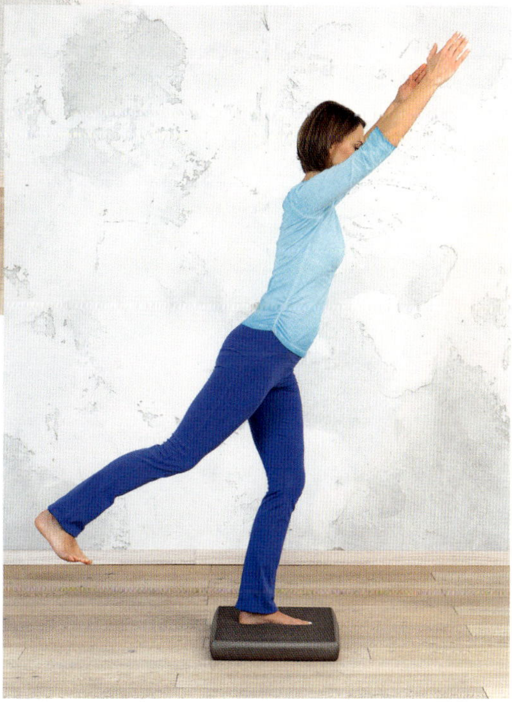

2. Wieder abstellen und nach zehn Wiederholungen mit dem anderen Bein üben.

HÜRDENSCHRITT

Hier trainieren Sie das Zusammenspiel der gesamten Beinmuskulatur und bringen mehr Beweglichkeit in die Hüfte. Machen Sie zehn Wiederholungen pro Bein.

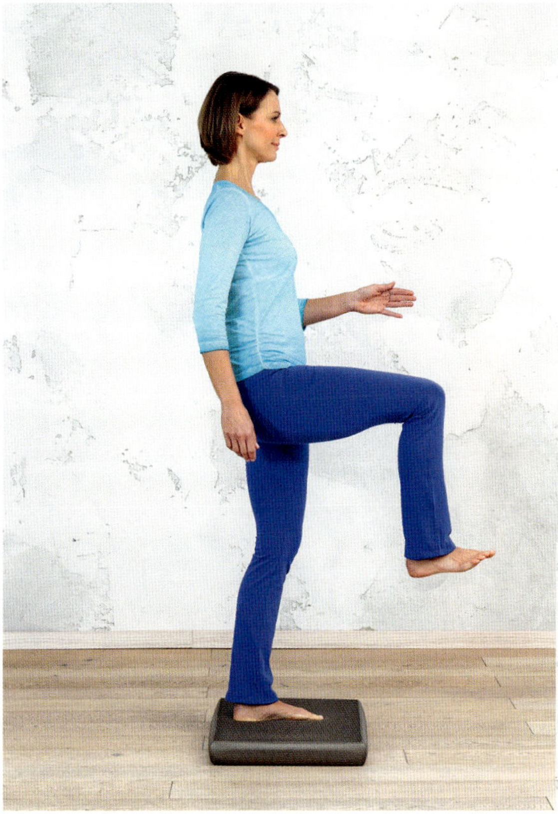

1. Stellen Sie sich aufrecht hin und denken Sie sich lang, so als würden Sie am Kopf sanft nach oben gezogen. Die Schultern sind wieder tief und die Arme hängen entspannt an den Seiten.

2. Heben Sie nun das rechte Bein angewinkelt bis zur Hüfte hoch. Um die Balance zu halten, führen Sie den linken Arm leicht angewinkelt nach oben, wie ein Sprinter.

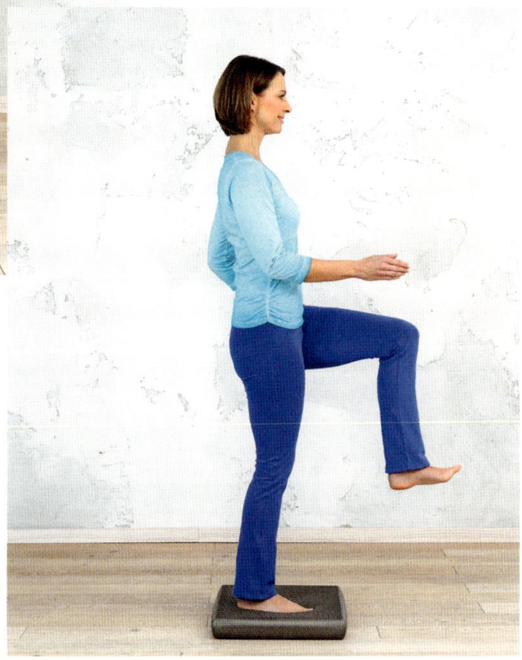

3. Wiederholen Sie die Übung zehn Mal und trainieren Sie dann zur anderen Seite.

DIE FERSEN HEBEN

Hier trainieren Sie auch die rückwärtige Beinmuskulatur. Außerdem verbessern Sie durch den Einbeinstand das Zusammenspiel der Muskeln. Erneut zehn Wiederholungen.

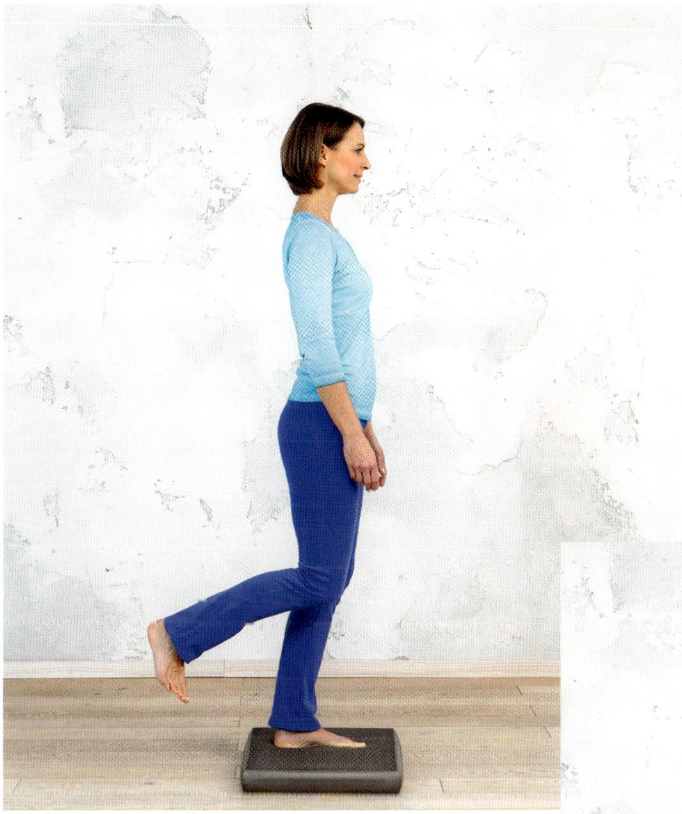

1. Sie stehen stabil und aufrecht und winkeln dann das rechte Bein an. Heben Sie die Ferse nach hinten an. Es geht nicht darum, die Extremposition auszuloten, sondern stabil einbeinig zu stehen. Neigen Sie den Oberkörper leicht nach vorn, um das Gleichgewicht zu halten.

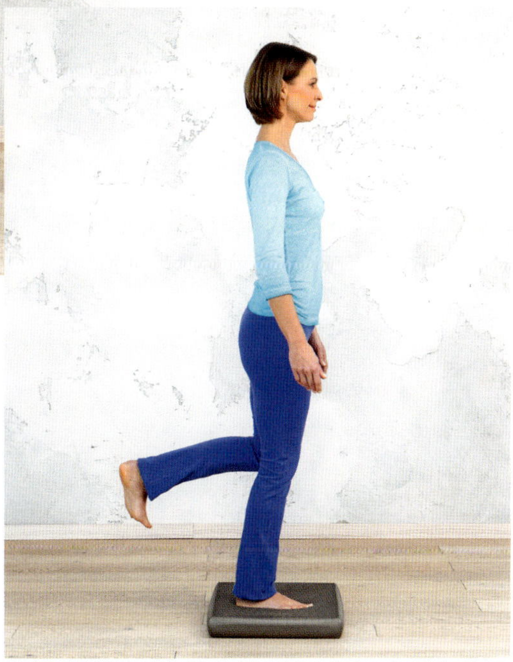

2. Nach zehn Wiederholungen üben Sie mit dem linken Bein. Der Oberkörper neigt sich wieder leicht nach vorn, während die rechte Fußsohle fest auf dem Boden steht.

KNIE- UND FERSENKOMBINATION

Nun kombinieren Sie zwei Bewegungsabläufe. Dabei müssen die Muskeln der funktionellen Kette ihre Stabilität und Balancefähigkeit unter Beweis stellen. Wiederholen Sie die Übung zu beiden Seiten zehn Mal.

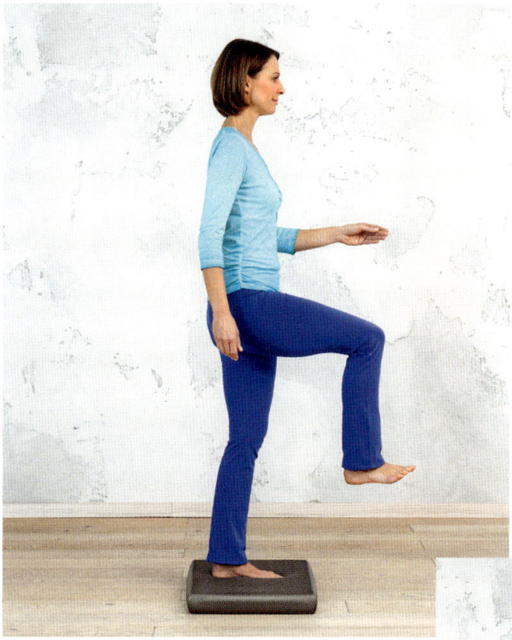

1. Sie stehen aufrecht, winkeln das rechte Bein an und ziehen das Knie bis zur Hüfte nach oben. Die linke Fußsohle steht stabil am Boden.

2. Nun führen Sie den rechten Fuß nach hinten und gehen mit dem Oberkörper nach vorn, sodass von Kopf bis Fuß eine Diagonale entsteht. Falls Sie anfangs Schwierigkeiten mit dem Gleichgewicht haben, können Sie den Fuß auf dem Weg nach hinten kurz am Boden aufsetzen. Ein fließender Bewegungsablauf ist jedoch das Ziel.

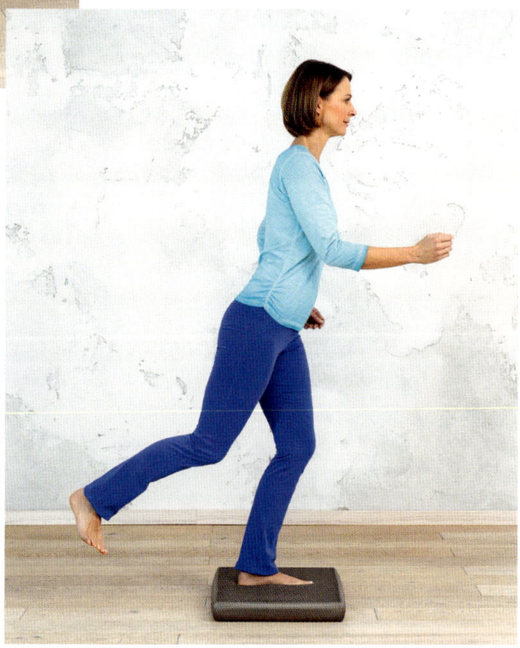

3. Nach zehn Wiederholungen machen Sie die Übung mit dem anderen Bein.

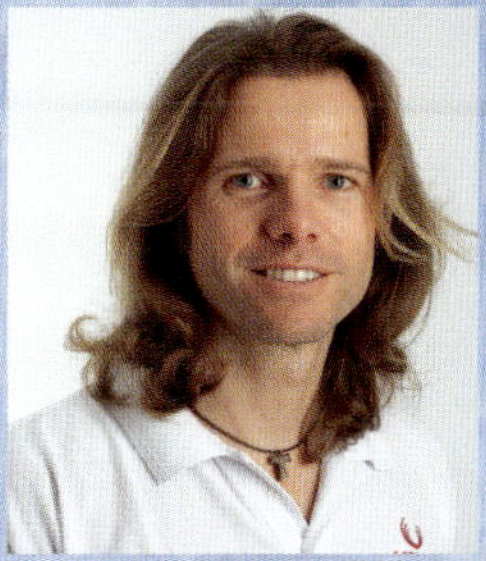

ALEXANDER SCHEURER

Diplom-Sportlehrer, Leiter der Physiotherapie und Massage der Klinik Jägerwinkel in Bad Wiessee

WARUM IST BEWEGUNG FÜR DIE GELENKE SO WICHTIG?

Wenn Sie eine Tür nie aufmachen, rostet irgendwann das Scharnier. Nicht anders ist es bei den Gelenken. Ohne Bewegung werden sie steif. Das Gewebe arbeitet nicht mehr und in der Folge kommt es zu Verklebungen und Verwachsungen in der Muskulatur. Je ökonomischer und harmonischer das Muskel- und Knochengerüst zusammenspielt, desto reibungsloser funktionieren auch Ihre Gelenke. Unser Körper ist ein dynamisches System, das Bewegung braucht, um sich zu erneuern und anzupassen. Der Mensch hat sich nicht aufgerichtet, um für jedes noch so kurze Wegstück den Bus, das Auto oder den Fahrstuhl zu nehmen, sondern um sich gehend fortzubewegen. Wir sind für die Bewegung geboren, sonst hätte uns der Herrgott vermutlich nur mit 20 und nicht mit mehr als 400 willkürlich ansteuerbaren Muskeln und 143 Gelenken ausgestattet.

KANN MAN MIT EINEM BEWEGUNGSPROGRAMM EINE OPERATION VERMEIDEN?

Im Rahmen eines multimodalen Programms ist Bewegung eine wichtige Säule, um die geschädigten Gelenke wieder fit zu machen. Die Mehrheit unserer Patienten können mit gezieltem und kontinuierlichem Training den Verschleiß bremsen, die Schmerzen reduzieren, ihr Bewegungsniveau deutlich bessern – und damit eine Operation abwenden. Manche Menschen können auch gar nicht operiert werden. Ich erinnere mich zum Beispiel an eine 80-jährige Dame, die mit Knie-Arthrose zu uns kam, weil eine OP wegen ihres schwachen Herzens ausgeschlossen war. Bei den ersten physiotherapeutischen Sitzungen schepperte es in ihren Kniegelenken, als wären Geröllbrocken drin. Sie trainierte engagiert und aktiv, sodass ihre Beschwerden zurückgingen und sie im Alltag wieder viel besser klarkam. Am Ende sagte sie, es sei ein Segen gewesen, dass sie nicht operiert werden konnte.

WAS RATEN SIE BETROFFENEN?

Viele Menschen neigen dazu, zu sehr in sich hineinzuhören und jedes Ziehen als Krankheit zu interpretieren. In unserer Praxis hören wir oft Sätze wie »Oh je, da ist bestimmt etwas kaputt!« oder »Warum ich? Das will ich nicht!«. Wer so etwas sagt, ist viel mehr beschäftigt, gegen den Verschleiß zu kämpfen, als sich für seine Gelenke einzusetzen. Es ist, wie es ist. Der Gelenkverschleiß ist da und lässt sich nicht mehr rückgängig machen. Sie müssen sich damit abfinden, dass Sie Arthrose haben. Aber Sie müssen sich nicht damit abfinden, dass sich Verschleiß und Schmerzen negativ auf Ihr Leben auswirken. Konzentrieren Sie sich nicht auf das, was gerade alles noch nicht geht, sondern darauf, was Sie schaffen und erreichen wollen. Mancher Mensch mit Arthrose kann vielleicht keine Riesensprünge mehr machen, aber er kann Sprünge machen. Und das muss er auch!

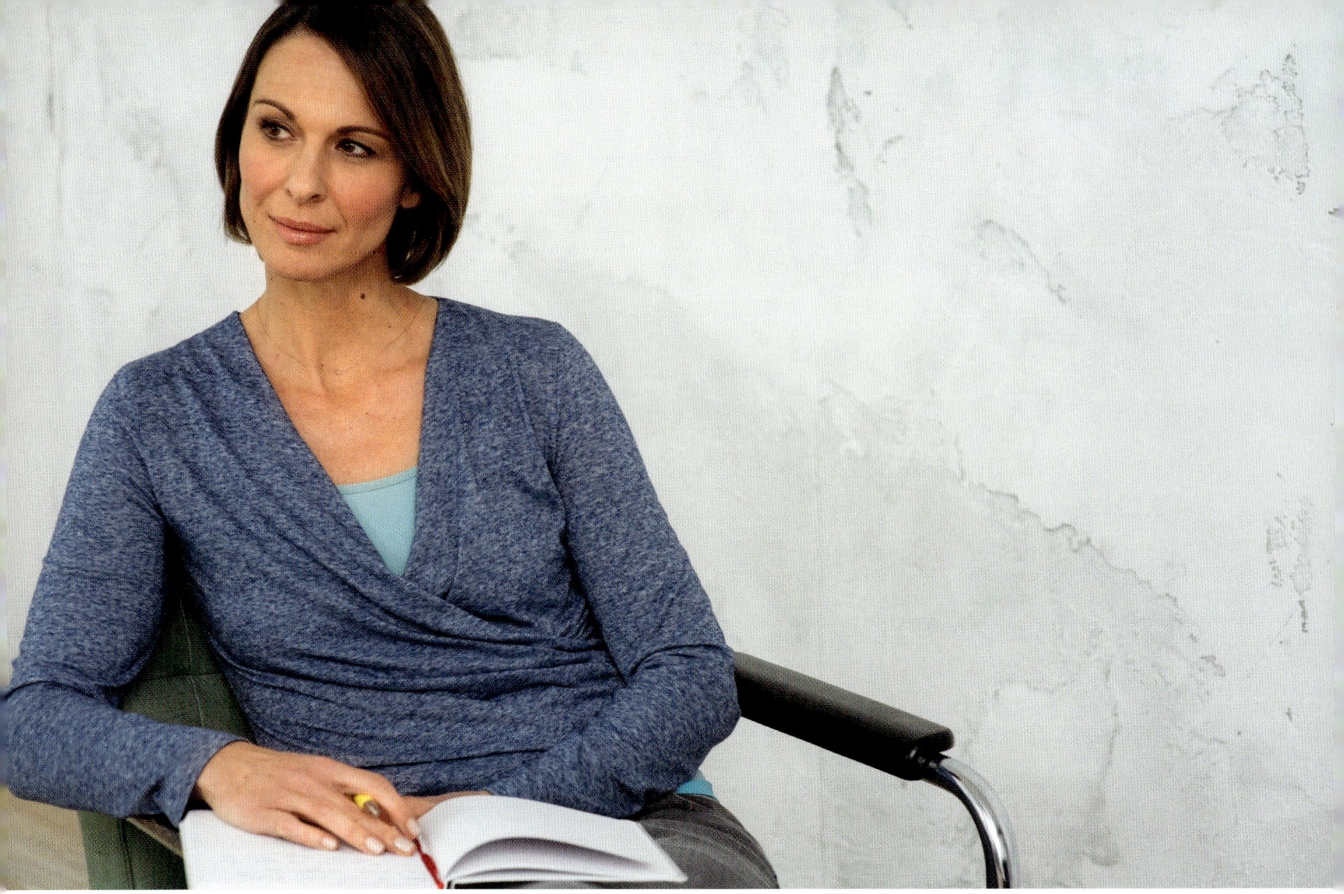

STRATEGIEN ZUR SCHMERZBEWÄLTIGUNG

Angst, negative Erwartungen, der Glaube, einer unheilbaren Krankheit ausgeliefert zu sein – das alles ist ungünstig für die Schmerzwahrnehmung. Durchbrechen Sie diese Muster!

Viele Betroffene nehmen aufgrund ihrer chronischen Gelenkschmerzen im Laufe der Zeit nicht nur auf körperlicher, sondern auch auf psychischer Ebene eine Schonhaltung ein. Um weitere Schmerzen sowie ein Fortschreiten des Verschleißes zu verhindern, entwickeln sie – oft unbewusst – zahlreiche Vermeidungsstrategien: Sie reduzieren das Maß an Bewegung auf ein Minimum. Sie vermeiden Treppen und tragen nichts Schweres. Sie gehen keinen Meter ohne Bandage oder Einlagen. Schlägt das Wetter um, rechnen sie mit einer Schmerzattacke. Sie verlassen das Haus nicht ohne Schmerzmittel. Je nachdem, welches Gelenk schmerzt, gehen sie leicht steif oder humpeln. Sie treiben keinen Sport mehr und verzichten auf lieb gewonnene Freizeitaktivitäten. Die Crux: Durch die ständige Erwartung von

Schmerzen empfinden sie diese viel stärker, wenn sie tatsächlich kommen. In ihrem Leid ziehen sich die Betroffenen nach und nach aus dem sozialen Leben zurück. Sie haben oft schlechte Laune. Sie sind regelmäßig krankgeschrieben, wenn die Gelenke sie plagen.

DAS SCHMERZMANAGEMENT IM KOPF

Viele unserer Patienten sind zu Beginn des multimodalen Programms der Überzeugung, dass Bewegung ihren Gelenken noch mehr schaden würde und sie dazu auch gar nicht mehr in der Lage wären. Es fällt ihnen zudem schwer, anzunehmen, dass Schmerz, der länger als ein paar Monate anhält, auch eine psychische Komponente haben kann. Sie hätten am liebsten einen rein organischen Befund, dem man mit Medikamenten beikommen kann.
Doch leider geht es nicht so einfach: Bei chronischen Schmerzen läuft ein angelerntes Programm im Gehirn ab, das sich nicht ohne Weiteres abstellen lässt. Wenn Sie seit Jahren unter Arthrose leiden, reichen Medikamente und ein Bewegungsprogramm oft nicht aus, um den Beschwerden Einhalt zu gebieten. Der Schmerz kann sich auch dann im Gehirn verselbstständigt haben, wenn Sie starke Schmerzen, aber nur einen geringfügigen Befund haben. Sind die Schmerzen zu einem dauerhaften oder ständig wiederkehrenden Problem geworden, braucht es auch auf psychischer Ebene Maßnahmen, um sich das ungünstige Schmerzmanagement, das man sich über kurz oder lang angeeignet hat, wieder abzutrainieren.
Mit den Strategien auf den folgenden Seiten lernen Sie, die Schmerzwahrnehmung auf emotionaler Ebene zu verändern und dem Leid neue positive Erfahrungen entgegenzusetzen. Das können Sie sich wie einen umgekehrten Lernprozess vorstellen: Ihr Gehirn muss das antrainierte Schondenken und -verhalten wieder verlernen. Diese Erfahrung, dass sich etwas zum Guten verändert, indem man etwas ändert, ist ein wichtiger Schritt, um die Schmerzen besser zu bewältigen. Sie stärken damit gewissermaßen Ihr seelisches Immunsystem.

Schmerz gehört zum Leben

Schmerz sichert unser Überleben. Es gibt Menschen, die aufgrund eines Gendefekts keine Schmerzen empfinden. Sie stehen täglich mit einem Bein im Grab, denn ihr Organismus hat seine natürliche Schutzfunktion verloren. Weil der Schmerz sie nicht vor einer Schädigung warnt, ziehen sie die Hand nicht vom heißen Bügeleisen zurück, schneiden tiefer, auch wenn das scharfe Küchenmesser längst im Finger steckt, und laufen weiter, obwohl sie auf eine Glasscherbe getreten sind, die nun in ihrem Fuß steckt.
Was wäre, wenn Sie Arthrose, aber keine Schmerzen hätten? Dann würde der Verschleiß fortschreiten, ohne dass Sie etwas merken. Bis Ihre Gelenke irgendwann die Arbeit einstellen: Sie knicken weg, fallen hin und können nicht mehr aufstehen. Die Schmerzlosen sind dem Leben hilflos ausgeliefert, nicht die, die unter Schmerzen leiden, denn sie haben die Chance, etwas zu ändern.

Werden Sie zum Schmerzcoach!

Das Ziel der Schmerzbewältigung ist nicht die hundertprozentige Schmerzfreiheit. Schmerz

WAS WIRKT WIE?

Sehr viele Einflussfaktoren können die Schmerzen verstärken oder verringern. Sicher fallen Ihnen zu unserer Übersicht noch weitere persönliche Erfahrungen ein.

Die Schmerzen verstärken sich …	Die Schmerzen verringern sich …
… wenn Sie an nichts anderes mehr als den Schmerz denken.	… wenn Sie Ihre Gedanken ablenken und auf etwas Schönes oder Hilfreiches richten.
… wenn Sie sich der Angst und dem Gefühl der Hilflosigkeit hingeben.	… wenn Sie überlegen, was Sie jetzt tun können, um Ihren Zustand zu bessern.
… wenn Sie eine negative Erwartungshaltung haben.	… wenn Sie sich bewusst auf eine zuversichtliche Haltung konzentrieren.
… wenn Sie sich Sorgen über weitere Gelenkschädigungen und Schmerzen machen, die Sie noch gar nicht haben.	… wenn Sie Stopp sagen und sich auf das fokussieren, was Ihre Gelenke bis jetzt alles geleistet haben.
… wenn Sie davon ausgehen, dass Sie keine Kontrolle über Ihre Gelenkgesundheit haben, und in Passivität verfallen.	… wenn Sie überzeugt sind, dass Sie etwas gegen Verschleiß und Schmerzen tun zu können, und aktiv Maßnahmen ergreifen.
…	…
…	…
…	…
…	…
…	…
…	…
…	…

AUS DER PRAXIS

»Ein befreundeter Kollege, ein orthopädischer Chirurg, schickte eine seiner Patientinnen zu mir, eine 45 Jahre alte Frau, die Arthrose mittleren Grades im Kniegelenk hat und selbst bei geringer Bewegung in der Wohnung unter massiven Schmerzen litt. Die Arthrose beeinträchtigte ihr Leben so stark, dass sie in einem künstlichen Kniegelenk den einzigen Ausweg sah. Aufgrund ihres Alters zögerte der Chirurg, verständlicherweise, da die Endoprothesen ja nur eine begrenzte Lebensdauer haben und die Patientin mit 65 vielleicht ein weiteres künstliches Kniegelenk brauchen würde. Deshalb bat er mich, sie anzuschauen und zu überlegen, ob sie vielleicht ein Fall für eine Denervierung (ab Seite 37) sei.

Ich untersuchte die Patientin, die sehr nervös und angespannt wirkte, und leitete erste Maßnahmen des multimodalen Gelenkprogramms ein: Injektionen gegen die Entzündung und die starken Schmerzen, Physio- und Kräftigungstherapie sowie eine Überprüfung des Gangbildes, verbunden mit einer Einlagenversorgung.

Bereits nach kurzer Zeit zeigte sich ein erster kleiner Erfolg. Die Patientin berichtete, sie sei mehrfach eine kurze Strecke gegangen, ohne schlimme Schmerzen zu haben. Doch kaum mutete sie sich eine größere Belastung zu, zum Beispiel Treppensteigen, kamen die starken Schmerzen zurück, was ihre Zuversicht aufs Neue schmälerte und den Gesamtzustand verschlechterte.

Als sie das nächste Mal kam, machte sie einen noch angespannteren Eindruck als sonst. Sie sei so erschöpft, antwortete sie auf die Frage, was passiert sei. Sie würde sich mit den Dauerschmerzen beim Arbeiten so schwer tun. Um dem teuflischen Schmerzkreislauf ein Ende zu setzen, empfahl ich ihr eine stationäre multimodale Schmerztherapie, bei der auch die psychosozialen Einflussfaktoren der Arthrose berücksichtigt und behandelt würden. Nach einigem Überlegen stimmte die Patientin schließlich zu.

In der Klinik absolvierte sie ein bewegungstherapeutisches Programm, erlernte diverse Entspannungsverfahren und nahm an psychotherapeutischen Gruppen- und Einzelsitzungen teil, um zu einem neuen Umgang mit den Schmerzen zu finden. Nach vier Wochen kehrte sie aus der Therapie als anderer Mensch zurück. Als sie zum Termin in die Praxis kam, fiel mir sofort auf, dass sie mich zum ersten Mal, seit ich sie kannte, anlächelte. Dann erzählte sie, die Beschwerden hätten sich deutlich gebessert. Sie könne bereits eine längere Strecke Fahrrad fahren, Treppensteigen sei ein paar Stockwerke hoch auch kein Problem. Sie habe in der multimodalen Therapie vor allem eins gelernt: nämlich besser mit dem Schmerz umzugehen. Und der kam mittlerweile viel seltener. An eine Operation, so sagte sie zum Abschied, denke sie nicht mal mehr.«

Dr. Willibald Walter

hat in seiner Warnfunktion ja durchaus einen Sinn. Aber wir wollen mit den von den Therapeuten unseres Teams erarbeiteten Übungen erreichen, dass der Schmerz nicht mehr im Mittelpunkt Ihres Lebens steht. Sie lernen, ihn einzugrenzen, einzudämmen oder sogar zu verbannen, indem Sie Ihren Blick von ihm abwenden und sich auf etwas anderes konzentrieren. Dieser innere Perspektivwechsel sorgt für eine Anhebung der Stimmung und damit einhergehend für eine Erhöhung der Schmerzschwelle. Wenn Sie so wollen, bedeutet Schmerzbewältigung, die Vermeidungsfallen vermeiden zu lernen.
Wie bei jedem Punkt des Gelenkprogramms gilt: Sie können jederzeit auf Unterstützung von außen zurückgreifen, indem Sie sich beispielsweise von einem Verhaltens- oder Psychotherapeuten helfen lassen. Scheuen Sie sich nicht davor, eine solche Hilfe in Anspruch zu nehmen. Im geschützten therapeutischen Raum und unter professioneller Führung fällt es oft leichter, tiefer zu schürfen.

DIE SCHMERZEN AKZEPTIEREN

Sie haben Angst, die Kontrolle über Ihren Körper zu verlieren? Sie fühlen sich den Schmerzen hilflos ausgeliefert? Sie haben schon so viel ausprobiert und wissen nicht, was Sie noch tun können, damit es Ihnen endlich wieder besser geht? Dagegen ankämpfen, ein Schonverhalten und Vermeidungsstrategien pflegen – all das dient einem Ziel: den Schmerz zu beherrschen. Das funktioniert aber leider nicht. Denn je mehr Sie sich mit dem Schmerz beschäftigen, desto mehr Bedeutung geben Sie ihm. Und irgendwann dreht sich alles nur noch darum. Der Schmerz beherrscht Sie statt umgekehrt. Was jetzt notwendig ist: ein ganz neuer Blickwinkel auf das leidvolle Geschehen.

SICH DEM SCHMERZ STELLEN

Bei dieser Übung aus der Gestalttherapie geht es darum, ein Gewahrsein für den Schmerz zu entwickeln.

01 Platzieren Sie zwei Sessel einander gegenüber und setzen Sie sich in den einen. Dann stellen Sie sich vor, der Schmerz würde in dem anderen sitzen.

02 Wie fühlen Sie sich bei dieser Vorstellung? Können Sie in Dialog mit dem Schmerz treten? Oder fällt es Ihnen schon schwer, überhaupt hinzuschauen? Würden Sie am liebsten aufstehen und weggehen? Keine Sorge: Das geht vielen Patienten mit chronischen Schmerzen anfangs so. Bleiben Sie dennoch sitzen und gewöhnen Sie sich langsam an dieses Gegenüber. Je mehr Sie den Schmerz zulassen und akzeptieren, desto leichter können Sie ihn überwinden.

03 Bleiben Sie dabei, in Ihrem Maß hinüberzuschauen zum anderen Sessel und Ihren Schmerz wahrzunehmen. Wenn Sie dies sehr aufregt, atmen Sie zwischendrin ein paar Mal tief durch oder nutzen Sie eines der Entspannungsverfahren (ab Seite 112), um wieder zu innerer Ruhe zu finden.

04 Danach wenden Sie sich erneut an den Schmerz und sagen: »Lieber Schmerz, ich danke dir dafür, dass du mich vor einer weiteren Schädigung meiner Gelenke bewahrst. Ich höre ab jetzt auf die Signale und kümmere mich auf allen Ebenen um meine Gelenkgesundheit. Du hast deine Arbeit getan und kannst nun gehen.« Verabschieden Sie den Schmerz freundlich, bevor Sie die Übung beenden.

Perspektivwechsel

Das Wort Akzeptanz ruft bei unseren Patienten anfangs oft Widerstand auf den Plan. Weil sie damit verbinden, sich mit den Schmerzen abfinden und sie ein Leben lang hinnehmen zu müssen. Doch genau das Gegenteil ist der Fall: Je größer Ihr Widerstand gegen die Schmerzen ist, desto mehr leiden Sie darunter und desto beständiger zeigen sie sich.
Der erste Schritt zur Bewältigung chronischer Arthrose-Schmerzen ist daher, den Wunsch nach Kontrolle aufzugeben und die Schmerzen zuzulassen. Das ist möglich, ohne den Kopf in den Sand zu stecken, zu resignieren oder zu verzweifeln. Akzeptanz bedeutet vielmehr: den Schmerz anzunehmen, sich aber nicht von ihm beherrschen zu lassen. Indem Sie das Leid annehmen, können Sie eine andere Perspektive dazu einnehmen und sich für neue Strategien öffnen, die Ihnen helfen, mit dem Schmerz besser umzugehen. Zwei Übungen können Sie dabei unterstützen.

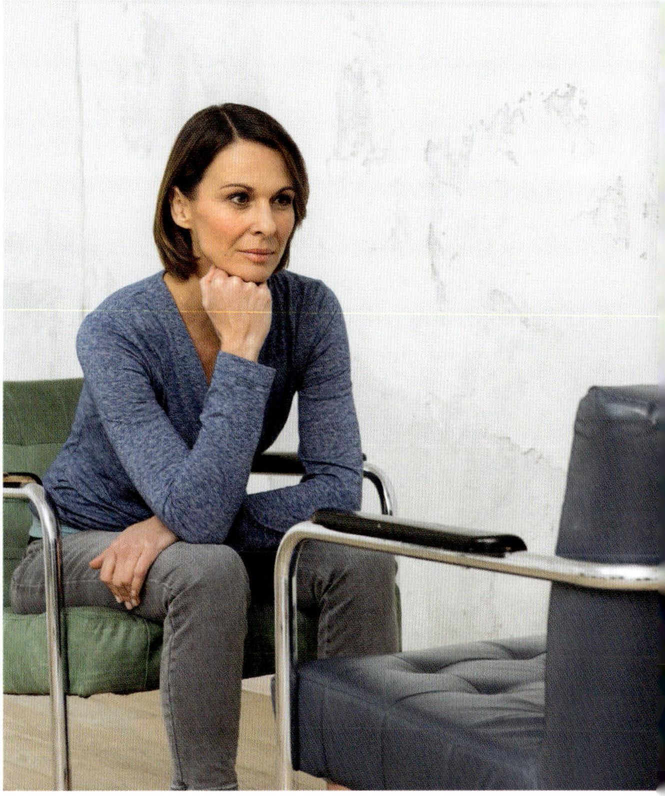

WOFÜR KÖNNTE DER SCHMERZ IN IHREM LEBEN GERADE GUT SEIN?

Diese Frage steht im Mittelpunkt der zweiten Übung zur Schmerzakzeptanz. Betrachten Sie das Schmerzgeschehen einmal aus einer anderen – einer positiven – Perspektive. Sie werden möglicherweise staunen, was Sie dabei entdecken.

01 Fragen Sie sich: In welchen Lebensbereichen könnten sich die Beschwerden als hilfreich erweisen? Haben Sie zum Beispiel gerade sehr viel um die Ohren und wissen gar nicht, an welchem Punkt Ihrer To-do-Liste Sie ansetzen sollen? Chronische Arthrose-Schmerzen schränken oftmals die Bewegungsgeschwindigkeit und -freiheit ein. Vielleicht ist das ja eine gute Gelegenheit, um innezuhalten und zu überprüfen, was sich in Ihrem Leben optimieren lässt. Vielleicht könnten Sie in einer Situation flexibler werden oder etwas abgeben.

02 Nehmen Sie sich ein bisschen Zeit, um einen oder mehrere positive Aspekte im Schmerz zu finden. Lassen Sie Ihrer Fantasie dabei freien Lauf und halten Sie alles, was Ihnen einfällt, in Ihrem Gelenktagebuch fest.

DAS SELBSTVERTRAUEN STÄRKEN

Warum ist Selbstvertrauen so wichtig für eine gelingende Schmerzbewältigung? Weil Ihnen das Vertrauen in die eigene Leistungsfähigkeit mehr Handlungsspielraum ermöglicht. Leider ist dieses Vertrauen bei chronischen Arthrose-Patienten häufig in Vergessenheit geraten. Weil sie immer wieder oder ständig unter Schmerzen leiden, trauen sie sich nichts mehr zu und wagen auch nichts mehr. Sie sind gefangen in den mentalen Fesseln, die der Schmerz ihnen angelegt hat: »Ich kann nicht tanzen gehen, weil ich solche Schmerzen habe.« »Ich fühle mich heute nicht gut und bleibe doch lieber zu Hause.«

Fördern Sie den Körperspaß!

Wir können es gar nicht oft genug wiederholen: Vermeidungsverhalten wirkt sich ungünstig auf Körper und Gehirn aus. Ohne Bewegung verkümmert Ihr Muskelapparat, der Stoffwechselprozess im Gelenk verschlechtert sich und

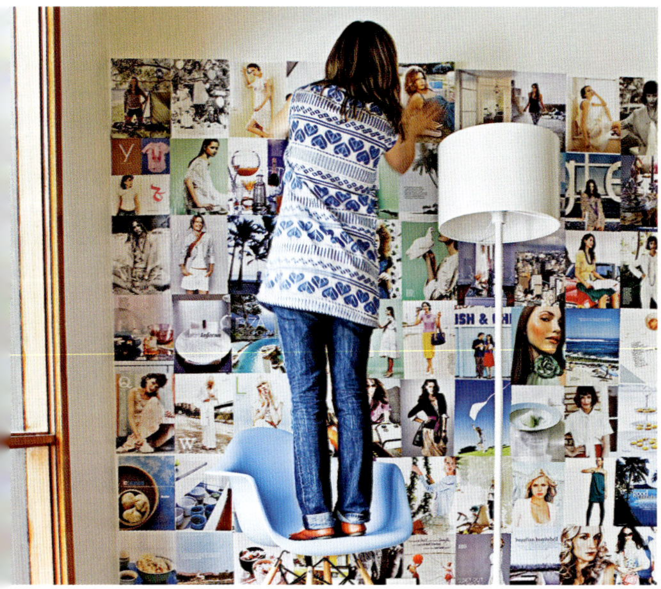

GELENKCOLLAGE

Eine kreative Form der Schmerzbewältigung. Mit einer Collage sammeln Sie Ideen und Anregungen, wie Sie Ihre Gelenkgesundheit und Ihre Lebensfreude steigern können. Diese bildhafte Umsetzung Ihrer Wünsche und körperlichen Ziele setzt einen positiven Anker für Ihr Wohlbefinden im Gehirn und schlägt dem Schmerz damit ein Schnippchen.

01 Im ersten Schritt schneiden Sie Bilder aus Zeitschriften oder Werbeblättchen aus, die zeigen, was Sie begeistert, was Sie immer schon mal machen wollten oder woran Sie Ihre Gelenkschmerzen bisher hinderten. Fertigen Sie mit den Fotos eine bunte Collage an: Sie handelt von einer Zukunft ohne Einschränkung durch Ihre Beschwerden. Platzieren Sie die Collage an einen Platz, an dem Sie täglich mehrmals vorbeikommen: am Kühlschrank, neben dem Computer, an der Wohnungstür.

02 Im zweiten Schritt setzen Sie täglich etwas aus der Collage in die Tat um. Diese positiven Aktivitäten stärken Ihr Selbstvertrauen, weil Sie die Erfahrung machen, mit dem Schmerz fertigzuwerden. Nehmen Sie Ihr Gelenktagebuch zur Hand und überlegen Sie, wie Sie die Vorhaben in den nächsten Wochen oder Monaten umsetzen können: Was brauchen Sie dazu? Wie wollen Sie vorgehen? Wann soll es losgehen? Was müssen Sie als Erstes tun? Machen Sie kleine Schritte dabei – stetig auf das Wunschziel hin. Und tragen Sie Termine für Ihre Vorhaben in Ihren Kalender ein, das schafft Verbindlichkeit.

der Körper gerät in einen Zustand der Daueranspannung. Angst und Passivität bestätigen Ihrem Gehirn immer wieder aufs Neue die Schmerzen. Das bedeutet: akuter Chronifizierungsalarm!
Gegen diese Vermeidungsautomatismen gibt es nur ein Gegenmittel: Aktivität. Sie schaffen damit Raum für positive Erfahrungen und entwickeln zugleich wieder Spaß an Ihrem Körper, von dem Sie in letzter Zeit glaubten, er habe Sie im Stich gelassen. Imaginationsübungen sind in diesem Zusammenhang das Mittel der Wahl. Sie haben die Kraft, das vom Schmerz geprägte Unterbewusstsein positiv zu beeinflussen und ein emotionales Fundament zu schaffen, auf dem Sie sich wieder mehr zutrauen. Wer sich vorstellen kann, wie eine Zukunft aussieht, in der es ihm besser geht, kommt leichter in die Aktivität. Je mehr gute Erfahrungen Sie mit Ihren Gelenken sammeln, desto rascher kehrt das Vertrauen in sie zurück.

VERANTWORTUNG ÜBERNEHMEN

Einer unserer Patienten hat sehr treffend beschrieben, was er in der stationären Schmerztherapie gelernt hat: »Der Schmerz dringt in deine Wohnung ein und du musst akzeptieren, dass er da ist. Aber du bleibst der Chef in der Wohnung. Wenn der Schmerz kommt, verlasse ich gedanklich den Raum, um meinen Handlungsspielraum zu behalten.« Und genau darum geht es in puncto Eigenverantwortung. Wir haben es bereits angesprochen: Die meisten Arthrose-Patienten glauben, machtlos gehen die Schmerzen zu sein. Zahlreiche aussichtslose Therapien tragen zu diesem Ohnmachtsgefühl ebenso bei wie niederschmetternde Aussagen von ärztlicher Seite (»Damit müssen Sie jetzt halt leben!«, »Das wird nie mehr gut!«) oder Horrorgeschichten im Internet. Im Laufe der Zeit haben die Betroffenen den Schmerz zum Chef in ihrem Leben gemacht, der nun entscheidet, was sie tun können und was nicht.

DAS MEMORY-SPIEL

Auch wenn die Schmerzen Sie gerade plagen, war das vermutlich nicht immer so. Aktivieren Sie die Erinnerung an Momente außergewöhnlicher körperlicher Leistungskraft. Nehmen Sie sich für diese Übung ein bisschen Zeit und Ruhe und schreiben Sie alles auf, was Ihnen zu solchen Momenten einfällt. Die folgenden Fragen können Ihnen als Anhaltspunkte dienen:

01 Wann haben Sie mit besonderer Kraftanstrengung eine körperliche Herausforderung gemeistert? Wie ist Ihnen das gelungen?
02 In welchen Situationen hat Ihr Körper besonders gut funktioniert? Wie fühlten Sie sich damals?
03 In welchen Momenten haben Sie sich besonders wohl in Ihrer Haut gefühlt?
04 Welche Erinnerungen haben Sie an Körperspaß: Was hat Ihnen besondere Freude gemacht? Worin sind Sie immer außergewöhnlich geschickt gewesen? Wofür hat man Sie gelobt? Was hat anderen an Ihnen immer gut gefallen?

Hinsehen und handeln

Ihre Gelenke sorgen vom ersten bis zum letzten Atemzug dafür, dass Sie sich bewegen können. Sie passen sich so gut es geht an die Belastungen an, die Sie ihnen im Laufe des Lebens zumuten. Sie sind ein wichtiger Teil Ihres

IHR SCHONVERHALTEN

Menschen mit chronischer Arthrose ziehen ebenso Vorteile aus dieser Übung wie Betroffene, die noch nicht lange unter Gelenkschmerzen leiden und eher prophylaktisch arbeiten wollen. Nehmen Sie sich wieder ausreichend Zeit und ziehen Sie sich an einen ruhigen Ort zurück, um ungestört über die Fragen nachdenken zu können. Halten Sie die Antworten in Ihrem Gelenktagebuch fest.

01 Wie lange haben Sie bereits Gelenkbeschwerden? Wann genau haben die Schmerzen angefangen?

02 Wie oft am Tag denken Sie an Ihre Arthrose-Schmerzen?

03 Gibt es Tage, an denen Sie besonders starke Schmerzen haben? Wenn ja, unter welchen Umständen?

04 Was tun Sie, wenn Sie Schmerzen haben? Und was lassen Sie lieber? An welchem Punkt greifen Sie zu Medikamenten?

05 Welche Lebensbereiche sind von den Beschwerden beeinträchtigt?

06 Inwieweit verändert sich Ihre Stimmung, wenn Ihnen die Gelenke wehtun? Was denken Sie, wenn plötzlich Schmerzen auftauchen?

07 Bereiten Ihnen Ihre Schmerzen Ängste und Sorgen? Wenn ja, welche?

08 Welche Symptome eines Schmerzgedächtnisses könnten sich bei Ihnen ausgebildet haben? Wie konnte es dem Schmerz gelingen, sich in Ihrem Kopf einzunisten?

09 Welche Fähigkeiten helfen Ihnen, wenn Sie starke Schmerzen haben?

10 Wie war Ihr Leben, als Sie noch keine Arthrose hatten? Was konnten Sie damals tun, was jetzt nicht mehr geht? Was gab es damals nicht, was Sie jetzt aber tun müssen?

11 Wie sieht für Sie ein schmerzfreier Tag aus? Was würden Sie tun?

12 Welche positiven Aktivitäten und Maßnahmen haben Ihnen bisher geholfen, mit den Schmerzen zurechtzukommen oder sie sogar zu lindern? Was hilft Ihnen, die Schmerzen zu ertragen?

13 Wie nimmt Ihr Umfeld Sie wahr, wenn es Ihnen schlecht geht?

14 Gibt es Menschen in Ihrer Umgebung, die dazu beitragen, dass es Ihnen besser geht? Und bei wem könnte möglicherweise das Gegenteil der Fall sein?

15 Welchen ersten Schritt könnten Sie in Schmerzphasen tun, damit es Ihnen besser geht?

16 Wenn über Nacht ein Wunder geschähe und Sie keine Schmerzen mehr hätten, was wäre anders? Woran würden Sie erkennen, dass sich etwas verändert hat? Welche Gefühle und Gedanken hätten Sie? Was würde anderen an Ihnen auffallen? Was sind Sie selbst bereit zu tun, damit das Wunder anfängt, Wirklichkeit zu werden?

Körpers, für dessen Gesundheit Sie die Verantwortung tragen. Stellen Sie sich der Aufgabe und machen Sie sich wieder zum Chef, um die Vermeidungsmuster in Ihrem Kopf zu stoppen. Die Fragen, die Sie in der Übung auf Seite 162 finden, sind in diesem Zusammenhang ein hilfreiches Werkzeug zur Selbsterkenntnis. Schauen Sie genau hin und spüren Sie die emotionalen Einflussfaktoren auf, die Ihre Schmerzen aufrechterhalten oder verstärken. Decken Sie auf, in welchen Momenten und Situationen Sie in die Vermeidungsfalle tappen.

Es spielt keine Rolle, ob Sie bei der Beantwortung der Reihenfolge nach vorgehen oder hin und her springen. Vielleicht können Sie mit der einen oder anderen Frage zunächst nichts anfangen oder irgendetwas irritiert Sie daran. Sollte das der Fall sein, stellen Sie diese Frage einfach zurück. Ihr Unterbewusstsein arbeitet daran weiter, auch wenn Sie eine Pause machen. Es geht nicht darum, sofort alles zu ergründen, sondern immer mehr Erkenntnisse zu sammeln, inwiefern Ihre innere Haltung zum Schmerzgeschehen beitragen konnte. Mit dem Wissen über die Zusammenhänge zwischen Schonhaltung und Schmerz sind Sie den Beschwerden nicht mehr hilflos ausgeliefert. Schreiben Sie alles auf, was Ihnen einfällt. Jedes

WAS SCHLIESST IHRE SCHMERZSCHRANKE?

Denken Sie noch einmal an die Gate-Control-Theorie von Seite 49: Welche Denk- oder Verhaltensweisen könnten bei Ihnen dazu beitragen, dass sich die Schmerzschranke öffnet und die Nervenimpulse ins Gehirn weitergeleitet werden? Schreiben Sie alles, was Ihnen einfällt, in Stichworten in die linke Spalte. Anschließend notieren Sie in der rechten Spalte, was Sie eigenmächtig dazu beitragen könnten, dass sich die Schranke schließt und die Schmerzleitung frühzeitig unterbrochen wird. Nutzen Sie für mehr Platz Ihr Gelenktagebuch.

Das öffnet meine Schmerzschranke	Das schließt meine Schmerzschranke

noch so kleine Detail kann einen Hinweis liefern, wie Sie den Schmerz in seine Schranken weisen und sich die Eigenmacht zurückholen können. Seien Sie ganz ehrlich zu sich selbst. Das positive Interesse, das Sie Ihren Gelenken entgegenbringen, verändert auch die Selbstwahrnehmung.

OPTIMISTISCH BLEIBEN

Um es gleich vorwegzuschicken: Optimismus hat nichts mit aufgesetztem positiven Denken zu tun. Nach dem Motto: Sie müssen nur fest daran glauben, dass die Schmerzen sich bessern, dann wird das schon. Nein, Optimismus bezieht sich im Rahmen der Schmerzbewältigung auf die Erwartungshaltung, die maßgeblichen Einfluss auf Ihre Befindlichkeit nimmt. Was erwarten Sie, wenn es Ihnen nicht gut geht? Was denken und was sagen Sie?

Die Macht der Gedanken

Schmerzhafte Gedanken und Worte beeinflussen das Gehirn, weil Sie sich Ihr Leid damit wiederholt verbal bestätigen. Wer ständig an den Schmerz denkt oder darüber spricht, verstärkt ihn, während zuversichtliche Gedanken die Schmerzwahrnehmung zum Abflauen bringen. Hinderliche Sprachmuster sind daher ein wichtiger Ansatzpunkt, um Kontrolle über die inneren Schmerzsteuerungsmechanismen zu bekommen. Wie oft kommen Ihnen Sätze wie die folgenden in den Sinn oder über die Lippen?

- »Ich kann nichts gegen die Schmerzen tun.«
- »Warum ausgerechnet ich?«
- »Diese Schmerzen machen mich fertig.«
- »Keiner kann mir helfen.«
- »Ich kann nicht, weil …«
- »Meine Gelenke tun so höllisch weh.«
- »Das wird nie mehr gut.«

»Achte auf deine Gedanken, denn sie werden Worte. Achte auf deine Worte, denn sie werden Handlungen. Achte auf deine Handlungen, denn sie werden Gewohnheiten. Achte auf deine Gewohnheiten, denn sie werden dein Leben«, heißt es im Talmud. Das ist auch eine wichtige Botschaft für Menschen, die unter Arthrose-Schmerzen leiden. Mit den folgenden Methoden durchbrechen Sie belastende Denk- und Sprechautomatismen:

- Wenn Sie merken, dass belastende Gedanken Sie zu vereinnahmen drohen, **sagen Sie Stopp!** (Laut, wenn Sie allein sind, und leise

WIE OFT DENKEN SIE AN DEN SCHMERZ?

Diese sehr anschauliche Übung eignet sich dazu, dass Sie sich bewusst machen, wie oft am Tag Sie mit Ihrem Schmerz beschäftigt sind.

01 Besorgen Sie sich eine Schachtel mit Gummibändern und ziehen Sie morgens nach dem Aufstehen etwa 20 Stück (oder mehr) über das linke Handgelenk. Immer wenn Sie an den Schmerz denken, wechseln Sie ein Band hinüber auf das rechte Handgelenk.

02 Vor dem Schlafengehen erfolgt die Schmerzgedanken-Bilanz: Wie viele Gummibänder sind von links nach rechts gewandert?

03 Sie können die Gummibänder auch als Trainingstool für mehr Zuversicht und Eigenmacht verwenden, indem Sie jedes Mal, wenn Sie Schmerzgedanken haben und ein Gummibändchen wechseln, sagen: »Ich tue das Notwendige dafür, dass sich meine Beschwerden bessern.«

DIE SCHMERZERFAHRUNG UMDEUTEN

Hören Sie sich eine Woche lang gut beim Denken zu und schreiben Sie alle Schmerzgedanken auf, die Ihnen durch den Kopf gehen. Diese sammeln Sie in der linken Spalte der Tabelle. Anschließend wandeln Sie in der rechten Spalte jeden Satz in eine optimistische Aussage um, die Entlastung und Zuversicht schafft.

Schmerzfördernde Gedanken	Schmerzreduzierende Gedanken
»Ich kann … nicht, weil ich Schmerzen habe.«	»Ich versuche … einfach mal, dann sehen wir weiter.«
»Warum spielen meine Gelenke einfach nicht mit?«	»Ich werde Wege finden, dass es mir wieder besser geht.«
»Ich habe ständig Schmerzen.«	»Ich habe oft Schmerzen.«
»Warum ausgerechnet ich?«	»Es ist, wie es ist. In ein paar Tagen kann es anders sein.«
»Meine Gelenke werden nie mehr gut.«	»Meine Gelenke sind noch nicht gut.«

in Gesellschaft.) Mit dieser Technik bringen Sie das Denkkarussell zum Anhalten.

- Mit **Entspannungsübungen** (ab Seite 112) bekommen Sie die Schmerzgedanken, die Sie umtreiben, unter Kontrolle.
- Vermeiden Sie **generalisierende Wendungen** mit »nie« (»Das wird nie mehr gut!«) oder »immer« (»Immer habe ich Schmerzen«).
- **Schaffen Sie Distanz** zu den Schmerzgedanken, indem Sie hinterfragen und relativieren, was Ihnen durch den Kopf geht: Stimmt das wirklich so? Welche Beweise gibt es dafür? Bewirkt dieser Gedanke, dass die Schmerzen aufhören? Fühlen Sie sich dadurch besser oder schlechter? Was würden Sie einem guten Freund raten, wenn er so etwas sagt? Was ist das Allerschlimmste, was Ihnen passieren kann?
- **Automatisches Schreiben statt automatisches Denken**. Schreiben Sie sich alles, was Ihnen an Belastendem durch den Kopf geht, in Ihrem Gelenktagebuch von der Seele. Lassen Sie den Stift übers Papier gleiten, ohne viel zu überlegen. Diese unzensierte Form des Schreibens legt unbewusste Schmerzverstärker frei.

FÜRSORGE TRAGEN

Die fünfte Säule des Schmerzcoachings ist die Fürsorge. Der Alltag Arthrose-Geplagter ist vom Schmerz dominiert. Die Genusstherapie nimmt deshalb in der Schmerzbehandlung eine wichtige Rolle ein: Sie leitet die Schmerzpatienten dazu an, eine neue selbstfürsorgliche Perspektive zu entwickeln. Genuss lenkt ab

SINNESAUSFLUG

Mit dieser Imaginationsübung erinnern Sie sich an sinnliche Genussmomente in Ihrem Leben. Nehmen Sie sich dazu mindestens 15 Minuten Zeit. Viel Spaß!

01 Setzen oder legen Sie sich bequem hin und schließen Sie die Augen. Atmen Sie eine Weile ruhig ein und aus, um zu entspannen.

02 Rufen Sie sich alle fünf Sinne ins Gedächtnis – Sehen, Hören, Riechen, Schmecken, Fühlen – und bilden Sie eine Reihenfolge, Ihr Lieblingssinn kommt an erster Stelle.

03 Nun erinnern Sie sich an fünf schöne Erlebnisse, die Sie mit dem jeweiligen Sinn verbinden. Geben Sie sich der Erinnerung an die Momente hin und lassen Sie die Szenen vor Ihrem geistigen Auge lebendig werden. Jedes noch so kleine Detail zählt. Zum Beispiel: Riechen – die Rosen vorm Haus im Sommergarten. Hören – Vivaldis Violinkonzert »Vier Jahreszeiten«, mit dem Sie den Wechsel in der Natur erleben. Sehen – das Gesicht eines Kindes, dessen Lachen Ihr Herz berührt. Schmecken – das süße Tiramisu, das Sie in einem versteckten Gässchen inmitten von Rom genossen haben. Fühlen – die weichen Lippen Ihres Partners, als er Sie zum ersten Mal küsste.

04 Genießen Sie die Reise ins Land der Erinnerungen und erfreuen Sie sich daran!

05 Wenn Sie so weit sind, rekapitulieren Sie Ihre Reise: Wie ging es Ihnen dabei? Vermutlich haben Sie sich sehr wohlgefühlt, weil Sie mit etwas Schönem beschäftigt waren. Bleiben Sie dabei.

TOP TEN DER GENUSSMOMENTE

Nehmen Sie Ihr Gelenktagebuch zur Hand und überlegen Sie, in welchen Momenten Sie sich besonders wohlfühlen: Was sind Ihre Lieblingsbeschäftigungen? Mit wem verbringen Sie am liebsten Ihre Zeit? Welche Genüsse erfreuen Ihre Seele? Womit unterhalten Sie sich? Worüber vergessen Sie die Zeit? Was könnten Sie ewig oder immer wieder tun? Machen Sie eine Stoffsammlung Ihrer Lieblings-Genussmomente und wählen Sie die zehn schönsten aus.

Notieren Sie hinter jedem Genussmoment einen konkreten Termin, wann Sie ihn das nächste Mal erleben wollen. Tragen Sie sich diese Verabredung mit sich selbst im Kalender ein. Die Vorfreude schlägt den Schmerz!

	Meine liebsten Genussmomente	Datum
1		
2		
3		
4		
5		
6		
7		
8		
9		
10		

von schmerzhaften Empfindungen und erzeugt Glücksgefühle. Und das wiederum ist der Nährboden, auf dem sich die Selbstheilungskräfte entfalten. Wenn Sie sich auf positive Reize fokussieren, können Sie eine schmerzfreie Zeit erleben, sagt Psychologe und Genussforscher Dr. Rainer Lutz.

Genießen kann man üben. Mit den sieben goldenen Genussregeln nach Dr. Lutz steigern Sie Ihre Fähigkeit, die schönen Momente des Lebens wahrzunehmen und zu zelebrieren.

- Genuss braucht Zeit. Schaffen Sie Platz im Terminkalender, um die schönen Momente wirklich zu erleben.
- Genuss muss erlaubt sein. Sie tragen die Verantwortung für Ihr Leben und wissen am besten, was gut für Sie ist.
- Genuss geht nicht nebenbei. Multitasking ist ein Genusskiller. Tun Sie nicht zu viel auf einmal, sondern konzentrieren Sie sich ganz auf den einen schönen Moment.
- Wissen, was guttut. Nur was Ihnen wirklich Freude bereitet, können Sie auch genießen.
- Weniger ist mehr. Qualität geht über Quantität. Das Besondere muss besonders bleiben.
- Ohne Erfahrung kein Genuss. Genießen bedeutet, mit allen Sinnen zu erfahren. Das Erlebnis zählt, nicht das Ergebnis!
- Genuss ist alltäglich. Sie entdecken ihn überall. Und wenn nicht, schauen Sie noch mal (diesmal mit der rosaroten Brille).

Liebevolle Zuwendung

Eine Forschergruppe der Arizona State University befragte 250 Arthrose- und Fibromyalgie-Patientinnen im Alter zwischen 37 und 71 Jahren rund um ihre chronischen Beschwerden. Dabei machte sie eine interessante Beobachtung: Die Frauen in einer glücklichen Beziehung waren in Schmerzphasen weniger beeinträchtigt als Frauen, die allein oder in einer unglücklichen Partnerschaft lebten. Sie waren emotional stabiler sowie zufriedener damit, wie der Partner auf ihre schmerzbedingten Bedürfnisse reagierte, und kamen mit der Schmerzbelastung besser zurecht.

Die Erkenntnis der Forscher bestätigt auf anderer Ebene, was wir im ärztlichen Alltag erleben: Wenn wir einem Patienten sagen, er solle sich keine Sorgen machen, das würde schon wieder werden, machen sich sofort Entspannung und Zuversicht breit.

Unsere Patienten, die eine stationäre multimodale Schmerztherapie gemacht haben, erzählen oft, wie sehr es ihnen geholfen habe, sich mit anderen Betroffenen auszutauschen. Die Patienten, die bereits länger da sind, würden von ihren Erfolgen berichten, die Neuankömmlinge ermuntern, dass es sich lohne, geduldig zu sein, und sie sprechen ihnen an Krisentagen Mut zu. Diese emotionale Unterstützung kann man nicht mit Gold aufwiegen! Die Fürsorge innerhalb einer Gemeinschaft hat einen hohen Genesungswert: Zuhören, Mitgefühl, Verständnis, Unterstützung, Motivation – das sind Vokabeln, die das Schmerzfeuer im Gehirn zum Erlöschen bringen.

Sprechen Sie mit Ihrem Partner und Ihrer Familie über Ihre Bedürfnisse. Tun Sie sich mit Gleichgesinnten zusammen. Tauschen Sie sich mit anderen Betroffenen aus. Schließen Sie sich einer Selbsthilfegruppe an. Wichtig bei diesem Austausch ist nur, dass sich keine »Jammergruppe« bildet, denn Schimpfen und Klagen hält den Schmerz am Leben.

Und noch eine Anregung an Lebenspartner, Familienmitglieder, Freunde und Kollegen: Einem Schmerzleidenden Fürsorge entgegenzubringen bedeutet nicht, ihn zu bemitleiden oder ihm alles abzunehmen. Sondern ihn dabei zu unterstützen, die Schmerzen erfolgreich zu bewältigen.

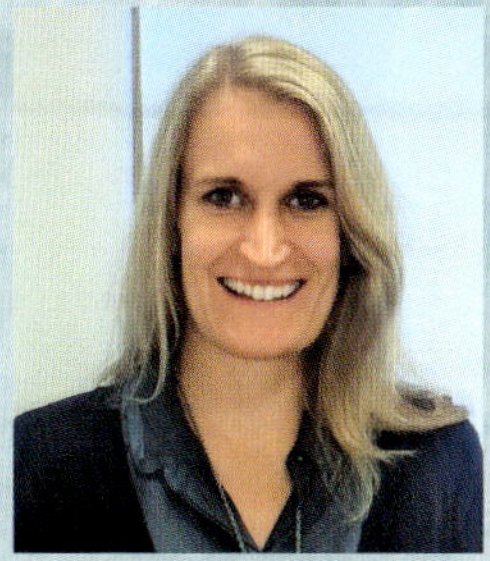

CARMEN SCHAIRER

Diplom-Psychologin und psychologische Psychotherapeutin mit Schwerpunkt Hypno- und Körperpsychotherapie im Marianowicz-Zentrum für Diagnose und Therapie in München

WAS LERNEN DIE PATIENTEN IN DER PSYCHOTHERAPIE?

Der Verhaltenstherapeut zeigt Arthrose-Patienten Wege auf, um Schmerzstress abzubauen und neue Strategien zur Bewältigung seiner Beschwerden zu finden. Jeder Schmerz, der länger anhält, entwickelt sich zu einer Schmerzkrankheit – das gilt auch für die Arthrose. Körper, Nervensystem und Seele sind keine voneinander getrennten Bereiche, sondern bilden eine Einheit. Bei Menschen, die lange Zeit unter Schmerzen leiden, zeigt sich in der Verhaltenstherapie oft, dass der Schmerz regelrecht zum Feind geworden ist. Es gibt zum Beispiel eine Übung, bei der sich der Patient seinen Schmerz als Gestalt vorstellt, der er gegenübersitzt (Seite 158). Menschen, die unter starken Schmerzen leiden, fällt es anfangs oft schwer, Kontakt damit aufzunehmen. Sie können gar nicht hinschauen, weil er so gehasst ist. Dieses starke Gefühl der Ablehnung und die Ausgrenzung machen aber alles nur noch schlimmer. In der Therapie lernt der Betroffene, den Schmerz anzunehmen und geeignete Maßnahmen zu ergreifen, um ihn zu bewältigen.

WAS RATEN SIE BETROFFENEN?

Wir erleben im Praxisalltag immer wieder, dass Patienten einen zu hohen Anspruch an sich selbst haben. Sie wollen ihren Schmerz loswerden, sofort, ganz und für immer! Darauf versteifen sie sich so sehr, dass sie die kleinen, aber elementaren Fortschritte gar nicht wahrnehmen. Vielleicht waren sie vor ein paar Wochen auf der Schmerzskala noch bei 7, und jetzt sind sie bei 6. Das ist doch bereits ein Erfolg! Chronisch Arthrose-Geplagte sind oft sehr ungeduldig. Mehr als verständlich angesichts der oft langwierigen Leidensgeschichten.

Ich rate meinen Schmerzpatienten sehr zu Geduld. Der Schmerz, der es sich über längere Zeit im Gehirn bequem gemacht hat, lässt sich nicht von heute auf morgen abstellen. Schmerzbewältigung ist ein Prozess, in dessen Verlauf Sie sich mal besser und mal schlechter fühlen. Entscheidend dabei ist, dass die Kurve kontinuierlich nach unten geht.

Der Schmerz ist wie ein wildes Pferd. Um es zu zähmen, müssen Sie es einfangen und zureiten. Anfangs wehrt es sich dagegen, es bäumt sich auf und versucht, Sie abzuwerfen. Wenn das passiert, heißt es: dranbleiben, es immer neu versuchen. Lassen Sie sich nicht unterkriegen. Lernen Sie, die Zügel entschlossen in der Hand zu behalten. Dann bleiben Sie im Sattel, selbst wenn sich das Pferd ab und zu aufbäumt.

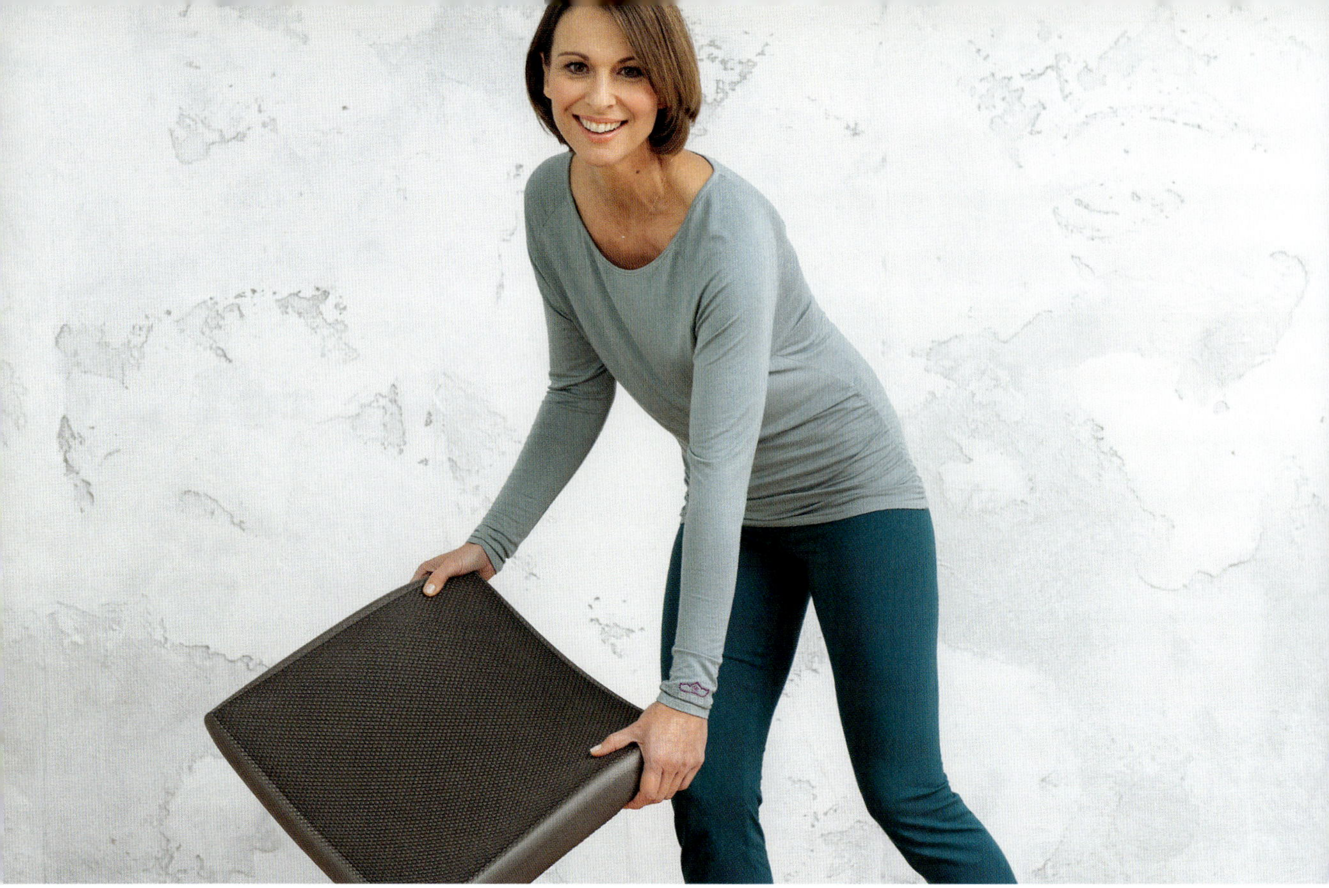

DIE MUSKULATUR KRÄFTIGEN, NEUEM SCHMERZ VORBEUGEN

Mit dem Stabilitätsprogramm haben Sie Muskeln und Gelenke mobil gemacht. Nun stärken Sie die gesamte funktionale Muskelkette, um mehr Flexibilität und Belastbarkeit zu erreichen.

Das Gehirn eines Arthrose-Geplagten hat abgespeichert, dass Bewegung mit Schmerzen verbunden ist. Da ist es kein Wunder, dass die Betroffenen nicht gut auf ihre Gelenke zu sprechen sind und ihnen nichts mehr zutrauen. Bewegung ist ein wichtiger Baustein, weil sie gleichzeitig Körper und Gehirn trainiert. Sie regen zum einen das Muskelwachstum an, zum anderen trainieren Sie die Lernfähigkeit des Gehirns. Regelmäßige Bewegung ist für Ihr Gehirn ebenso wichtig wie Schlaf. Die Muskulatur beschützt vor allem Ihre Gelenke. Aber nur, wenn sie als Bodyguard ausgebildet wurde. Mit regelmäßigem Training – ob zu Hause oder im Fitnessstudio – wachsen Ihre Muskeln und werden stärker, sodass sie mit maximaler Power der Entlastungsaufgabe nachkommen können. Die in Phase 1 ab Seite 126 gewonnene

Generell sind Sportarten mit sanften, belastungsarmen Bewegungen eher zu empfehlen als Schnellkraftsport mit ruckartigen Aktionen.

Muskelstabilität bauen Sie nun in Phase 2 mit einem Kräftigungsprogramm aus. Auf diese Weise machen Sie Ihre Gelenke nicht nur wieder alltagsfit. Sie sorgen auch dafür, dass der Schmerz weiter zurückweicht – und nicht mehr wiederkehrt.

BEWEGUNG MACHT GLÜCKLICH

Ihre Gelenke brauchen Ihre Zuwendung. Genießen Sie die Übungen – sie sind eine präventive Maßnahme, um fit zu bleiben und sich die Schmerzen vom Leib zu halten. Kräftigungstraining wirkt wie ein Schmerzmittel. In der Aktivität kommt es zu einer Ausschüttung von körpereigenen Opiaten, den sogenannten Endorphinen, die eine stimmungsaufhellende Wirkung haben. Das lässt sich sogar über bildgebende Verfahren im Gehirn nachweisen: und zwar genau in den Regionen, die auch an der Schmerzverarbeitung beteiligt sind.

Arthrose-Patienten, selbst schwere Fälle, sprechen auf Bewegung sehr gut an. Mit jeder Übungseinheit machen sie eine neue, positive Erfahrung, mit der sich altes Schmerzerleben, das sich im Gedächtnis eingegraben hat, überschreiben lässt. Aus neurologischer Sicht ermöglicht es Bewegung, die Gelenkgesundheit neu zu bewerten und – vorausgesetzt, es wird konsequent trainiert – ein gutes Verhältnis zu seinen Gelenken zu entwickeln. Die Betroffenen merken, dass noch was geht: dass die Gelenke immer belastbarer werden, dass moderate Anstrengung nicht zwangsläufig zu Schmerzen führt, sondern sie sogar verringert; dass Bewegung Körperspaß bedeutet und die Lebensfreude steigert.

Arthrose und Sport

Wenn Sie durch das Stabilitäts- und das Kräftigungsprogramm die Zusammenarbeit im Team Gelenk wieder gestärkt haben, ist auch Sport kein Problem. Dann können die meisten Menschen auch wieder ihrer Lieblingssportart nachgehen. Der Grad der Bewegungsintensität hängt letztlich davon ab, ob Sie bisher im Leben wenig oder viel Sport getrieben haben. Wer sehr aktiv ist, weiß, wie weit er im Training gehen darf, weil er die Potenziale der eigenen Leistungsfähigkeit wie auch deren Grenzen in der Regel besser einschätzen kann. Ein Gewichtheber mit einer gut ausgebildeten Muskulatur ist in der Lage, schwere Gewichte zu heben, ohne seine Gelenke zu schädigen.

Welche Sportarten sind zu empfehlen? Das ist nicht leicht zu beantworten. Wer seit der Jugend Fußball spielt, will nicht aufhören, bloß weil die Knie nicht mehr recht mitmachen. Das muss auch nicht sein! Wenn Sie Ihre Muskulatur regelmäßig fordern, müssen Sie keine Angst auf dem Platz haben. Dann ist das gesamte Muskelsystem aktiv und weiß, was es zu tun hat. So kann es Ausgleichsarbeit leisten. Solange Sie normal gehen können und keine drastischen Ausweichmuster haben, heißt es:

SELBSTTEST: WELCHER SPORT TUT DEN GELENKEN GUT?

Die folgende Tabelle gibt Ihnen einen Überblick, welche Bewegungsformen uneingeschränkt, eingeschränkt oder eher nicht zu empfehlen sind. Wie immer gilt: Der Körper eines trainierten Menschen ist belastbarer, deshalb kann er ihm im wahrsten Sinne des Wortes mehr zumuten.

Uneingeschränkt	Eingeschränkt	Nicht zu empfehlen
Bewegungsformen mit minimaler Gelenkbelastung	Bewegungsformen mit einseitiger oder kontinuierlicher Druckbelastung	Bewegungsformen mit abrupten Stopp- oder Drehbewegungen und hoher Verletzungsgefahr
Spazierengehen	Joggen	Tennis
Nordic Walking, Walking	Golf	Ballsportarten wie Fußball und Handball
Radfahren	Reiten	Kampfsport
Schwimmen	Wandern	Squash
Skilanglauf	Skifahren	Bergsteigen
Gymnastik, Pilates	Tanzen, Eislaufen	Gewichtheben
Yoga, Tai Chi, Qi Gong	Rudern	Triathlon
Trampolin		

Muskeln kräftigen, kräftigen, kräftigen. Dann klappt es auch mit anderen Sportarten. Ideal sind Gleichgewichtsübungen, zum Beispiel auf dem Balancepad, dem Therapiekreisel oder Trampolin, weil der Körper auf unebenem Terrain auch kleinste Muskelgruppen aktivieren muss, um das Gleichgewicht zu halten.

Zwei Fliegen mit einer Klappe

Die fließenden Bewegungen fernöstlicher Trainingsmethoden wie Yoga, Tai Chi oder Qi Gong sind ideal für Menschen mit Arthrose, weil sie durch moderate Dehnung die Gelenke beweglicher und die Muskeln stark machen, und zwar ohne dabei den Bewegungsapparat

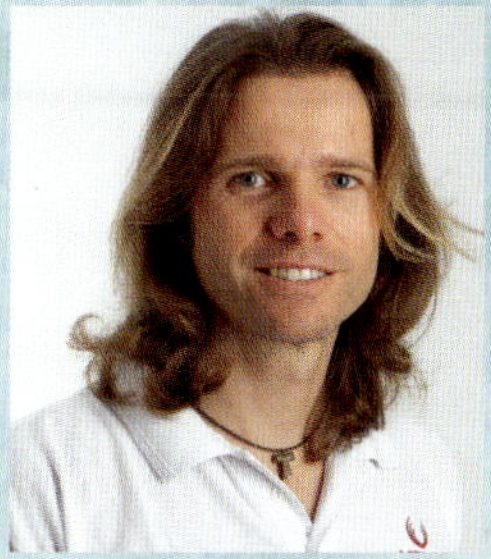

ALEXANDER SCHEURER

Diplomsportlehrer, Leiter der Physiotherapie und Massage der Klinik Jägerwinkel in Bad Wiessee

WAS IST MIT ARTHROSE BEIM SPORT ZU BEACHTEN?

Generell befürworten wir Sportarten, die die Gelenke nicht zu sehr belasten. Aber letztlich kommt es darauf an, wie trainiert ein Mensch ist. Wenn Sie gut in Form sind, was die Muskulatur angeht, sind Sie zu weit mehr in der Lage als jemand, der sich nur sparsam bewegt. Der Untrainierte, der den ganzen Sommer auf der faulen Haut lag und nach dem ersten Skitag Probleme bekommt, weiß, warum: Er hat den Rest des Jahres seine Muskeln im Stich gelassen.

Bewegung ist das A und O: kontinuierlich, regelmäßig und moderat! Nicht übertreiben, sich nicht zu schnell zu viel zumuten, sondern die Muskelkraft maßvoll und vernunftig aufbauen und erhalten.

Auch Hilfsmittel sind wichtig: Viele meiner Patienten, die wandern oder walken, tun das nur mit Stöcken. Früher war das verpönt unter Bergsteigern, aber heute weiß man, dass der Stockeinsatz den Körper unterstützt und die Gelenke schont. Lassen Sie sich von einem Fachmann beraten, wie man die Stöcke richtig benutzt.

IST GELENKGESUNDHEIT AUCH EINE FRAGE DER EINSTELLUNG?

Aber wie! Lassen Sie mich dazu ein Beispiel geben: Vor Kurzem wurde ich in einem anderen Zusammenhang geröntgt. Dabei stellte der Arzt fest, dass ich in der Hüfte eine leichte Arthrose habe. Mit 47! Ich spüre aber keine Schmerzen und habe auch keinerlei Einschränkungen deswegen. Warum? Weil ich ein sehr bewegtes Leben führe und mich gesund ernähre. Und von meinem Großvater habe ich gelernt, den Fokus weg vom Schmerz hin zur Aktivität zu lenken. Er war Jahrgang 1914, hat sich sein Leben lang bewegt und viel Sport gemacht. Bis ins hohe Alter spielte er Prellball auf Ligaebene. Mit 77 bekam er dann die Diagnose Arthrose in beiden Hüften und Knien. Wahrscheinlich hat der harte Hallenboden seinen Gelenken nicht gerade gutgetan.

Der Arzt sagte, er könne ihm Prothesen einsetzen, aber ob die Beschwerden dadurch unbedingt besser würden, sei nicht gewiss. Immerhin würde er erst mal kurzzeitig im Rollstuhl sitzen, in die Reha müssen und so weiter. »Nein, das mag ich nicht«, sagte mein Großvater und beschloss, sich nicht operieren zu lassen. »Es ist, wie es ist, und damit lebe ich jetzt.«

Wir wissen aus Erfahrung, dass man nur aus einer zuversichtlichen Position heraus Fortschritte machen kann. Und so war es auch bei meinem Großvater. Wenn es ab und zu mal mehr in den Gelenken zwickte, ging er zu seinem Arzt, der ihm eine Spritze gab. Auf diese Weise hat er bis zu seinem 85. Lebensjahr weiter Sport gemacht.

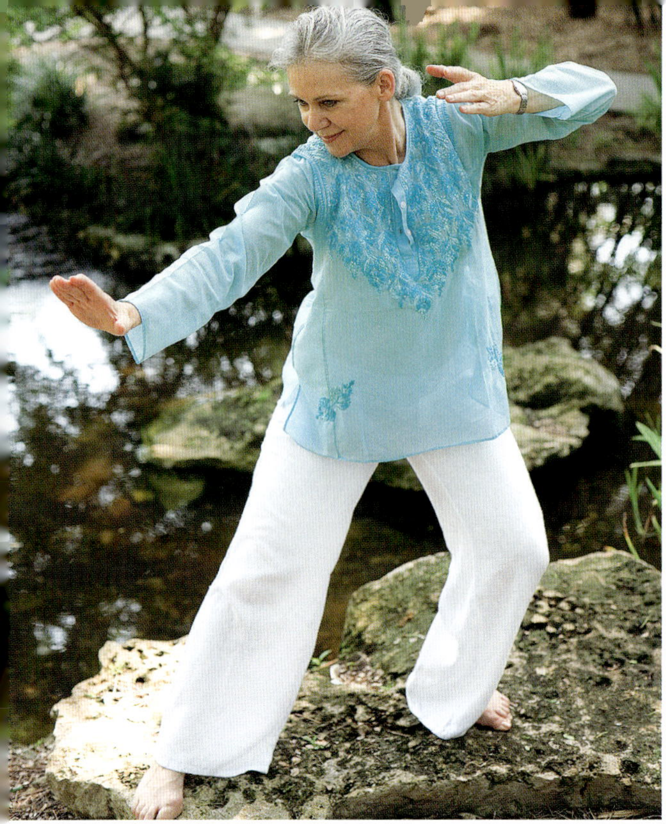

zu überlasten. Die Kombination aus sanftem Körpertraining, bewusster Atmung und der Konzentration auf die langsamen Bewegungsabläufe hat zudem einen entspannenden und wohltuenden Effekt.
Ihr Gehirn profitiert auch davon! Das bestätigt eine Metastudie des Tufts Medical Center in Boston, die 2015 beim europäischen Rheumatologenkongress vorgestellt wurde. Ein über drei Monate zweimal pro Woche durchgeführtes Tai-Chi-Training war physiotherapeutischen Maßnahmen mit anschließendem Training zu Hause nicht unterlegen. Die Probanden, die allesamt an Knie-Arthrose litten, machten die gleichen Fortschritte, was Beweglichkeit und Schmerzreduktion angeht. Die Teilnehmer der Tai-Chi-Gruppe gaben zudem eine Verbesserung der Lebensqualität sowie eine Reduzierung von Angst, Stress, Stimmungsschwankungen und Depressionen an. Nach allem, was Sie bisher gelesen haben, ist dieses Studienresultat mehr als einleuchtend.

DAS KRÄFTIGUNGS-PROGRAMM

Die folgenden Übungen, erneut von Alexander Scheurer für Sie zusammengestellt, eignen sich für Anfänger und Fortgeschrittene. Sie sind speziell darauf ausgerichtet, die muskulären Dysbalancen im Körper auszugleichen, die an der Überbelastung der Gelenke beteiligt sind. Mit dieser Gelenkgymnastik erhöhen Sie die Widerstandskraft Ihrer Muskulatur, sodass die Gelenke den Belastungen im Alltag besser standhalten.

Fordern, aber nicht überfordern

Diese Übungen sind komplexer als im Stabilitätstraining, sie erfordern mehr Muskelkraft und Gleichgewicht. Deshalb kann es sein, dass Ihnen manche Abläufe anfangs nicht so gelingen, wie Sie das gern hätten. Lassen Sie sich nicht demotivieren! Ihr Körper wird sich mit jedem Üben besser an die Belastung gewöhnen. Wie im Stabilitätstraining gilt: Führen Sie die Übungen langsam und konzentriert durch. Geben Sie Ihrem Körper Zeit, um ausreichend Kraft und Koordinationsfähigkeit aufzubauen. Und hören Sie auf seine Signale, ohne sich dabei von Angst oder dem inneren Schweinehund beirren zu lassen. Nähern Sie sich von Trainingseinheit zu Trainingseinheit dem, was Ihre Gelenkmuskulatur tatsächlich kann.
Die Muskulatur gewöhnt sich mit der Zeit an eine gleichbleibende Belastung. Wer also intensiver trainieren möchte, kann zunächst die Wiederholungszahl der einzelnen Übungen erhöhen. Das sollten Sie aber erst tun, wenn Sie sicher sind, dass Ihr Körper die Bewegungsabläufe verinnerlicht hat. Das Balancepad bietet einen weiteren Schwierigkeitsgrad, den Sie nach Wunsch einsetzen können, um auf dem wackeligen Untergrund neue Reize auf die Muskulatur zu setzen.

Den persönlichen Trainingsrhythmus finden

Welcher Trainingstyp sind Sie? Üben Sie lieber täglich, dafür aber nur 15 Minuten? Oder wollen oder können Sie nur dreimal pro Woche Zeit aufbringen, dann aber 25 bis 30 Minuten? Sie haben die Wahl!
Nach Erfahrung unserer Bewegungsexperten sind längere Trainingseinheiten für die meisten Menschen aufwendiger, weil sie sich in einem ohnehin schon vollen Tag mehr Zeit freischaufeln müssen. Wer jeden Tag 15 Minuten einplant, am besten immer zur gleichen Uhrzeit, zum Beispiel gleich morgens nach dem Aufstehen, entwickelt eine Routine, die bald zur Gewohnheit wird. Eigenverantwortung sowie die Bereitschaft, am Ball zu bleiben, ist all unseren Patienten gemein, die ihre Gelenkprobleme bewältigt haben. Was sind 15 Minuten pro Tag, wenn Sie damit die Schmerzen verringern sowie die Beweglichkeit und Gesundheit der Gelenke fördern? Eine bessere Investition Ihrer Zeit ist kaum möglich.

Lohnende Pausen

Lassen Sie immer etwa 30 Sekunden zwischen den einzelnen Übungen vergehen, in denen Sie sich ausruhen. Auf diese Weise bekommt die Muskulatur eine kurze Verschnaufpause, schaltet aber nicht vollkommen in den Ruhemodus. Weil Sie nach kurzer Zeit mit der nächsten Übung wieder Reize setzen, kann sich der Muskel noch an die Bewegung erinnern und die Arbeit leichter wieder aufnehmen.

AUS DER PRAXIS

»Ein extremes, aber zugleich motivierendes Beispiel für eine erfolgreiche Schmerzbewältigung auf allen Ebenen ist einer unserer Patienten, ein 75-jähriger Mann mit endgradigem Verschleiß im Knie sowie einem Meniskusriss. Mit 60 hatte er die Diagnose Arthrose bekommen, weil ihn immer stärker werdende Schmerzen plagten.
›Irgendwann werden Sie eine Prothese brauchen‹, sagte sein damaliger Arzt zu ihm, worauf der Mann entgegnete: ›Nicht mit mir!‹ Er beschloss, die Beschwerden selbst in den Griff zu bekommen: Er suchte sich einen neuen Arzt, verfolgte ein gezieltes Kräftigungsprogramm für die gelenknahe Muskulatur, trieb maßvoll Sport, ernährte sich gesund und – was elementar ist – er war sich sicher, dass er etwas gegen den Verschleiß ausrichten konnte.
Als ich ihn kürzlich anrief, um ihn für dieses Buch zu befragen, berichtete er, keine Schmerzen mehr zu haben, obwohl eine Röntgenaufnahme des Gelenks nach wie vor einen stark verschlissenen Zustand zeigt. Er sei sogar gerade einen Marathon gelaufen, weil er sich das vorgenommen hatte.
Manch ein Leser wird jetzt vielleicht denken: Der ist bestimmt bloß gegangen. Oder: Wahrscheinlich hat er sich mit aller Gewalt bis ins Ziel geschleppt! Doch nichts dergleichen war der Fall! Dieser Mann, dessen Knorpel so gut wie verbraucht ist, bewältigte die gut 42 Kilometer in 4 Stunden 30.«

Dr. Martin Marianowicz

MEIN KRÄFTIGUNGSPROGRAMM

Dokumentieren Sie mithilfe der folgenden Tabelle wie bereits beim Stabilitätsprogramm Woche für Woche alles Wissenswerte rund um Ihre Trainingseinheiten: wie lange Sie trainieren, welche Übungen Sie machen, inwieweit sich Ihre Schmerzen verbessern und wie Sie sich insgesamt fühlen. Selbstkontrolle schafft Verbindlichkeit. Irgendwann werden Sie Ihren persönlichen Rhythmus gefunden haben und das Training ist aus dem Alltag gar nicht mehr wegzudenken.

WOCHE:
ZIELSETZUNG:

Tag	Trainingszeit	Übungs-einheiten	Schmerzgrad (gemäß Skala Seite 99)	Bemerkungen zum Allgemeinzustand
1				
2				
3				
4				
5				
6				
7				

KNIE-HÜFT-KOMBINATION

Mit dieser Übung kräftigen Sie die gesamte funktionelle Muskelkette: von den Füßen über Unterschenkel, Knie, Oberschenkel, Hüfte, Rumpf bis zum unteren Rücken. Wiederholen Sie die Übung abwechselnd links und rechts, je zehn Mal.

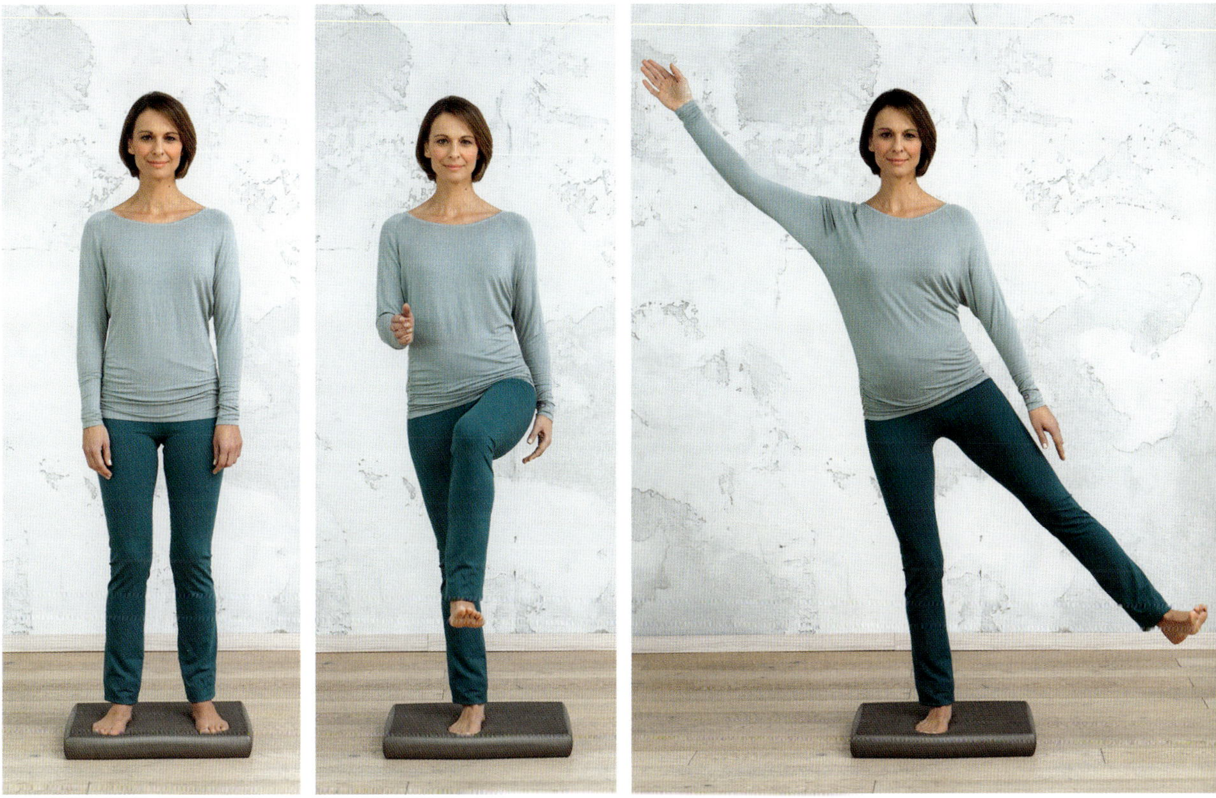

1. Stellen Sie sich aufrecht hin, die Schultern sind tief und die Arme hängen entspannt an den Seiten. Die Füße stehen hüftbreit auseinander, die Knie sind leicht gebeugt.

2. Winkeln Sie das linke Bein an und ziehen Sie es bis zur Hüfte hoch. Der rechte Arm ist zum Gewichtsausgleich leicht angewinkelt. Wie bei einem Sprinter.

3. Nun schieben Sie das linke Bein seitlich weg, der rechte Arm streckt sich zur Seite.

4. Zurück zur Mitte, Bein absenken und die Bewegung rechts wiederholen.

BALLETT

Damit bauen Sie Spannung im gesamten Körper auf, vor allem aber in den gelenknahen Muskeln am Knie. Wiederholen Sie die Übung auf jeder Seite zehn Mal.

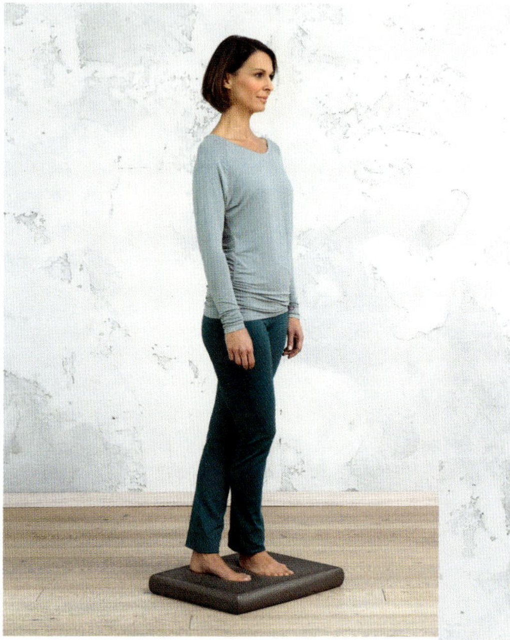

1. Stellen Sie sich aufrecht hin und überkreuzen Sie die Beine, indem Sie den rechten Fuß über den linken setzen.

2. Dann gehen Sie in den Ballenstand, die Fersen so hoch, dass Sie noch stabil stehen können. Der Oberkörper bleibt gerade, als würde Sie jemand wie eine Marionette an Fäden nach oben ziehen.

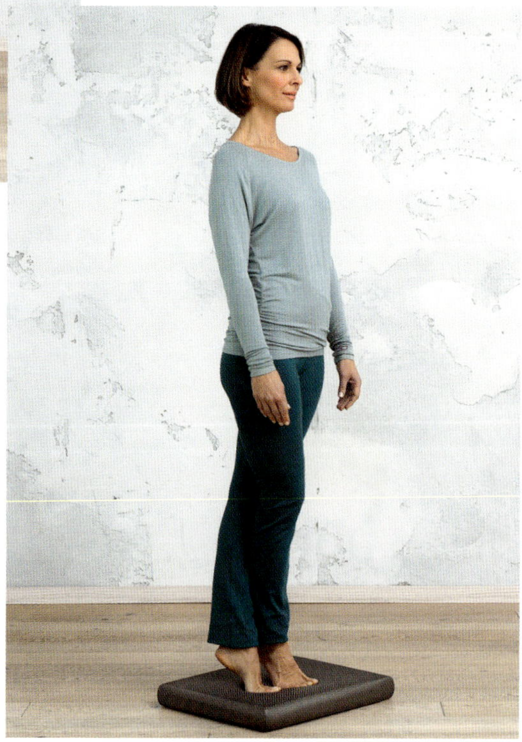

3. Wippen Sie zehn Mal auf und ab und wechseln Sie anschließend die Seite: Der linke Fuß kommt vor den rechten.

GRASHALM-BALLETT

Sie üben mit erhöhtem Schwierigkeitsgrad – an dieser Herausforderung wachsen die Muskeln! Wieder zehn Mal pro Seite.

1. Nehmen Sie erneut die Grundposition ein: aufrecht hinstellen, Schultern tief, Arme entspannt. Setzen Sie den rechten Fuß über den linken.

2. Nun wiegen Sie sich langsam vor und zurück, ohne das Gleichgewicht zu verlieren. In der Vorwärtsbewegung liegt das Körpergewicht auf dem Ballen, in der Rückwärtsbewegung auf den Fersen. Die Fußsohlen halten ständig Kontakt mit dem Boden.

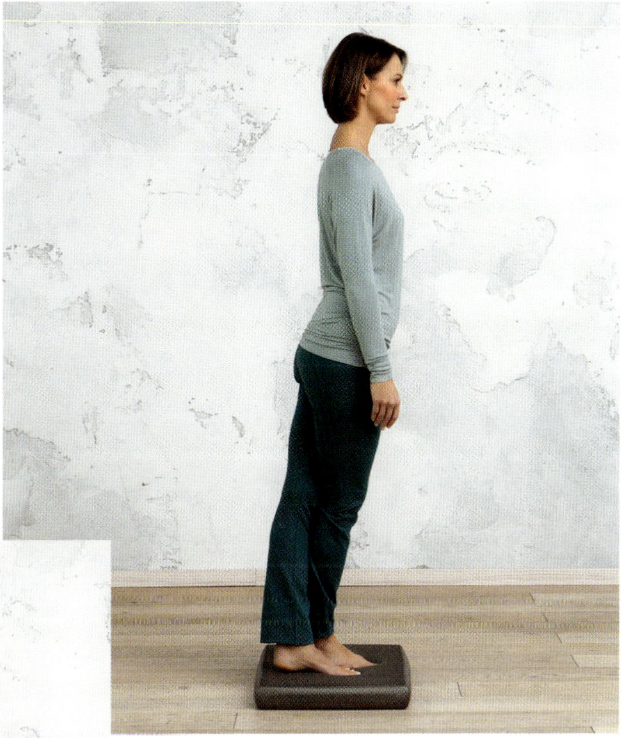

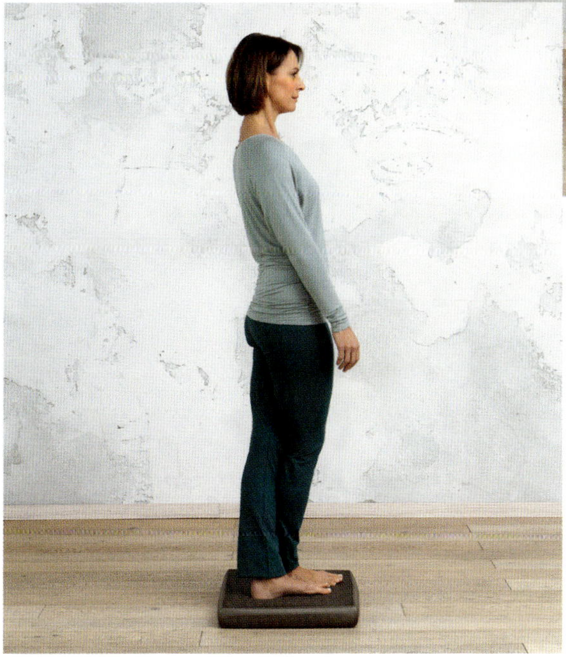

3. Wechseln Sie nach zehn Wiederholungen die Seite: Der linke Fuß kommt jetzt vor den rechten.

KNIEBEUGEN

Sie kräftigen die gesamte Bein- und Rumpfmuskulatur. Gehen Sie nur bis etwa 35 Grad in die Knie. Entscheidend ist, dass Sie in die Knie gehen, nicht, wie weit. Wiederholen Sie die Übung zehn Mal.

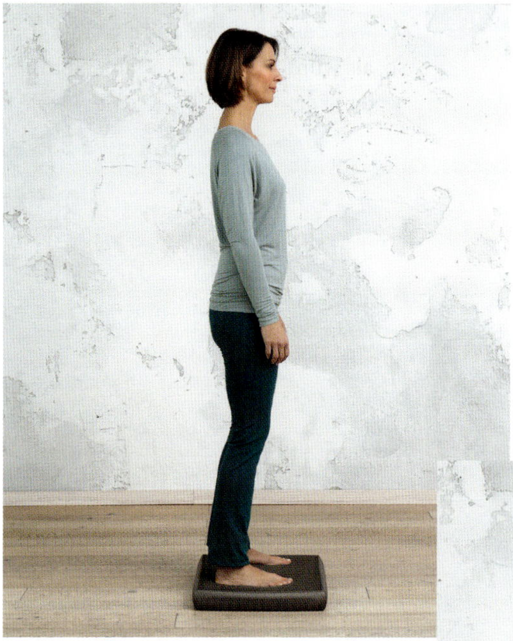

1. Stellen Sie sich aufrecht hin, Füße schulterbreit auseinander. Stellen Sie sich vor, Sie würden sich auf einen Stuhl setzen. Gehen Sie langsam in die Knie, während sich der Po nach hinten schiebt. Die Arme bewegen sich etwas nach vorn. Die Knie dürfen nicht über die Fußspitzen zeigen.

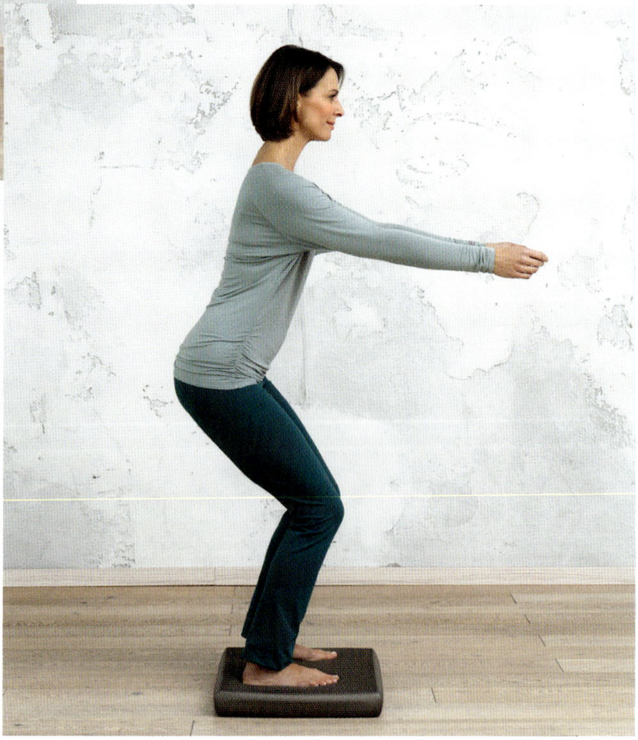

2. Zurück in die Ausgangsposition und erneut tief gehen.

TIEFE KNIEBEUGEN

Jetzt gehen Sie tiefer in die Knie – idealerweise 90 Grad. Auch hier gilt wieder: Bitte individuell an Ihre Beweglichkeit angepasst trainieren. Wiederholen Sie die Übung zehn Mal.

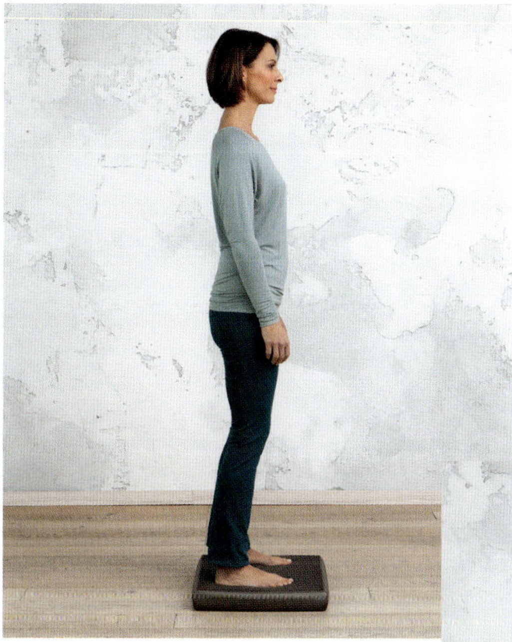

1. Wieder stehen Sie aufrecht und tun so, als würden Sie sich auf einen Stuhl setzen. Diesmal gehen Sie tiefer in die Kniebeuge. Achten Sie erneut darauf, dass die Knie nicht über die Fußspitzen zeigen.

2. Zurück in die Ausgangsposition und wieder tief gehen.

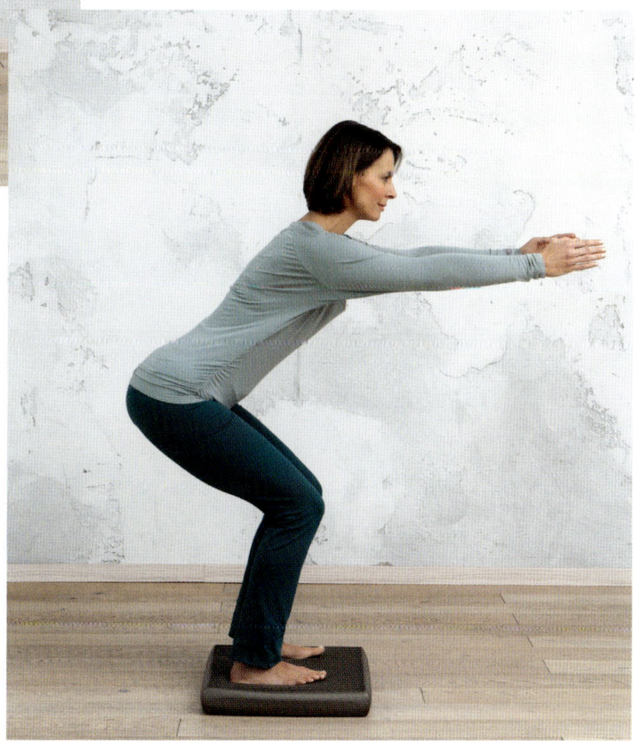

HALBER SQUAD

Damit kräftigen Sie die Beinachse, die Sprung-, Knie- und Hüftgelenk verbindet. Machen Sie abwechselnd mit rechtem und linkem Bein zehn Wiederholungen. Für mehr Belastung können Sie erst zehn Mal rechts und dann zehn Mal links üben.

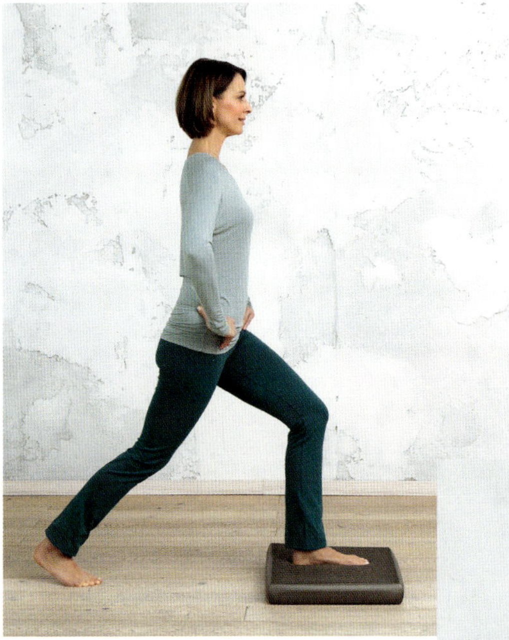

1. Stellen Sie sich aufrecht hin und stemmen Sie die Arme zur Stabilisierung in die Hüften.

2. Machen Sie mit dem rechten Bein einen Ausfallschritt (etwa eine Schrittlänge) nach hinten. Der Fuß berührt den Boden nur bis zum Ballen. Nun gehen Sie etwas in die Knie.

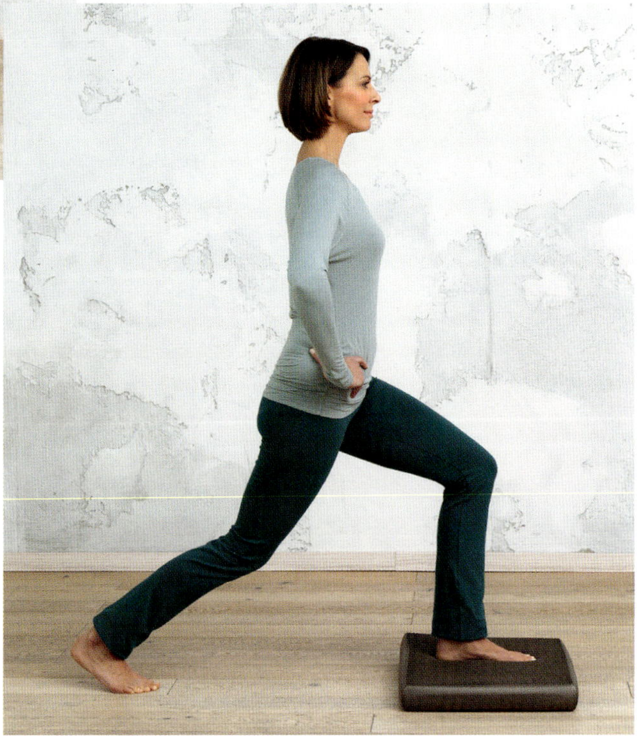

3. Wieder aufrichten, Beine zusammen und mit dem linken Bein wiederholen.

TIEFER HALBER SQUAD

Eine Intensivierung der vorherigen Übung. Wiederholen Sie zehn Mal wechselweise oder, wenn Sie fit genug sind, in der belastungsstärkeren Variante erst mit dem einen, dann mit dem anderen Bein.

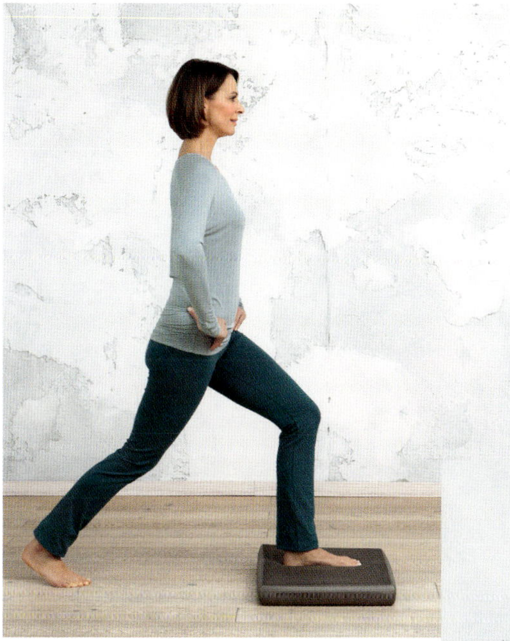

1. Stellen Sie sich aufrecht hin und stemmen Sie die Arme in die Hüften. Dann machen Sie mit dem rechten Bein einen Ausfallschritt (etwa eine Schrittlänge) nach hinten. Der Fuß berührt den Boden nur bis zum Ballen.

2. Nun gehen Sie langsam in die Knie, diesmal aber so tief, dass das Knie fast den Boden berührt.

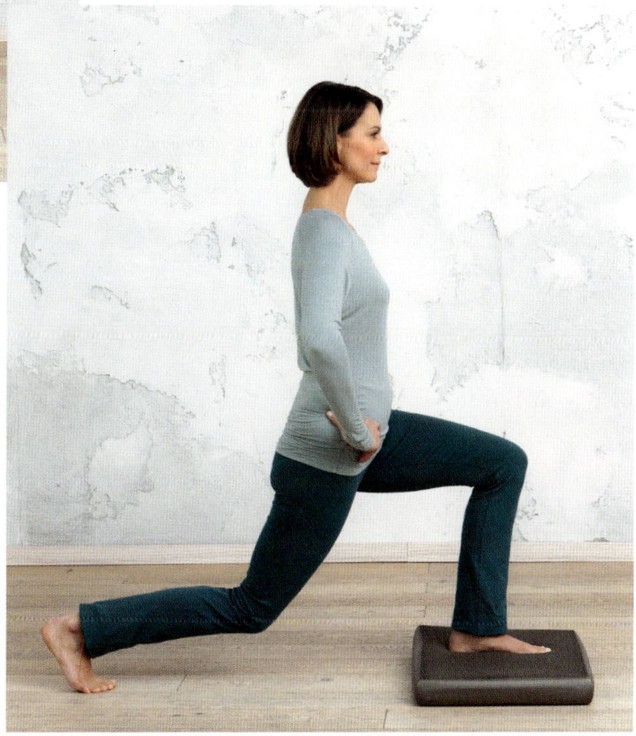

3. Wieder aufrichten, Beine zusammenbringen und mit dem linken Bein wiederholen.

HALBER SQUAD IN BALANCE

Hier steht das Balancepad unter dem hinteren Fuß, um die Muskulatur Ihrer Beine sowie des unteren Rückens noch intensiver zum Arbeiten zu bringen. Machen Sie wechselweise zehn Wiederholungen pro Bein. Oder erhöhen Sie den Belastungsgrad, indem Sie zehn Wiederholungen pro Bein hintereinander machen.

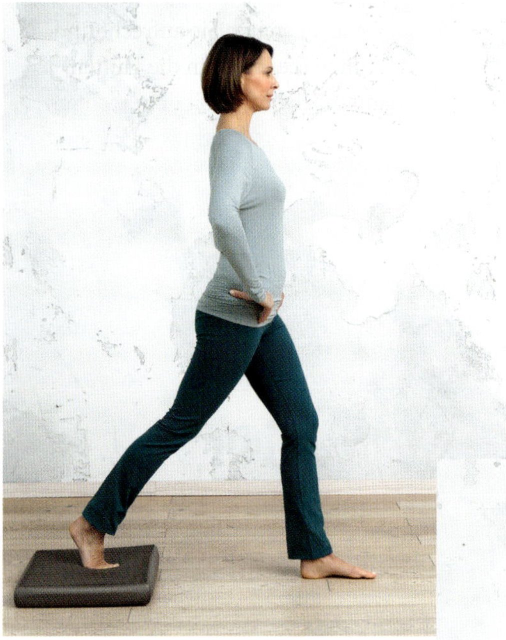

1. Stellen Sie sich wieder aufrecht hin, die Schultern tief, und stemmen Sie die Arme in die Hüften. Dann machen Sie mit dem rechten Bein einen Ausfallschritt (etwa eine Schrittlänge) nach hinten. Der Fuß steht mit dem Ballen auf dem Balancepad.

2. Nun gehen Sie mit dem rechten Bein langsam und konzentriert etwas in die Knie.

3. Wieder aufrichten, Beine zusammenbringen und mit dem linken Bein wiederholen.

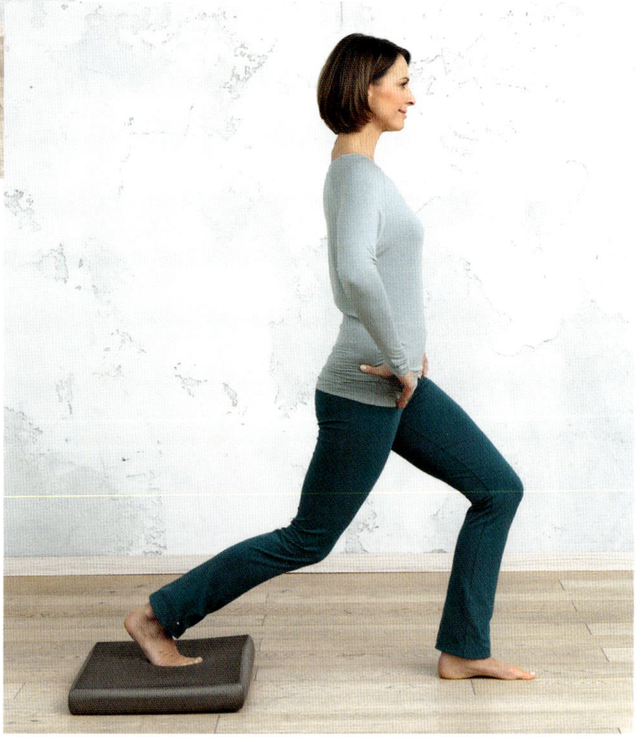

TIEFER HALBER SQUAD IN BALANCE

Eine Intensivierung der vorherigen Übung. Wiederholen Sie zehn Mal wechselweise oder üben Sie, wenn Sie fit genug sind, erst mit dem einen, dann mit dem anderen Bein zehn Mal.

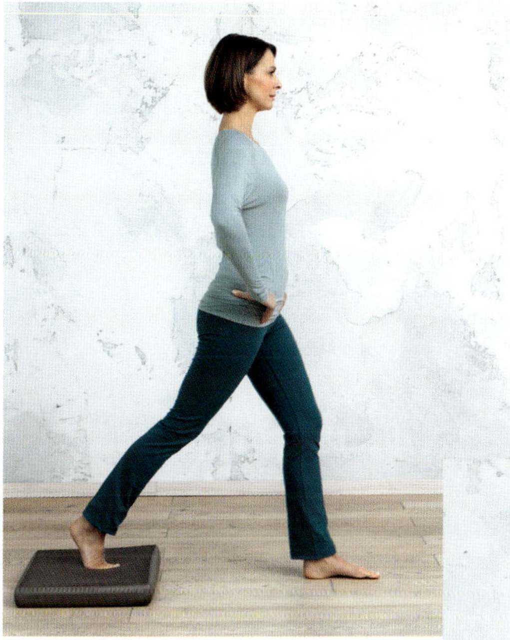

1. Wieder stehen Sie aufrecht und stemmen die Arme in die Hüften. Dann machen Sie mit dem rechten Bein einen Ausfallschritt (etwa eine Schrittlänge) nach hinten, der Ballen steht auf dem Pad.

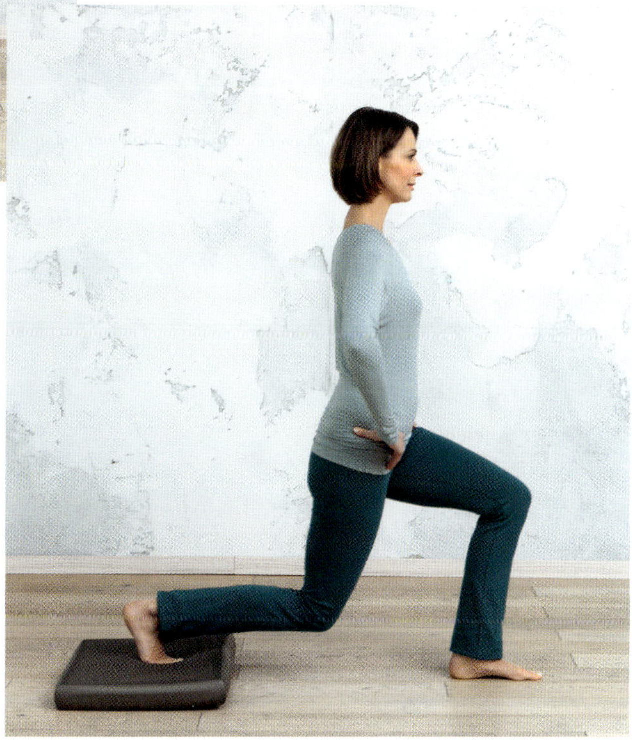

2. Nun gehen Sie nach unten, sodass das rechte Knie fast den Boden berührt. Führen Sie die Bewegungen langsam und konzentriert aus, um das Gleichgewicht zu halten.

3. Wieder aufrichten, Beine zusammenbringen und mit dem linken Bein wiederholen.

GEHEN HÄLT DIE GELENKE FIT

Unsere Vorfahren legten gehend weite Strecken auf der Suche nach Nahrung zurück. Sie hielten sich mit Jagen und Sammeln aktiv. Heutzutage sieht das anders aus: Mit dem Auto oder dem Bus zur Arbeit, mit dem Aufzug in den zweiten Stock, viele Stunden im Büro am Schreibtisch, Abende auf der Couch oder vor dem Computer … Über 80 Prozent der erwachsenen Deutschen gehen viel zu wenig zu Fuß. Bei den Kindern sieht diese Zahl nicht sehr viel besser aus. Viele Menschen kommen nicht einmal auf 1500 Schritte pro Tag. Arthrose-Betroffene schaffen oft noch weniger.

»Aber, Herr Doktor«, kommt oft als Einwand, »wie soll ich denn spazieren gehen, wo jeder Schritt wehtut?« Das ist angesichts akuter Probleme nachvollziehbar und verständlich – und trotzdem falsch. Schonung schadet Ihren Gelenken! Sie brauchen die Bewegungsbelastung, um flexibel und gut versorgt zu bleiben.

Beim Gehen wird Ihr gesamter Körper gefordert. Sie aktivieren damit nicht nur die funktionellen Muskelketten der Gelenke, sondern Ihr gesamter Organismus profitiert wie bei keiner anderen Sportart von der gleichmäßigen Bewegung. Bei einem etwa 45-minütigen Spaziergang verbessert sich die Durchblutung, was für einen Abtransport von Schlack- und Entzündungsstoffen sorgt und dazu beiträgt, dass sich die Schmerzen reduzieren. Das Herz-Kreislauf-System kommt in Gang. Die Belastbarkeit Ihres Stütz- und Halteapparats erhöht sich, was die Gelenke entlastet. Die Knochen werden fester. Sie bauen Stress ab, verbessern Ihr Wohlbefinden und sorgen für einen besseren Schlaf. Und besonders wichtig: Sie fördern eine Gewichtsabnahme, was wiederum die Gelenke entlastet. Außerdem ist Gehen die günstigste aller Sportarten überhaupt. Das sind doch alles gute Gründe, um sich hinauszuwagen. Oder?

Tierische Unterstützung

Sind Sie ein Bewegungsmuffel? Können Sie sich nur schwer aufraffen? Dann überlegen Sie doch mal, ob Sie sich einen Hund anschaffen wollen. Der Trainingscoach auf vier Pfoten ist stärker als Ihr innerer Schweinehund und wird Sie mit seinem Hundeblick zum Spazierengehen motivieren. Und das mehrmals jeden Tag.

Jeder Schritt zählt

Wie viel Bewegung ist für Menschen mit Arthrose gut? Dieser Frage sind David K. White und seine Kollegen vom National Institute of Health in Bethesda 2014 nachgegangen. Sie untersuchten 1788 Probanden mit einer Knie-Arthrose und statteten sie mit einem Schrittzähler aus, um zu dokumentieren, wie viel sie täglich gingen. Nach zwei Jahren überprüfte das Team, inwieweit sich die Bewegungseinschränkungen verändert hatten und wie sich die Schrittbilanz dazu verhielt. Das Ergebnis ist eindeutig und motivierend: Die

Bitte vergessen Sie nie: Der menschliche Körper ist auf Bewegung ausgerichtet.

Sammeln Sie Schritte!

Mit einem Schrittzähler oder einem Fitnesstracker können Sie genau verfolgen, wie viele Schritte Sie am Tag zurücklegen. Es gibt zahlreiche Angebote, auch für wenig Geld. Ob einfach oder Hightech – entscheidend ist, was Ihnen gefällt oder bequem für Sie ist. Halten Sie die Anzahl der Schritte täglich in Ihrem Gelenktagebuch fest oder führen Sie entsprechend Buch mithilfe eines Computerprogramms. Die Erfahrung hat gezeigt, dass ein Schrittzähler nicht nur ein sinnvolles Kontrollinstrument ist, sondern auch stark motivierend wirkt. Wer schwarz auf weiß sieht, wie viel beziehungsweise wie wenig er sich bewegt, entwickelt schnell ungeahnten Ehrgeiz. Unsere Patienten erzählen immer wieder, dass sie schon morgens einmal um den Block gehen, zu Fuß zur U-Bahn laufen, statt den Bus zu nehmen, oder abends noch eine Extrarunde drehen, um das Tagessoll zu erfüllen oder gar zu überschreiten.

Teilnehmer, die mindestens 6000 Schritte pro Tag zurückgelegt hatten, konnten ihre Beweglichkeit erhöhen. Pro 1000 Schritte hatte sich das Risiko von Einschränkungen beim Gehen, Aufstehen und Treppensteigen um bis zu 18 Prozent verringert.

Gehen Sie den Schmerzen davon

Whites Empfehlung für Arthrose-Geplagte lautet, mindestens 3000 Schritte pro Tag zurückzulegen und das Pensum langsam auf 6000 zu steigern. Wir können ihm da – sowohl zur Prophylaxe als auch zum Stopp des Verschleißes in Knie- wie Hüftgelenk – nur zustimmen! Wie weit müssen Sie für 6000 Schritte gehen? Rechnet man die Schritte in Kilometer um, ergibt sich bei einer durchschnittlichen Schrittlänge von 70 Zentimetern etwas mehr als vier Kilometer. Je nach Gehgeschwindigkeit benötigt man für einen Kilometer etwa 15 Minuten. Sie sollten also rund eine bis eineinhalb Stunden pro Tag einplanen. Falls Ihnen das sehr viel erscheint, bedenken Sie, dass Sie die 6000 Schritte nicht am Stück gehen müssen. Das Pensum lässt sich viel leichter erfüllen, wenn Sie über den Tag verteilt so viel Strecke wie möglich zu Fuß machen. Es geht um eine maßvolle Steigerung, die abhängig von Ihrem Allgemeinzustand ist, der sich mit jedem Meter verbessern wird.

Probieren Sie es aus!

Leider erfordert diese einfache Therapiemaßnahme in der Praxis immer wieder einiges an Überzeugungskraft bei unseren Patienten, die uns zahlreiche Bedenken entgegenbringen. Kommen Ihnen einige der nachfolgenden Vorbehalte vielleicht bekannt vor?

- »Um Himmels willen, ich kann nicht so lange laufen.« Dann steigern Sie sich Ihren Möglichkeiten entsprechend. Beginnen Sie mit einer kurzen Strecke von 500 oder 1000 Schritten und erhöhen Sie pro Woche um 100 Schritte. Die regelmäßige Bewegung wird Ihre Gelenke fitter machen. Und nach 52 Wochen haben Sie sich 5200 Schritte mehr »ergangen«.
- »Das schaffe ich nie!« Probieren Sie eine Maßnahme bitte erst aus, bevor Sie die Chance, die Arthrose-Schmerzen zu überwinden, als aussichtslos abtun. Denken Sie an die

Selbstwirksamkeit. Es ist wichtig für die Bewältigung von Schmerzen, die Kontrolle zurückzuerlangen: Sie bestimmen die Länge der Strecke und das Tempo.
- »Ich habe keine Zeit, jeden Tag eine Stunde spazieren zu gehen.« Gegenfrage: Was ist eine Stunde Bewegung pro Tag gegen Aufwand und Risiken einer Operation? Zumal auch ein künstliches Gelenk regelmäßige Bewegung braucht, um flexibel und so lange wie möglich haltbar zu bleiben.
- »Spazieren gehen ist so langweilig.« Dann gestalten Sie die Wegstrecke mit einem Hörbuch oder guter Musik unterhaltsamer. Laden Sie Ihr Lieblingsbuch oder die Songs, die Sie gern hören, auf einen MP3-Player, setzen Sie Kopfhörer auf und los geht's … Der richtige Sound beschwingt und lenkt Sie zudem von möglichen Schmerzen ab. Sie können natürlich auch mit Gleichgesinnten eine Spaziergeh-Gruppe gründen.

Der Weg ist das Ziel

Verbinden Sie Entspannung mit Bewegung, indem Sie eine Gehmeditation machen. Damit bringen Sie nicht nur Ihre Gelenke in Bewegung, Sie beruhigen und erfrischen auch Ihren Geist und lenken sich von Schmerzen ab.
Richten Sie Ihre Aufmerksamkeit ganz auf den gegenwärtigen Moment. Alle Sorgen, Probleme, Schmerzen treten in den Hintergrund. Genießen Sie einfach nur die frische Luft und die Natur.
Atmen Sie etwa zwei bis drei Schritte lang ein und zwei bis drei Schritte lang aus. Versuchen Sie dabei, Ihren persönlichen Rhythmus zu finden. Gehen. Atmen. Schauen. Gehen. Atmen. Genießen. Gehen. Atmen. Schauen. Gehen. Atmen. Genießen.

Bank für Bank

Ein Spaziergang, der länger als ein paar Minuten dauert, ist für Sie wegen der Schmerzen in Hüfte oder Knie undenkbar? Dann möchten wir Ihnen die Strategie der kleinen Schritte ans Herz legen. In ihrem Bestseller *Bird by Bird*, was sich salopp mit »Vogel für Vogel« übersetzen lässt, erzählt die Schriftstellerin Anne Lamott, wie ihr Bruder als kleiner Junge einmal innerhalb eines Tages einen Aufsatz über Vögel schreiben musste, den er Wochen hinausgeschoben hatte. Als er weinend und wie ein Häufchen Elend am Schreibtisch saß, legte der Vater den Arm um seinen Sohn und sagte: »Vogel für Vogel, mein Freund. Nimm dir einfach einen Vogel nach dem anderen vor.« Dieser ebenso einfache wie geniale Ratschlag lässt sich auf alle großen Herausforderungen im Leben anwenden. Wenn Sie vor dem Losgehen bereits an die 6000 Schritte denken, die vor Ihnen liegen, wird schnell jeder Schritt zur Qual. Deshalb empfehlen wir unseren skeptischen Patienten, sich Bank für Bank zu steigern. Gehen Sie zum Park oder fahren Sie, falls er zu weit entfernt ist, mit dem Auto. Dort angekommen legen Sie ein Wegstück zurück, das Sie gut bewältigen können. Dann setzen Sie sich auf eine Bank und ruhen sich etwas aus. Sobald Sie wieder Kraft gesammelt haben, gehen Sie weiter bis zur nächsten oder übernächsten Bank, wo Sie sich erneut eine Weile hinsetzen. Dies Spiel wiederholen Sie die nächsten Tage, bis Sie spüren, dass Sie fitter werden. Und so steigern Sie sich Woche für Woche, bis Sie die 6000 Schritte erreicht haben.

»Untätigkeit schwächt, Übung stärkt und Überbelastung schadet«, das wusste schon Pfarrer Sebastian Kneipp. Finden Sie Schritt für Schritt zu einem gesunden Maß! Die Hauptsache ist in jedem Fall, dass Sie in Bewegung kommen: Denn jeder Meter, den Sie zurücklegen, ist für Ihre Gelenke ein Gewinn!

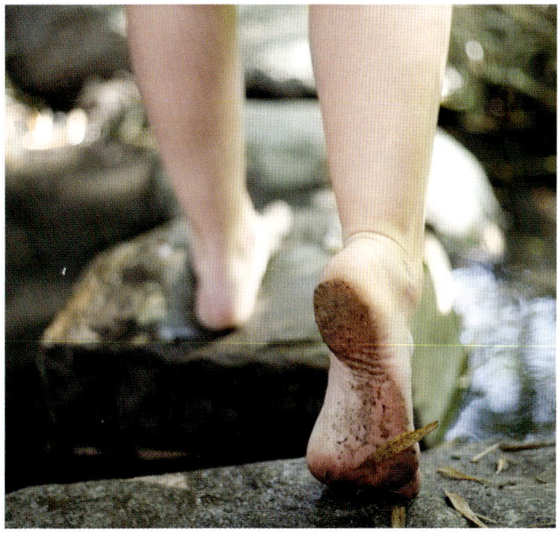

Spezialtraining für die Füße

Barfußgehen ist besonders gesund für die Gelenke, vor allem auf unebenem Grund, wie zum Beispiel auf Kieselsteinen, Sand, Wiesenboden oder Erde. Indem Sie ohne Schuhe gehen, trainieren Sie Ihre Stabilität, weil die Füße auf natürliche Art die kleinen Unebenheiten ausgleichen müssen. Durch diesen »Balanceakt« baut sich im Fuß Muskelspannung auf, die sich über die funktionale Muskelkette nach oben überträgt und Ihren gesamten Halteapparat verbessert. Kombinieren Sie das am besten noch mit dem Ballengang, einer Technik, bei der Sie nicht wie die meisten Menschen als Erstes die Fersen aufsetzen, sondern den Ballen und dann den Fuß abrollen. Auf diese Weise schonen Sie mit jedem Schritt Ihre Gelenke. Bereits nach ein paar Wochen gehen Sie viel sanfter und aufrechter.

Falls Sie einen Garten haben, können Sie sich einen Barfußpfad mit unterschiedlichen Untergründen (Kiesel, größere Steine, Sand, Rindenmulch, Wurzeln, Tannenzapfen) anlegen, auf dem Sie täglich lustwandeln. Es hilft aber bereits schon, so oft wie möglich barfuß zu Hause zu laufen. Für warme Füße im Winter und vor allem für mehr Rutschfestigkeit auf glatten Böden kaufen Sie sich am besten Socken mit Noppenstoppern.

!

Spazieren fahren

Sollte Ihnen das Gehen wirklich zu schwer fallen, steigen Sie aufs Fahrrad um. Während Sie in die Pedale treten, wird ebenfalls die Stützmuskulatur trainiert und der Stoffwechsel im Gelenk angeregt. Die harmonische Trittbewegung ist vor allem für Übergewichtige sowie für Menschen mit Knie-Arthrose eine sehr schonende Alternative, weil das Körpergewicht hierbei nicht wie beim Gehen bis zu 80 Prozent auf die Gelenke drückt. Gerade Strecken sind ideal, da Sie die Trittfrequenz bei nicht zu großem Widerstand erhöhen können und damit Muskeln und Gelenke nicht überbelasten. Ein Tipp: Lassen Sie Lenker und Sattel Ihres Fahrrads von einem Profi richtig einstellen, damit Sie möglichst gelenkschonend fahren. Sie sollten im Sitzen die Beine auf der gerade unten stehenden Pedale durchstrecken können.

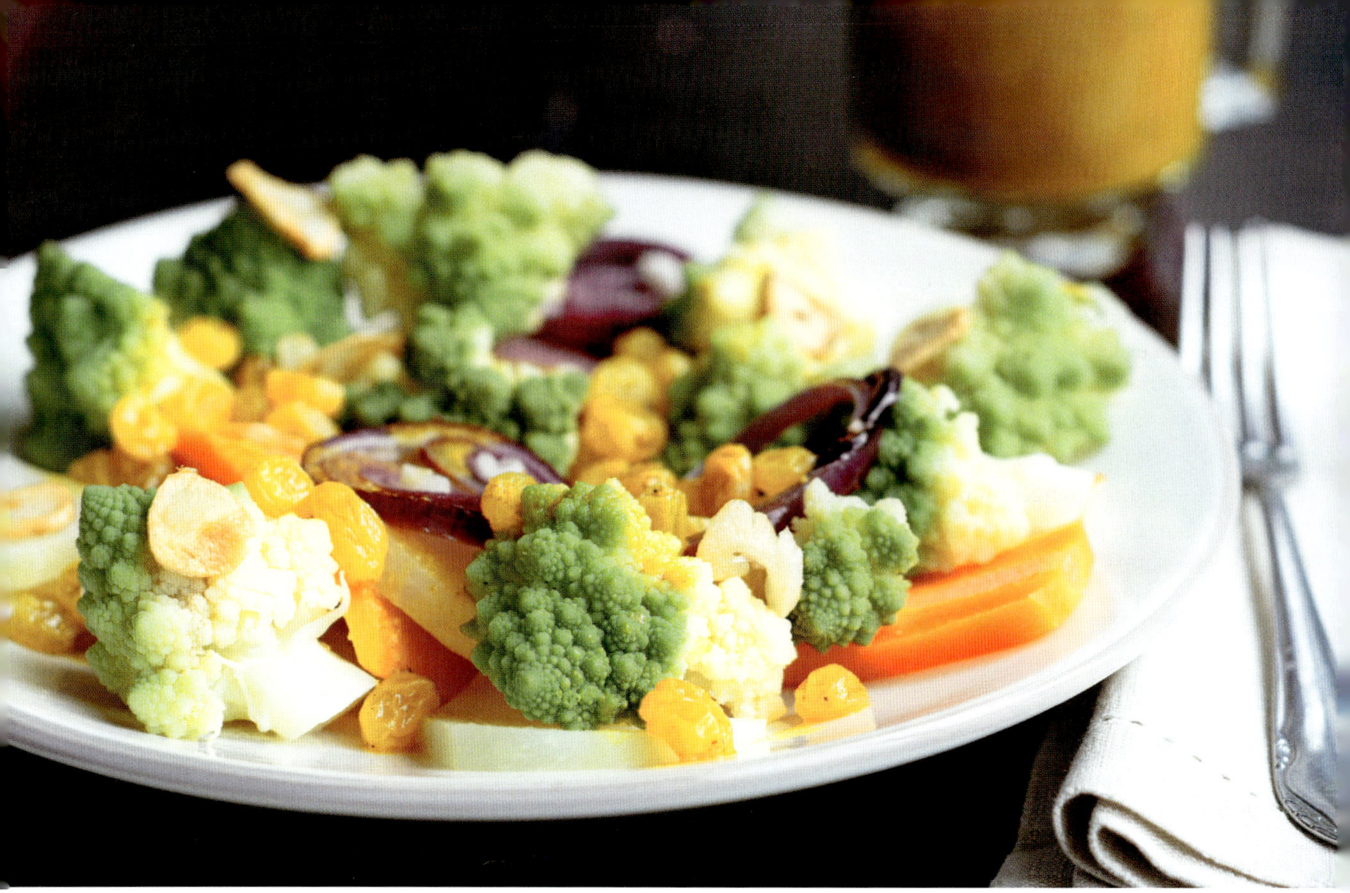

DIE GELENKE NÄHREN UND PFLEGEN

Die Ernährung ist bei Arthrose ein wichtiger Faktor. Sie können damit den Verschleiß zwar nicht rückgängig machen, aber einem weiteren Abbauprozess und Schmerzen vorbeugen.

Das Schlusslicht in Phase 2 bildet die Ernährung. Und das nicht, weil sie nicht wichtig wäre, sondern weil alle Maßnahmen rund ums Essverhalten – anders als Bewegung, Entspannung oder Medikamente – erst mittelfristig eine Wirkung zeigen, was Schmerzreduktion, Funktionsverbesserung und Verschleißstopp anbelangt. Sie brauchen also Zeit und Geduld. Doch der Einsatz lohnt sich: Der Effekt einer Ernährungsumstellung ist nämlich für Arthrose-Betroffene deutlich spürbar und nachhaltig. Eine gesunde und ausgewogene Ernährung bietet zwei Vorteile: Zum einen verlieren Sie an Gewicht, das nicht mehr auf Ihre Gelenke drücken kann. Und zum anderen sorgen Sie mit einem entsprechenden Speiseplan dafür, das entzündliche Milieu im Gelenk zu verbessern. So reduzieren Sie Schmerzen.

ENTLASTUNG DURCH GEWICHTSABBAU

Unsere Vorfahren haben sich im Sommer ein Polster zugelegt, von dem sie im Winter, wenn es kalt und die Ressourcen knapp waren, zehren konnten. Die Menschen der heutigen Überflussgesellschaft heizen das ganze Jahr über und legen Depots an, die sie aufgrund von Bewegungsmangel oft nicht mehr verbrauchen. »Ach, die paar Pfunde fallen doch nicht ins Gewicht!« Doch, das tun sie! Mit jedem Kilo mehr auf den Rippen steigt das Risiko, dass der Verschleiß zügig voranschreitet. Übergewicht ist sogar ein Hauptfaktor zur Entwicklung von Arthrose in den drei Gelenken der Beinachse: Hüfte, Knie und Sprunggelenk. Wenn wir uns noch einmal den Aufbau des Knorpels in Erinnerung rufen, der wie ein Schwamm bei jeder Belastung die Synovialflüssigkeit ausdrückt und sie im entspannten Zustand wieder aufnimmt, dann gehört nicht viel Fantasie dazu, sich die negativen Auswirkungen der täglichen Überbelastung vorzustellen.

Ein großes Problem

Die Weltgesundheitsorganisation WHO gibt die Zahl der übergewichtigen Erwachsenen mit 1,5 Milliarden an. In Deutschland kommt mehr als die Hälfte der Erwachsenen auf einen BMI von über 25 (siehe Selbsttest). Sollten Sie dazugehören, möchten wir Ihnen – Ihren Gelenken zuliebe – dringend eine Gewichtsreduktion ans Herz legen! Sprechen Sie mit Ihrem Hausarzt darüber oder suchen Sie einen Ernährungsbe-

SELBSTTEST: GEWICHTSKONTROLLE

Übergewicht wirkt sich auf den gesamten Organismus schädlich aus. Auch auf die Gelenke. Überprüfen Sie die Gelenklast Ihres Körpergewichts mit dem sogenannten Body-Mass-Index (BMI). Diese Messzahl, die Sie mit der nachfolgenden Formel herausfinden, gibt Ihnen Aufschluss darüber, ob Ihr Gewicht in einem idealen Verhältnis zu Ihrer Körpergröße steht oder ob Sie zu viel auf die Waage bringen, was sich nicht zuletzt auch ungünstig auf Ihren Bewegungsapparat auswirkt.

Die Formel lautet:

$$\frac{\text{Körpergewicht}}{\text{Körpergröße in m im Quadrat}} = \text{BMI}$$

Ein Beispiel:

$$\frac{71\,\text{kg}}{1{,}72\,\text{m} \times 1{,}72\,\text{m}} = 24$$

Die Auswertung:

Untergewicht = BMI unter 19
Normalgewicht = BMI zwischen 19 und 25
Übergewicht = BMI von 25 bis 30
Starkes Übergewicht/
Adipositas = BMI ab 31

Zu viele Pfunde? Lassen Sie sie purzeln! Das ist eine der besten Maßnahmen für Ihre Gelenkgesundheit!

AUS DER PRAXIS

»Eine meiner Patientinnen, eine Frau um die 50, leidet unter Arthrose mittleren Stadiums im Knie und bringt etwa 25 Kilo zu viel auf die Waage. Als sie zum wiederholten Male zu uns in die Praxis kam, weil sie starke Schmerzen hatte, antwortete ich ihr auf die Frage, warum sie bereits in jungen Jahren einen solchen Verschleiß habe: ›Ich möchte nicht Ihr Gelenk sein! Ein Knorpel, der Tag für Tag einer Überbelastung von 25 Kilo standhalten muss, hat keine Chance, intakt zu bleiben.‹

Eine Befragung nach ihren Essgewohnheiten ergab, dass sie sich sehr ungesund ernährte und viele Süßigkeiten aß. Ich legte ihr neben einem gezielten Stabilitäts- und Kräftigungsprogramm eine Umstellung hin zu einer gesunden, gelenkfreundlichen und maßvollen Ernährung nahe. Mit beiden Maßnahmen würden innerhalb von kurzer Zeit eine Schmerzreduzierung, eine Verbesserung der Beweglichkeit sowie ein Gewichtsverlust einhergehen. Die Patientin nahm sich den ›Gelenk-Appell‹ zu Herzen. Sie verfolgte diszipliniert die Therapiemaßnahmen, die wir besprochen hatten, entdeckte ihre Leidenschaft fürs Schwimmen und stellte ihre Ernährung um.

Ihr Einsatz und ihre Disziplin wurden belohnt: Nach sechs Monaten hatte sie über 15 Kilo abgenommen und ihre Gelenkbeschwerden tatsächlich in den Griff bekommen. Sie kann heute mehrere Stockwerke am Stück hochlaufen – ohne wie früher völlig außer Atem pausieren zu müssen. Mittlerweile ist sie schmerzfrei, auch wenn sich im bildgebenden Verfahren immer noch der gleiche Verschleißzustand zeigt. Doch das ist nicht wesentlich, weil es ihr gut geht und sie wieder eine hohe Lebensqualität hat. Die Ernährungsumstellung war ihr das allemal wert.«

Dr. Willibald Walter

rater auf. Beide Ansprechpartner helfen Ihnen dabei, zu einer gesunden und gelenkfreundlichen Ernährungsform zu finden, bei der die überflüssigen Pfunde purzeln. Im Serviceteil des Buches finden Sie außerdem einige Bücher zum Thema »gesund abnehmen«.

Wie viel Gewicht entlastet das Gelenk?

Dieser Frage ging ein Forscherteam der Universität von Kalifornien im Jahr 2015 nach. Sie teilten 505 Menschen mit Knie-Arthrose in drei Gruppen ein: Die erste nahm gar nicht ab, die zweite verlor zwischen 5 und 10 Prozent ihres Körpergewichts und die dritte reduzierte um über 10 Prozent. Nach vier Jahren zeigte sich auf den MRT-Bildern im Vergleich zu Studienbeginn, dass der Knorpelverschleiß bei Gruppe 3, die mehr als 10 Prozent Gewicht verloren hatte, deutlich weniger vorangeschritten war. Dieses Ergebnis belegt den präventiven Aspekt einer Gewichtsabnahme: Wer sich von überflüssigen Kilos befreit, reduziert das Risiko, eine Arthrose zu entwickeln oder sie zu verschlimmern.

Wie viel sollten Sie abnehmen? Nun, das ist immer auch eine Frage des Ausgangsgewichts. Wir raten Ihnen, auf jeden Fall schon einmal 10 Prozent des Ausgangsgewichts abzuspecken, wenn Ihr BMI über 25 liegt. Eine 1,65 Meter große Frau, die 75 Kilo wiegt, entlastet ihre Gelenke bereits deutlich, wenn sie acht Kilo verliert. Sie müssen sich nicht ein Jahr lang kasteien, um von dem Gewichtsverlust zu profitieren. Bei der Gelenkgesundheit zählt jedes Kilo! Gehen Sie Ihr Vorhaben ruhig und vor allen Dingen konsequent an und erleichtern Sie Ihre Gelenke Woche für Woche ein bisschen mehr.

DIE ENTZÜNDUNG »WEGESSEN«

Unsere Art zu essen ist gelenkbelastend geworden. Fast Food, Fertiggerichte, zuckerreiche Softdrinks, zu viele tote Kalorien in Form von Teig- und Backwaren, Konservierungsstoffe, Geschmacksverstärker, Kaffee, Nikotin – das alles führt zu einer Säurebildung im Blut, die der Körper schnellstmöglich über den Stoffwechsel wieder loswerden möchte. Das schafft er aber nicht, wenn wir ihm zu viel davon zuführen. Dann bilden sich Schlacken, die sich in den Blutgefäßen, im Gewebe und in den Gelenken einlagern und dort die Abbauprozesse behindern, was sich in einer Unterversorgung des Knorpels, in Entzündungen und auf Dauer in einer Schädigung des Knorpels äußert. Wer mit Gelenkschmerzen zu kämpfen hat, sollte seine Ernährungsgewohnheiten deswegen kritisch hinterfragen.

Gelenkfeind: tierische Fette

In vielen Nahrungsmitteln tierischer Herkunft – vor allem in Fleisch, Wurstwaren, Schweineschmalz und Eiern – ist Arachidonsäure enthalten, eine mehrfach ungesättigte Fettsäure, die an der Bildung von entzündungsfördernden Gewebshormonen, den sogenannten Prostaglandinen, beteiligt ist. Je höher der Anteil an Arachidonsäure, desto mehr Substanzen werden im Körper freigesetzt, die Entzündungen hervorrufen oder verstärken können. Wer übermäßig viel Fleisch und/oder Wurst isst, tut seinen Gelenken also nichts Gutes. Um den entzündlichen Prozessen im Gelenk entgegenzuwirken, sollten Sie auf tierische Produkte weitestgehend verzichten und, wenn Sie Ausnahmen machen, die Tagesdosis von 50 Milligramm Arachidonsäure nicht überschreiten. Zu Ihrer Orientierung: Ein Ei enthält etwa 70 Milligramm Arachidonsäure, 100 Gramm magere Hühnerbrust um die 40, 100 Gramm Leberwust rund 230 und Schweineschmalz ganze 1700. Wer morgens zwei Wurstbrote, mittags ein Steak und abends ein Schmalzbrot isst, erhöht seinen Arachidonspiegel dramatisch und fördert Schmerzen und Verschleiß.

Machen Sie einen Ölwechsel

Ob im Salat, im Smoothie oder morgens vor dem Frühstück pur, kalt gepresste Pflanzenöle sind wahre Kraftpakete für Ihre Gelenkgesundheit. Ergänzen Sie Ihren Speiseplan täglich um ein bis zwei Esslöffel eines guten Öls. Und ersetzen Sie Fleisch durch Fisch, mindestens zweimal pro Woche. Damit stocken Sie den Omega-3-Haushalt auf und pflegen Ihre Gelenke.

Die Kraft von Omega-3-Fettsäuren

Fisch enthält ebenfalls Arachidonsäure, aber auch wertvolle Omega-3-Fettsäuren, die als Gegenspieler der ungesättigten Fettsäuren eine wichtige Rolle in der Gelenkgesundheit spielen. Omega 3 ist in der Lage, die Entzündungsbotenstoffe zu hemmen und Gelenkschmerzen zu lindern. Hier ist reichlich enthalten:

- Kaltwasserfische wie Lachs, Hering, Kabeljau, Makrelen oder Sardinen
- Walnüsse, Lein- und Chiasamen
- Leinöl, Walnussöl, Rapsöl und Hanföl

Vollwertig, überwiegend pflanzlich und basenorientiert

Die Ernährung ist gewissermaßen das Zünglein an der Waage. Mit den richtigen Lebensmitteln können Sie die Stoffwechselprozesse im Gelenk schwächen oder stärken. Frisches Gemüse, Kartoffeln, Obst, Salat, reichlich Wasser und die Reduzierung der tierischen Produkte neutralisieren den Säureüberschuss und hemmen Entzündungsprozesse.
Grundsätzlich ist Menschen mit Gelenkschmerzen ein Speiseplan mit einem Schwerpunkt auf vollwertigen und vegetarischen Nahrungsmitteln zu empfehlen. Wie stark Sie mit einer solchen Kost den Gesundheitszustand Ihrer Gelenke beeinflussen können, zeigte eine Studie der Michigan State University: Die Wissenschaftler wählten aus 37 Arthrose-Patienten, die meisten von ihnen weiblich und über 55 Jahre alt, 19 Personen aus, die sich sechs Wochen lang einer vegan-vollwertigen Diät unterzogen. Die restlichen 18 bildeten eine Kontrollgruppe, die sich wie gewohnt ernährte. Bei den veganen Probanden zeigte sich gegenüber den »Allesessern« eine deutliche Veränderung im Beschwerdebild: Bereits nach zwei Wochen gingen die Schmerzen signifikant zurück, die Beweglichkeit verbesserte sich, die Patienten nahmen an Gewicht ab, ihr Energielevel sowie ihr Wohlbefinden steigerte sich. Dieser Effekt hielt im Verlauf der sechs Wochen und auch danach an.

Knorpelschützende Nahrungsergänzung

Bei der Arthrose-Therapie kommen immer wieder einmal knorpelschützende Nahrungsergänzungsmittel wie Chondroitinsulfat und Glukosamin zur Sprache. Diese sogenannten Chondroprotektiva enthalten laut Herstellerangaben Substanzen, die den Knorpel widerstandsfähiger machen und ein Fortschreiten des Verschleißes entschleunigen. Bisher ist die Wirksamkeit dieser Präparate allerdings nicht eindeutig belegt worden.
Manchmal sprechen uns Patienten auf diese Form der Nahrungsergänzung an, weil sie beispielsweise in ihrem Umfeld jemanden kennen, der positive Erfahrungen damit gemacht hat. Auch wenn solche Nahrungsergänzungsmittel nicht Teil dieses multimodalen Gelenkprogramms sind, möchten wir sie Ihnen nicht ausreden. Sie kennen unser Motto bereits: Was hilft, ist richtig. Jeder Mensch ist anders, deshalb unterscheidet sich auch jeder Genesungsweg. Manche Arthrose-Geplagte schwören auf diese Nahrungsergänzungsmittel, während andere keinerlei Wirkung feststellen. Wenden Sie sich an eine Apotheke Ihres Vertrauens. Dort kann man Ihnen genauere Auskunft zu den einzelnen Präparaten im Markt geben sowie über Anwendungs- und Wirkungsweise Auskunft erteilen. Probieren Sie aus, was Ihnen Erfolg verspricht.

DER WEG DER GESUNDEN MITTE

Gewichtsverlust, Ernährungsumstellung, Verzicht auf geliebtes Essen – das alles klingt nicht gerade verlockend. Manche Ernährungsexperten empfehlen bei Gelenkschmerzen eine rigide Veränderung der Essgewohnheiten, weil ihre Klienten damit sehr gute Erfahrungen gemacht haben. Verständlicherweise fällt das jedoch vielen Menschen schwer. Wer will schon immer auf Genuss verzichten?

Einen Cut machen

Sie müssen jetzt nicht Vegetarier oder Veganer werden und auch nicht ein Leben lang Diät halten. Wenn Ihre Beschwerden sehr stark sind, können Sie mit einer Heilfasten- oder einer Basenkur einen Cut machen, um Ihren Organismus von Schadstoffen zu befreien und sich an eine gelenkfreundliche Ernährungsweise zu gewöhnen. So sensibilisieren Sie sich, wieder mehr auf Ihren Körper zu hören. Sie machen damit die Arthrose zwar nicht rückgängig, gehen aber aktiv gegen die Gelenkentzündung und die Schmerzen an. Führen Sie die nachfolgend vorgestellten Kuren am besten unter Anleitung eines Experten durch oder besprechen Sie sich dazu mit Ihrem Hausarzt. Im Serviceteil finden Sie außerdem einige weiterführende Bücher.

Heilfasten

Heilfasten ist ein naturheilkundliches Verfahren, das sich als erfolgreich bei der Linderung chronischer Arthrose-Schmerzen erwiesen hat, wie eine Studie der Universität Jena belegt. 36 Probanden, die unter Arthrose in den Knien, in der Hüfte oder den Fingergelenken litten, unterzogen sich einer überwachten Fastenkur: drei Entlastungstage mit leichter Kost, acht Tage Saftfasten und vier Aufbautage. Bereits innerhalb der zwei Wochen profitierten die Teilnehmer von einer spürbaren Schmerzreduktion sowie von einer Verbesserung der Gelenkbeweglichkeit. Die Forscher sehen den heilsamen Effekt, der auch noch drei

Das mögen Ihre Gelenke

- Frisches Gemüse, Salat und Kräuter
- Kartoffeln und Reis
- Obst
- Kalt gepresste pflanzliche Öle
- Vollkornprodukte, Samen und Nüsse
- Magere Milchprodukte
- Mageres Geflügel
- Kaltwasserfische (Lachs, Makrele, Hering, Kabeljau, Sardinen)
- Stilles Wasser, Kräutertee

Das mögen Ihre Gelenke nicht

- Fleisch- und Wurstwaren
- Weißmehlprodukte
- Zucker
- Alkohol
- Softdrinks
- Kaffee
- Nikotin

Erinnern Sie sich an den Mediziner und Gelehrten Paracelsus, der sagte: »Die Dosis macht das Gift.«

Monate nach der Kur anhielt, zum einen in der Gewichtsreduzierung, die mit dem Fasten einherging, zum anderen in der Reinigung beziehungsweise Entsäuerung des Organismus, die der Nahrungsverzicht mit sich brachte.

Basenfasten

Basenfasten ist eine weniger strenge Form der Kur, weil Sie etwas für Ihre Gelenke tun, dabei aber, anders als beim Heilfasten, nicht völlig aufs Essen verzichten. Über den Verlauf von ein bis zwei Wochen nehmen Sie nur basische Lebensmittel wie Gemüse, Salat, Obst, Kartoffeln, Reis zu sich und trinken viel stilles Wasser oder Kräutertee. Fleisch, Milch- und Getreideprodukte, Teig- und Backwaren, Zucker, Alkohol und Softgetränke sind tabu. Zu empfehlen ist dabei ebenfalls eine Darmsanierung.

Die goldene Mitte finden

Das multimodale Gelenkprogramm rückt die Verbesserung Ihrer Lebensqualität in den Mittelpunkt. Dazu passt kein dauernder Verzicht. Dauereinschränkung führt oft nur dazu, dass Freude, Genuss und die Lebensqualität verloren gehen. Ein Mensch, der sich ständig zügeln muss, wird unglücklich, und das wiederum bedeutet Stress für die Seele. Außerdem birgt eine einseitige Essweise auch die Gefahr der Unterversorgung. Diäten bewirken am Ende nicht selten, dass die Menschen ihr natürliches Verhältnis zum Essen verlieren und immer mehr »verkopfen«. Sie schränken ihren Speiseplan extrem ein und trauen sich irgendwann fast gar nichts mehr zu essen, weil sie nicht mehr spüren, was ihnen guttut und was nicht. Wir setzen, was die Ernährung anbelangt, auf den Weg der Mitte. Damit gemeint ist, die

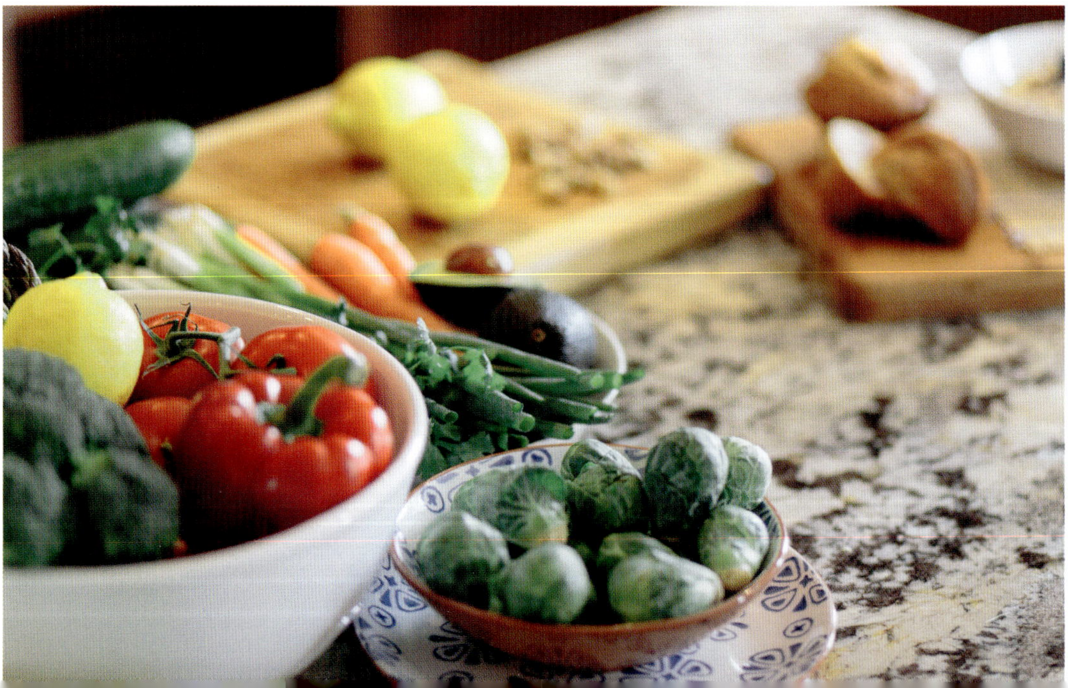

Extreme zu meiden: weder Hungern noch Völlerei. Weder totaler Verzicht noch bei allen Gelüsten nachgeben. »In der Mitte gehst du am sichersten«, heißt es bei Ovid. Die folgenden drei Maßgaben dienen Ihnen als Kompass, um den gesunden Mittelweg zu finden:

Gehaltvoll • Achten Sie auf eine frische, nährstoffreiche und vollwertige Küche. Vollkorngetreide, Reis und Kartoffeln, Obst und Gemüse, magere Milchprodukte; zweimal pro Woche Fisch; Fleisch- und Wurstwaren in Maßen; Zucker und Salz in geringen Mengen; wenig Kaffee und Alkohol; dafür viel Flüssigkeit in Form von stillem Wasser.

Maßvoll • Kein Übermaß, aber auch kein Untermaß. Zu viele tote Kalorien tun den Gelenken nicht gut; ständige Schonkost kann dem Körper hingegen wichtige Nährstoffe vorenthalten. Sorgen Sie dafür, dass die Ausnahme die Regel bleibt! Nicht einseitig, sondern vollwertig. Nicht unbedingt fleischlos, sondern fleischarm. Was und wie viel Sie essen, ist entscheidend: Eine hohe Qualität der Nahrung entlastet Ihre Gelenke, zu hohe Quantität kann sie belasten.

Genussvoll • Praktizieren Sie einen genussvollen Lebensstil, auch beim Essen. Konzentrieren Sie sich auf die Nahrungsaufnahme, kauen Sie langsam und genießen Sie jeden Bissen. Wer das Essen wertschätzt und auf die Signale seines Körpers hört, merkt, was den Organismus schwächt und was ihn stärkt. Genuss bedeutet, sich an etwas zu erfreuen und auch die kleinste Mahlzeit nicht als etwas Alltägliches, Normales, Unwichtiges anzusehen.

Das Weniger-Mehr-Prinzip

Um ihren Gelenken zuliebe kulinarisch die Balance zu halten, legen wir unseren Patienten das Weniger-Mehr-Prinzip nahe. Es stellt nicht den Verzicht in den Vordergrund, sondern die Lebensfreude und das Wohlbefinden. Indem Sie mehr vom Guten und weniger vom Schädlichen aufnehmen, finden Sie zu einer entlastenden Ernährungsweise:

- weniger Fleisch, mehr Gemüse;
- weniger Butter, mehr Pflanzenfett;
- weniger säurehaltige Lebensmittel, mehr basische;
- weniger Süßigkeiten, mehr Obst;
- weniger Weißmehl, mehr Vollkorngetreide.

Essen Sie zum Beispiel an sechs Tagen die Woche vollwertig und basenorientiert und gönnen Sie sich ein- oder zweimal pro Woche eine Ausnahme mit etwas Leckerem, das sonst nicht

Genug trinken!

Wasser ist die Basis für eine gute Versorgung des Organismus. Alle seine Funktionen brauchen es. Die Stützgewebe der Knorpel und Knochen im Gelenk benötigen ebenfalls Wasser, damit sie in der Bewegung reibungsfrei aneinander vorbeigleiten können. Wasser reinigt und regeneriert zudem die Gelenke, weil der Körper entzündliche Stoffe im Gewebe leichter ausscheidet und wichtige Nährstoffe und Mineralien aufnimmt. Achten Sie beim Kauf auf einen hohen Kalzium- und Magnesiumgehalt und verzichten Sie auf Wasser mit Sprudel. Die darin enthaltene Kohlensäure führt nämlich zu einer Übersäuerung des Körpers.

auf dem Speiseplan steht, zum Beispiel ein Stück Fleisch, Wurstaufschnitt beim Sonntagsfrühstück oder nachmittags ein Stück Kuchen. Sie können das Weniger-Mehr-Prinzip auch bei Einladungen anwenden: Wenn der Gastgeber Steak serviert, essen Sie ein kleines Stück und nehmen reichlich Gemüse oder Salat dazu. Wird eine Nachspeise gereicht, verzichten Sie eben auf den Kaffee nach dem Essen. Mit dem Weniger-Mehr-Prinzip ordnen Sie die schnelle Befriedigung von Gelüsten einem langfristigen Nutzen unter: der Gesundheit und der Schmerzentlastung Ihrer Gelenke.
Schreiben Sie sich jede Woche im Gelenktagebuch auf, wonach es Sie gelüstet, und legen Sie am Wochenende einen Genusstag ein, an dem Sie sich einen oder zwei dieser Wünsche erfüllen. Interessant ist, wofür Sie sich entscheiden: Was ist Ihre liebste »Gelenksünde«? Sensibilisieren Sie Ihren Gaumen, damit das Besondere wieder besonders wird.

Die Probe aufs Exempel

Eine vernünftige und gelenkschonende Ernährungsumstellung ist ein mittel- bis langfristiges Unterfangen. Es dauert eine Weile, denn Sie müssen herausfinden, was Ihnen guttut und was nicht. Probieren Sie sich aus, achten Sie auf die Signale Ihres Körpers und schulen Sie Ihre Wahrnehmung: Welche Nahrungsmittel steigern Ihr Wohlbefinden?
Auch wenn bestimmte Speisen besser für die Gelenke sind, reagiert jeder Mensch doch anders. Es motiviert und baut auf, dem Körper etwas Gesundes zu geben. Ab dem Moment, wo sich etwas zum Positiven verändert, weil Sie sich wohler in Ihrer Haut, gesünder oder leichter fühlen, weil Sie weniger Schmerzen haben oder Ihre Gelenke wieder beweglicher sind, wird es Ihnen leichter fallen, weiter dem Weg der gesunden Mitte zu folgen.

Rauchen schadet den Gelenken

Es ist längst bewiesen und eigentlich auch jedem bekannt – Rauchen ist generell nicht gut für die Gesundheit: Der blaue Dunst schädigt die Lunge, die Atemwege sowie die Gefäße. Er verengt die Blutgefäße, schwächt die Gedächtnisleistung und verringert den Sauerstoffgehalt im Blut, was wiederum die Nährstoffversorgung verschlechtert, auf die nicht zuletzt auch der Knorpel im Gelenk angewiesen ist.
2006 machten Wissenschaftler der amerikanischen Mayo-Klinik in Rochester eine aufschlussreiche Beobachtung: Die Forscher vermaßen via MRT-Verfahren die Knorpeldichte bei 159 Männern mit Knie-Arthrose, darunter 19 Raucher, und zwar zu Beginn der Studie, nach 15 und nach 30 Monaten. Dabei stellte sich heraus, dass bei den Rauchern – unabhängig von Alter, Gewicht (BMI) und Ausgangszustand des Gelenks – der Knorpel bis zu 2,5-mal mehr zurückgegangen war als bei den Nichtrauchern. Die Raucher hatten zudem mehr Schmerzen.
Die Forscher vermuten als Grund für dieses Ergebnis, dass der durchs Rauchen bedingte oxidative Stress die knorpelschützenden Versorgungsmechanismen im Gelenk stört. Deshalb unser Appell an alle Raucher mit Arthrose: Hören Sie auf den Hilferuf Ihres Körpers und geben Sie das gelenkschädigende Laster auf!

SELBSTTEST: IHRE ESSGEWOHNHEITEN

Stellen Sie in den nächsten Wochen Ihren Speiseplan auf den Prüfstand: Machen Sie für jeden Tag eine Kopie dieser Übersicht und notieren Sie täglich Ihre Essgewohnheiten. Was nehmen Sie über den Tag verteilt in welchen Mengen zu sich? Halten Sie alles fest, was Sie konsumieren: jede Mahlzeit, Süßigkeiten, Snacks, Obst sowie Bier, Wein, Saft, Wasser – alles. Anschließend analysieren Sie: Was davon hat mir gutgetan? Und worauf sollte ich lieber verzichten oder wovon sollte ich ab jetzt weniger zu mir nehmen?

WOCHE:

	Essen und Trinken	Das tut mir gut	Das tut mir nicht gut
Morgens			
Zwischen-mahlzeit			
Mittags			
Zwischen-mahlzeit			
Abends			

THOMAS JÄGER

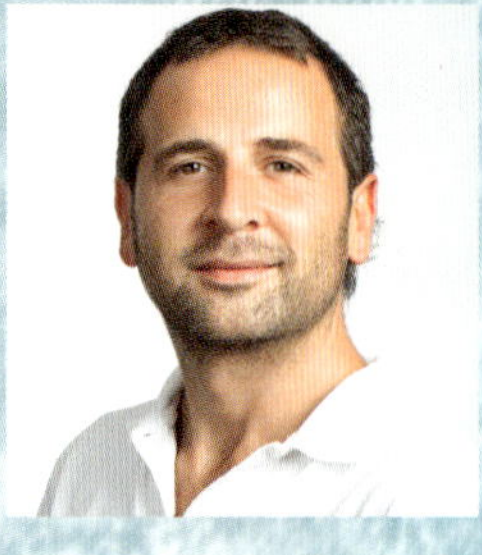

Ernährungsberater und Ayurveda-Therapeut in der Klinik am Jägerwinkel in Bad Wiessee

WARUM IST EINE GESUNDE ERNÄHRUNG SO WICHTIG?

Die zwei wesentlichen Gründe sind: eine bessere Knorpelernährung und Gewichtsabnahme. Beides ist elementar, um Entzündungsherden im Gelenk vorzubeugen oder sie zu beseitigen. Es gibt aber noch einen weiteren Grund, der nicht zu unterschätzen ist: Wer sich um eine gesunde Lebensweise bemüht und sich mit seiner Ernährung beschäftigt, richtet seinen Blick weg von den Schmerzen und hin auf den Genesungsprozess. Die Erfahrung, dass man selbst mit kleinen Veränderungen tatsächlich etwas bewirken kann, verleiht mehr Eigenmacht und Motivation.

Meine Mutter hatte mit über 80 auf einmal heftige Schmerzen im Sprunggelenk. Im Rahmen einer multimodalen Arthrose-Behandlung bekam sie ein Trainingsprogramm, neue Schuhe, der Entzündungsherd wurde bekämpft und wir stellten unter meiner Anleitung ihre Ernährung um. Was zu welchem Prozentsatz zur Genesung beigetragen hat, kann ich nicht sagen. Das Zusammenspiel der einzelnen Therapiebausteine zeigte auf jeden Fall Erfolg, denn ihr gesamter Allgemeinzustand besserte sich so, dass sie sich wieder gut bewegen und ein aktives Leben führen kann.

WAS HALTEN SIE VON DIÄTEN?

Ob zum Gewichtsverlust oder zur Entlastung des Gewebes – Diäten können immer nur vorübergehende Maßnahmen sein. Sie können damit eine schnelle Schmerzlinderung herbeiführen und auch abnehmen. Aber der berühmte Jo-Jo-Effekt ist nicht zu unterschätzen, weil sich der Körper mit einem niedrigeren Grundumsatz an die geringe Kalorienzufuhr anpasst. Wenn Sie die Essgewohnheiten nicht dauerhaft umstellen, kommen die Kilos und die Schmerzen schnell wieder zurück. Wer will schon sein ganzes Leben lang Diät halten? Das macht keinen Spaß und ist auch nicht gesund!

WAS RATEN SIE, UM DEN UMSTELLUNGSPROZESS ZU ERLEICHTERN?

Überfordern Sie sich nicht! Wer sich zu viel auf einmal vornimmt, verliert schnell die Lust an den guten Vorsätzen. Lieb gewonnene Gewohnheiten, und dazu zählt Essen nun mal, lassen sich nicht von heute auf morgen verändern. Viel wichtiger ist eine vollwertige und maßvolle Ernährung. Praktizieren Sie einen achtsamen und genussvollen Lebensstil und machen Sie sich bewusst, was Ihrem Körper guttut und was ihm schadet.

GEBEN SIE NICHT AUF!

Viele Patienten ignorieren Schmerzen zu lange oder haben Angst, zum Arzt zu gehen, weil sie eine negative Diagnose fürchten. Das ist kontraproduktiv! Wenn ein Behandler schnell und frühzeitig arbeiten kann, lösen sich viele Probleme von ganz allein. Reagieren Sie zeitnah auf die Warnzeichen Ihrer Gelenke. Nehmen Sie Ihre Gesundheit in die eigenen Hände und suchen Sie nach einem verbündeten Arzt, der die Ursachen Ihrer Gelenkproblematik ganzheitlich angeht. Behalten Sie im Kopf: Ein gewisser Verschleiß ist altersentsprechend und muss keine Beschwerden verursachen. Und wenn doch, verfügt die moderne Medizin über Mittel und Wege, den Schmerz abzustellen und die Selbstheilungskräfte des Körpers zu aktivieren. Selbst in hartnäckigen Fällen lassen sich bis zu 70 Prozent Schmerzlinderung erreichen.

Wir hoffen, dass Sie das Beschwerdebild Arthrose jetzt mit anderen Augen sehen und im Lauf des Buches ein Gelenkteam gebildet haben. Weil wir davon überzeugt sind, dass auch Sie mit dem multimodalen Gelenkprogramm Erfolge verbuchen werden, sind wir an Ihrer Geschichte interessiert. Lassen Sie uns wissen, wie Sie Ihre Gelenke wieder stark gemacht haben. Schreiben Sie uns dazu einfach eine Mail an: gelenke@marianowicz.de

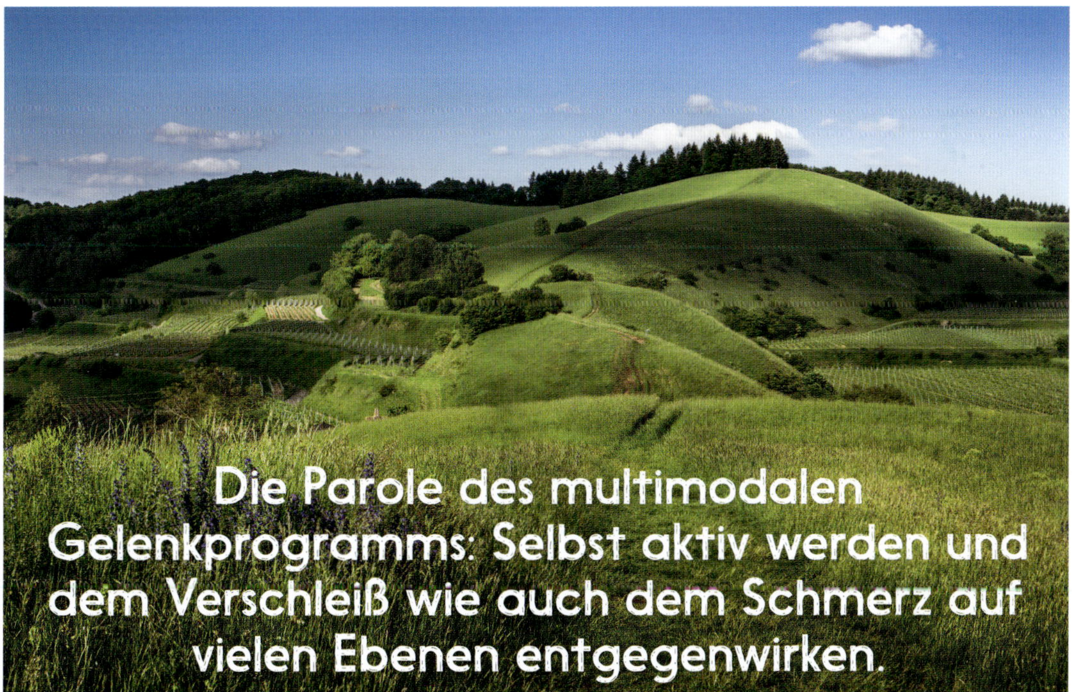

DAS MULTIMODALE TEAM

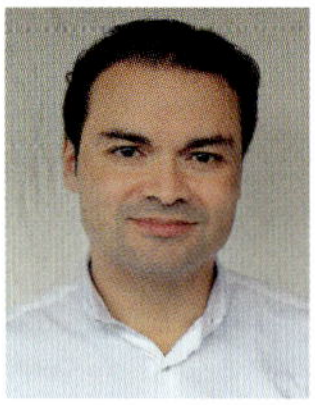

»Innere Konflikte können dazu beitragen, dass das Symptom der Arthrose – der Schmerz – verstärkt empfunden wird. Wir beobachten immer wieder einen Zusammenhang des Schmerzes mit der Bewertung der Gesamtlebenssituation, sodass ein Therapieansatz sein kann, dass man sich fragt: Was braucht der Betroffene, um wieder zu mehr Zufriedenheit zu gelangen?«

Dr. Christian Etzer
Facharzt für Psychosomatische Medizin, Psychotherapie und Allgemeinmedizin

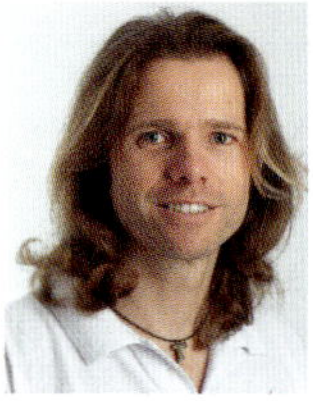

»Im Rahmen eines multimodalen Programms ist Bewegung eine wichtige Säule, um die geschädigten Gelenke wieder fit zu machen. Die Mehrheit unserer Patienten können mit gezieltem und kontinuierlichem Training den Verschleiß bremsen, die Schmerzen reduzieren und ihr Bewegungsniveau deutlich bessern – und damit eine Operation abwenden.«

Alexander Scheurer
Diplomsportlehrer

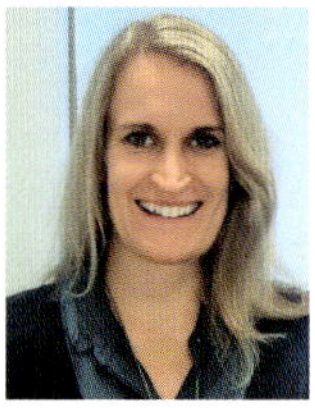

»Ich rate meinen Schmerzpatienten zu etwas Geduld. Der Schmerz, der es sich über längere Zeit im Gehirn bequem gemacht hat, lässt sich nicht von heute auf morgen abstellen. Schmerzbewältigung ist ein Prozess, in dessen Verlauf Sie sich mal besser und mal schlechter fühlen. Entscheidend dabei ist, dass die Kurve kontinuierlich nach unten geht.«

Carmen Schairer
Diplom-Psychologin und psychologische Psychotherapeutin

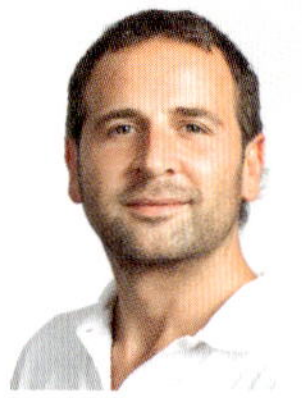

»Praktizieren Sie einen achtsamen und genussvollen Lebensstil und machen Sie sich bewusst, was Ihrem Körper guttut und was ihm schadet.«

Thomas Jäger
Ernährungsberater

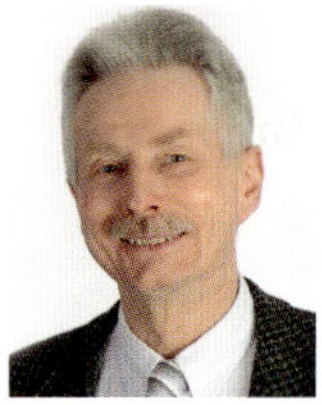

»Ein Schmerzgedächtnis bildet sich erst über einen längeren Leidensweg aus. Damit es erst gar nicht zu einer fehlgeleiteten Schmerzwahrnehmung kommt, ist es wichtig, die akuten Beschwerden sofort effizient und genügend lange zu bekämpfen, was heißt: Man muss den Entzündungsherd löschen.«

Priv.-Doz. Dr. Dr. Hans-Hermann Fuchs
Facharzt für Neurologie und Psychiatrie

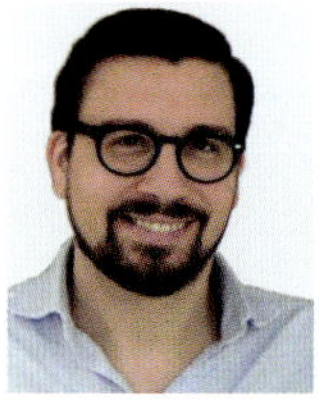

»Wir haben in unserem Bereich für bioregenerative Medizin die Erfahrung gemacht, dass sogar in sehr fortgeschrittenem Stadium der Arthrose die Schmerzen zurückgehen können, auch wenn die Stammzellentherapie den Verschleiß nicht vollständig beheben konnte.«

Dr. Mathias Schettle
Facharzt für Orthopädie und Unfallchirurgie

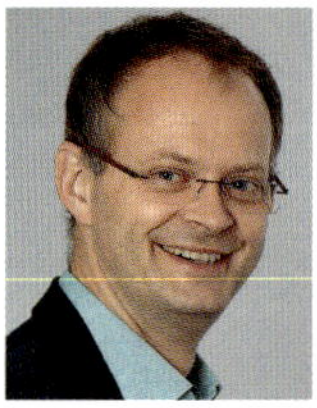

»Die meisten Menschen haben verlernt, auf sich zu achten. Im hektischen Alltag nehmen sie die Signale des Körpers nicht mehr wahr. Sie merken gar nicht, dass ihre Körperachse schief steht oder ein Bein zu kurz ist. Deshalb können sie diese Dysbalancen auch nicht ausgleichen.«

Olaf Weber
Orthopädietechniker

BÜCHER UND ADRESSEN, DIE IHNEN WEITERHELFEN

Bücher aus dem GRÄFE UND UNZER VERLAG

Michaela Bimbi-Dresp: **Das große Pilates-Buch.** Die Originalübungen für alle Könnensstufen (mit DVD)

Ingo Froböse: **Das Turbo-Stoffwechsel-Prinzip.** So stellen Sie den Körper dauerhaft auf »schlank« um

Delia Grasberger: **Autogenes Training**

Friedrich Hainbuch: **Progressive Muskelentspannung**

Elisabeth Lange: **5:2 Diät. 5 Tage essen, 2 Tage Diät**

Hellmut Lützner: **Wie neugeboren durch Fasten**

Dr. Martin Marianowicz: **Den Rücken selbst heilen.** Schmerzfrei werden und bleiben – das ganzheitliche Programm

Wilhelm Mertens / Helmut Oberlack: **Qigong** (mit CD)

Maren Schneider: **Crashkurs Meditation.** Anleitung für Ungeduldige (mit CD)

Norbert Seeger / Jochen Auer: **Abnehmen durch Achtsamkeit.** Das 8-Schritte-Programm zum Wohlfühlgewicht (mit CD)

Anna Trökes: **Yoga.** Mehr Energie und Ruhe (mit CD)

Sabine Wacker: **Basenfasten.** Sanft entlasten und dauerhaft abnehmen

Willem Wittstamm: **Yoga für Späteinsteiger**

Weitere Bücher

Harro, Albrecht: **Schmerz.** Eine Befreiungsgeschichte. Droemer 2016

Hilfreiche Adressen

Deutsche Schmerzliga e. V.:
www.schmerzliga.de

Deutsche Schmerzgesellschaft:
www.dgss.de

Deutsche Gesellschaft für psychologische Schmerztherapie und Schmerzforschung:
www.dgpsf.de

Österreichische Schmerzgesellschaft:
www.oesg.at

Allianz Chronischer Schmerz Österreich:
www.schmerz-allianz.at

Verein Schmerzliga Schweiz:
www.schmerzliga.ch

Schweizerische Gesellschaft zum Studium des Schmerzes (SGSS):
www.pain.ch

SACHREGISTER

ÜBUNGSREGISTER

IMPRESSUM

Projektleitung: Monika Rolle

Lektorat: Dr. Diane Zilliges

Bildredaktion: Nadia Gasmi

Umschlaggestaltung und Layout: independent Medien-Design, Horst Moser, München

Herstellung: Petra Roth

Satz: L42 AG, Berlin

Lithos: Longo AG, Bozen

Druck und Bindung: PRINTER S.r.l., Trento

ISBN 978-3-8338-5915-1
1. Auflage 2017

Die GU-Homepage finden Sie im Internet unter www.gu.de

www.facebook.com/gu.verlag

GRÄFE UND UNZER

Ein Unternehmen der
GANSKE VERLAGSGRUPPE

Bildnachweis

Fotoproduktionen:
Petra Ender, München

Illustrationen:
Claudia Lieb: S. 11 (Bildmontage), 56.
Maria Mähler: S. 47, 59.

Weitere Abbildungen:
Bertelsmann Stiftung: S. 29 (Faktencheck Gesundheit 2013, Daten Wissenschaftliches Institut der AOK, Berechnung und Darstellung DGOOC). DDP Images: S. 66. Doc Stock: S. 111. Andreas Epstein: S. 1, Umschlag hinten (U3). F1online: S. 50, 94. Fotolia: S. 11 (Mann), 107, 114. Getty Images: Umschlagvorderseite (U1), Innenklappe vorn, S. 5, 6, 8, 24, 35, 44, 76, 78, 80, 189. GU: S. 108. istockphoto: Umschlagrückseite (U4), S. 3, 12, 26, 40, 96, 126. Living 4 Media: S. 160. Lückenotto: S. 132. Marianowicz Medizin/R. Schmitz: S. 54, 153, 173, 200, 202. Marianowicz Medizin/P. Vennekold: 169, 202. Masterfile: S. 174. Medical Art Service: S. 11 (Gelenke). Picture Alliance: S. 71. Plainpicture: S. 86, 123, 135. Privat: S. 43, 62, 131, 202. Radiologicum München: S. 14. Stocksy: S. 2, 190, 196, 201.

Ein Dankeschön für die Unterstützung der Fotoproduktion an: www.kamahyoga.com

Syndication:
www.seasons.agency

QUALITÄTS G|U GARANTIE

Liebe Leserin, lieber Leser,

haben wir Ihre Erwartungen erfüllt? Sind Sie mit diesem Buch zufrieden? Haben Sie weitere Fragen zu diesem Thema? Wir freuen uns auf Ihre Rückmeldung, auf Lob, Kritik und Anregungen, damit wir für Sie immer besser werden können.

GRÄFE UND UNZER Verlag
Leserservice
Postfach 86 03 13
81630 München
E-Mail:
leserservice@graefe-und-unzer.de

Telefon: 00800 / 72 37 33 33*
Telefax: 00800 / 50 12 05 44*
Mo–Do: 9.00 – 17.00 Uhr
Fr: 9.00 – 16.00 Uhr
(gebührenfrei in D, A, CH)*

Ihr GRÄFE UND UNZER Verlag
Der erste Ratgeberverlag – seit 1722.

Wichtiger Hinweis

Die Gedanken, Methoden und Anregungen in diesem Buch stellen die Meinungen bzw. Erfahrungen der Autoren dar. Sie wurden von ihnen nach bestem Wissen erstellt und mit größtmöglicher Sorgfalt geprüft. Sie bieten jedoch keinen Ersatz für persönlichen, kompetenten medizinischen Rat. Jede Leserin, jeder Leser ist für das eigene Tun und Lassen auch weiterhin selbst verantwortlich. Weder die Autoren noch der Verlag können für eventuelle Nachteile oder Schäden, die aus den im Buch gegebenen praktischen Hinweisen resultieren, eine Haftung übernehmen.